实用晶状体脱位手术学

Surgical Management of Lens Dislocation

主　审　卢奕
（复旦大学附属眼耳鼻喉科医院）

主　编　蒋永祥
（复旦大学附属眼耳鼻喉科医院）

副主编　金海鹰
（同济大学附属第十人民医院）

人民卫生出版社
·北京·

关注"人卫眼科"微信公众号
回复"增值"
获取网络增值视频观看方法

编委（以姓氏笔画为序）

卢　奕（复旦大学附属眼耳鼻喉科医院）

杨　晋（复旦大学附属眼耳鼻喉科医院）

吴继红（复旦大学附属眼耳鼻喉科医院）

张　旻（复旦大学附属眼耳鼻喉科医院）

陈　倩（复旦大学附属眼耳鼻喉科医院）

陈君毅（复旦大学附属眼耳鼻喉科医院）

陈佳惠（复旦大学附属眼耳鼻喉科医院）

罗　怡（复旦大学附属眼耳鼻喉科医院）

季樱红（复旦大学附属眼耳鼻喉科医院）

竺向佳（复旦大学附属眼耳鼻喉科医院）

金海鹰（同济大学附属第十人民医院）

周　浩（复旦大学附属眼耳鼻喉科医院）

蒋永祥（复旦大学附属眼耳鼻喉科医院）

景清荷（复旦大学附属眼耳鼻喉科医院）

随着科学技术的进步和手术器械设备的发展，白内障手术及术后疗效较从前有了突飞猛进的发展，但晶状体悬韧带疾病的手术却相对滞后。

晶状体悬韧带疾病以晶状体脱位或不全脱位为主要临床表现，其病因主要为先天性和外伤性。以往采用晶状体切除或晶状体摘除联合前段玻璃体切除术及悬吊人工晶状体植入术治疗晶状体悬韧带病变，尽管疗效不错，但术后玻璃体-视网膜并发症较多。随着囊袋拉钩、囊袋张力环和改良型囊袋张力环等新型囊袋辅助装置的问世，手术理念不断更新，现代晶状体脱位手术治疗的核心是最大限度保留和重塑晶状体囊袋悬韧带隔，以减少玻璃体-视网膜相关并发症的发生。新型囊袋辅助装置以及飞秒激光辅助的超声乳化白内障手术的应用使晶状体脱位手术更加微创和可控，人工晶状体（intraocular lens，IOL）-囊袋复合体的远期稳定性越来越好，新型功能性人工晶状体也已在某些病例中开始使用。

近年来，我们在学科各级医生的共同努力下，开展了相对微创的保留或重塑囊袋的晶状体脱位手术，取得了很好的效果，并成为我们学组的一个优势项目，吸引了全国各地的众多患者前来诊治，积累了一定的经验。同时，在学术交流过程中，很多医生迫切希望有类似经验的专著出版加以参考。有鉴于此，蒋永祥医生组织了本院和外院颇有建树的白内障专家编写了此书。这些编者都是活跃在临床一线的医生，有很丰富的临床经验。相信本书的出版一定会给全国眼科同道提供系统参考，提高大家对此方面的认识，规范临床操作，从而进一步提升我国在晶状体悬韧带病变领域的诊疗水平。

晶状体悬韧带疾病是复杂晶状体疾病之一，手术方法与传统白内障手术差异很大，国内外尚无相关专著。因此，书中很多观点和手术方法是编者临床实践经验的总结，不一定完全正确，有些观点甚至有待商榷。但我们将其保留下来，给予大家充分思考和讨论的空间，以便再版时更加完善。

非常高兴受邀对本书审阅并作序，我相信本书的出版将会大大推动现代晶状体脱位手术相关理论和方法在我国的应用与发展，让更多的患者获得更好的手术疗效。

卢 奕

2021 年 5 月于上海

白内障医生有三怕:一怕小瞳孔、二怕硬核、三怕晶状体脱位。而晶状体脱位可兼有小瞳孔和硬核的特征,最难应付,但我们白内障医生又不得不面对。有时,由于悬韧带疾病,脱位的晶状体离开视轴区或者引起继发性青光眼,尽管晶状体透明,我们也必须手术;有时,在眼科手术"传帮带"过程中,其他医生出现医源性晶状体脱位时,我们也必须帮助解决。所以,悬韧带疾病或晶状体脱位手术是白内障与晶状体疾病医生必须迈过的一道坎。

2012 年 7 月,我去新疆喀什援疆。面对众多的维吾尔族的剥脱综合征晶状体脱位患者,我陷入了沉思:如何在原来的基础上提高晶状体脱位手术的疗效? 于是,我开始钻研与实践晶状体脱位手术,逐渐发现:要改善剥脱综合征性白内障手术预后,必须早做白内障手术并合理应用囊袋张力环(capsular tension ring,CTR),改良型囊袋张力环(modified capsular tension ring,MCTR)。特别感谢囊袋拉钩、CTR、MCTR 的发明者和制造商,由于他们的伟大工作,我们的临床治疗水平和手术效果才可能达到一个新的台阶。

1 年半的援疆结束后,我回到上海。由于上海的剥脱综合征性白内障病例很少,我开始调整方向,潜心做先天性和外伤性晶状体不全脱位的手术,获得了一些经验和体会,于是想写出来,和全国眼科同道一起分享。为此,我们邀请了复旦大学附属眼耳鼻喉科医院白内障与晶状体疾病学组的多位专家,以及同济大学附属第十人民医院金海鹰教授共同撰写本书。

本书得以顺利出版,首先感谢复旦大学附属眼耳鼻喉科医院及眼科领导的支持。其次感谢人民卫生出版社李海凌老师和《中国眼耳鼻喉科杂志》编辑部诸静英老师在本书编写过程中给予的鼓励和帮助,也感谢各位编者在本书撰写过程中付出的大量时间和心血。

8 年来,晶状体不全脱位手术一直在我的导师卢奕教授的支持和帮助下开展,成书计划得到他的大力鼓励,他也欣然审阅全书并作序,在此表示衷心感谢。书中部分插图由张旻硕士和陈天慧硕士精心绘制,此外,在本书的撰写和整理过程中,也得到了我的硕士、博士研究生张旻、邓麦可、陈天慧、陈泽旭、郑佳蕾、蓝莉娜的鼎力相助,特表示感谢。

国内外尚无晶状体脱位手术专著可参考。因此,本书大部分内容都是专家根据自己的临床经验或者参考国内外文献和相关手术学章节编写的;同时,本书系多位专家编著,从不同角度下笔,其内容难免有重复之处,文笔、词汇和风格也无法完全一致。如有不足之处,恳请各位读者、专家批评指正,以便今后完善。

蒋永祥

2021 年 5 月于上海

目录

第一章　解剖与病理生理 ································· 1

　　第一节　胚胎发育和应用解剖 ···················· 1

　　　　一、与晶状体脱位相关眼部组织的胚胎发育 ··· 1

　　　　二、与晶状体脱位相关眼部组织的应用解剖 ··· 4

　　第二节　与晶状体脱位相关的眼部组织病理生理改变 ··· 8

　　　　一、晶状体的生理功能 ······················ 8

　　　　二、晶状体脱位后的眼前节改变 ·············· 9

　　　　三、晶状体脱位后的眼后节改变 ············· 11

第二章　晶状体脱位基因筛查及意义 ·············· 12

　　第一节　先天性晶状体脱位的基因筛查及意义 ··· 12

　　第二节　剥脱综合征相关基因研究进展 ········· 19

第三章　晶状体脱位临床表现及诊断 ············· 27

　　第一节　晶状体脱位的临床表现 ················ 27

　　第二节　晶状体脱位的诊断 ···················· 29

　　第三节　晶状体脱位的鉴别诊断 ················ 31

　　第四节　与晶状体脱位相关的综合征 ············ 33

　　　　一、晶状体脱位相关综合征的识别 ··········· 33

　　　　二、晶状体脱位相关综合征 ················· 38

第四章　晶状体脱位相关眼部影像学检查 ········· 50

　　第一节　超声生物显微镜 ······················ 50

　　第二节　眼部 B 超 ···························· 56

　　第三节　其他辅助检查 ························· 58

第五章　晶状体全脱位的手术治疗 ················ 60

　　第一节　晶状体脱位于前房的手术治疗 ·········· 60

第二节　晶状体脱位于玻璃体腔的手术治疗 ··· 63

一、睫状体平坦部晶状体切除法 ··· 63

二、全氟化碳液体辅助法 ··· 64

三、超声粉碎法 ··· 65

第六章　晶状体不全脱位的手术治疗 ··· 67

第一节　晶状体不全脱位手术和囊袋辅助装置的沿革与发展 ························· 67

第二节　晶状体不全脱位的手术策略 ··· 81

第三节　各类晶状体不全脱位的手术治疗 ··· 85

一、先天性晶状体不全脱位 ··· 85

二、外伤性晶状体不全脱位 ··· 95

三、自发性晶状体不全脱位 ··· 102

四、球形晶状体 ··· 104

五、晶状体缺损 ··· 112

六、医源性晶状体不全脱位 ··· 113

七、前部巨眼 ··· 115

八、假性剥脱综合征 ··· 118

第四节　囊袋张力环及 IOL 选择与应用 ··· 129

第七章　人工晶状体脱位的原因及手术治疗 ··· 140

第一节　IOL 囊袋外脱位 ··· 140

第二节　IOL 囊袋内脱位 ··· 142

第三节　可植入式囊袋拉钩治疗人工晶状体囊袋复合体脱位 ······················· 143

第八章　手术相关并发症及处理 ··· 148

第一节　术中并发症及处理 ··· 148

第二节　术后并发症及处理 ··· 158

第九章　晶状体不全脱位手术相关新技术与应用 ··· 170

第一节　飞秒激光辅助晶状体不全脱位手术 ··· 170

第二节　LenSx 切口制作与前囊切开过程中的常见问题及处理 ····················· 182

一、LenSx 切口制作过程中的常见问题及处理 ··· 182

二、LenSx 撕囊过程中的常见问题及处理 ··· 184

第三节　主动控制液流技术 ·· 192

第十章　晶状体不全脱位合并症的处理 ·· 195

第一节　晶状体不全脱位合并玻璃体脱出 ································· 195

第二节　晶状体不全脱位合并虹膜根部离断 ···························· 198

第三节　晶状体不全脱位合并睫状体分离 ································· 201

一、睫状体分离的原因及临床表现 ································· 201

二、晶状体不全脱位合并睫状体分离手术治疗 ················ 203

三、晶状体不全脱位合并睫状体分离术后随访 ················ 206

第四节　晶状体不全脱位合并继发性青光眼 ···························· 209

一、晶状体相关青光眼的分类 ······································ 209

二、晶状体位置异常所致青光眼 ··································· 210

三、晶状体脱位合并青光眼诊断中常需要注意的混杂因素 ········ 212

第五节　晶状体脱位合并视网膜脱离 ···································· 220

一、概述 ··· 220

二、晶状体脱位合并视网膜脱离手术 ····························· 220

第十一章　晶状体不全脱位的视功能矫正与康复 ···························· 224

第一节　未手术晶状体不全脱位患者的视功能矫正 ···················· 224

一、框架眼镜矫正 ··· 224

二、角膜接触镜矫正 ·· 225

第二节　晶状体不全脱位术后视功能矫正与康复 ······················ 226

一、儿童视力矫正和康复 ·· 226

二、成人视力矫正 ··· 227

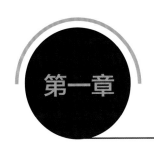

第一章 解剖与病理生理

第一节　胚胎发育和应用解剖

一、与晶状体脱位相关眼部组织的胚胎发育

(一) 胚眼的发育

胚眼由神经外胚叶、表皮外胚叶和中胚叶发育而成。胚胎第 3 周,神经管前端尚未闭合,其两侧的视沟发育成视窝。胚胎第 4 周,神经管前端闭合形成前脑,视窝加深,在前脑两侧形成对称的视泡,视泡腔与脑室相通,近脑端变细形成视茎,即视神经的始基。

视泡远端进一步突出膨大,与覆盖其上的表皮外胚层逐渐接近。视泡远端偏下处内凹陷形成视杯。同时,视泡上的表皮外胚层逐渐增厚形成晶状体板。随后,晶状体板内陷入视杯内,形成晶状体凹。晶状体凹逐渐加深,并与表皮外胚层脱离,形成晶状体泡。

视杯逐渐深凹并包围晶状体,前缘形成瞳孔。早期视杯和视茎的下方有一裂缝称为胚裂。中胚层组织,如原始玻璃体动、静脉,经由胚裂进入视杯。胚胎第 5 周,胚裂由中部开始向前后逐渐闭合;胚胎第 7 周,胚裂完全闭合形成眼球,玻璃体动、静脉的玻璃体段退化形成玻璃体管,近段形成视网膜中央动、静脉,围绕视杯和晶状体的中胚层组织形成脉络膜和巩膜的始基以及眼球的血管。至此,眼部发育已具雏形,即胚眼形成(图 1-1-1)。

(二) 晶状体的胚胎发育

晶状体的发育分为两个阶段:晶状体泡的形成和晶状体纤维的产生(图 1-1-2)。

晶状体源自视泡外层的表皮外胚层,开始形成于胚胎第 3 周,其发育是视泡与表皮外胚层

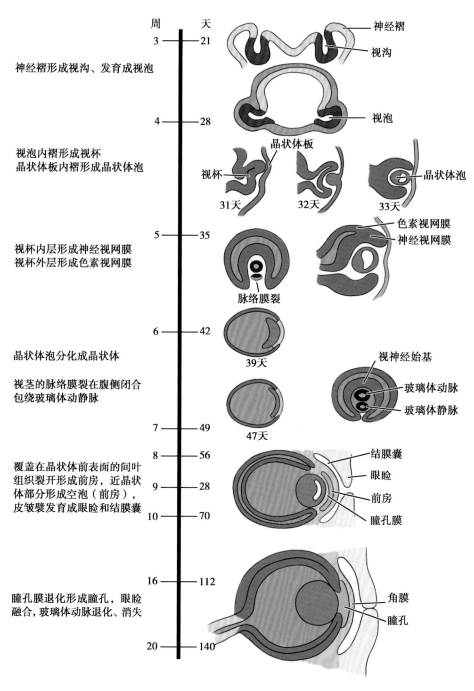

图 1-1-1 胚眼的发育

组织相互诱导作用的结果。起初,同视泡接触的外胚叶组织逐渐增厚形成晶状体板;在胚胎 22~23 天时,晶状体板细胞向后呈泡状突起形成晶状体凹。此后,泡状突起逐渐与外胚叶脱离,形成晶状体泡。晶状体泡前部的上皮保持着单层立方上皮细胞的形态。在胚胎第 4 周,体表外胚层细胞增厚形成晶状体基板。这些细胞分化延长,形成最早的晶状体纤维,并突向泡内空腔,将其充满。晶状体泡后壁细胞逐渐变长,顶端向前生长,达前壁下面,充满晶状体腔,形

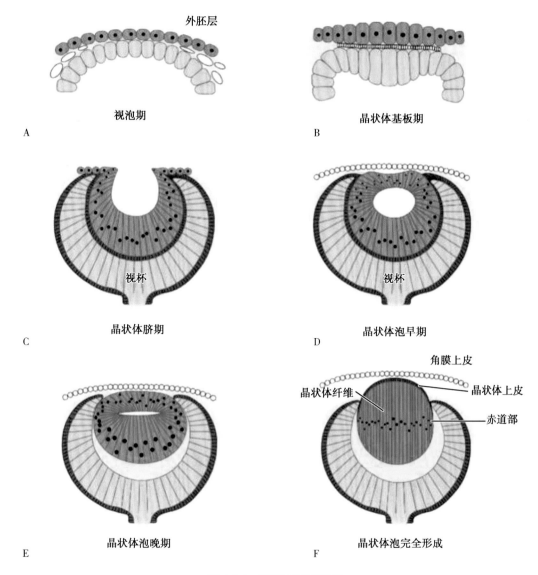

外胚层

视泡期

A

晶状体基板期

B

视杯

晶状体脐期

C

视杯

晶状体泡早期

D

晶状体泡晚期

E

角膜上皮

晶状体纤维　　晶状体上皮

赤道部

晶状体泡完全形成

F

图 1-1-2　晶状体的胚胎发育

成原始晶状体纤维(或称初级晶状体纤维),并开始合成一组新的胞浆蛋白质——晶状体蛋白。此阶段的纤维构成晶状体的胚胎核。

在胚胎第 4 周末,随着泡腔的消失,晶状体胚胎核完全形成。胚胎第 5 周时,周围的细胞产生完整、透明的囊膜,将整个晶状体组织完全包绕。赤道部的晶状体细胞在胚胎第 7 周开始分裂、分化为次级晶状体纤维,包绕原始晶状体纤维。胚胎第 8 周,随着晶状体核的产生,晶状体缝开始形成,前、后端相互连接形成 Y 字缝,前极为正 Y 形,后极为倒转的 Y 形。晶状体缝的形成,使晶状体纤维达到最精确的接合,产生椭圆形晶状体。胎儿期至出生后,由于晶状体缝变得不甚规则,呈现复杂的树枝状。来源于晶状体上皮细胞的板层样物质持续积聚于基底膜,构成晶状体囊膜。

胚胎核形成后,晶状体赤道部产生新生纤维。赤道部上皮细胞终身不断地产生晶状体纤维,新纤维不断向心性地附加于旧纤维外侧,将旧纤维逐渐挤向核心部,使晶状体形成有规则的层次结构。这种有层次的外观是由于不同发育阶段纤维的光学特性决定的。成人的晶状体在裂隙灯光学切面下可分辨出如下层次:①胚胎核:由胚胎第1~3个月产生的原始晶状体纤维组成;②胎儿核:胎儿第3~8个月形成的纤维;③婴儿核:胎儿期最后数周至青春期形成的纤维;④成年核:青春期之后形成的纤维;⑤晶状体皮质:位于前后囊膜下新形成的纤维。

晶状体从胚胎期到出生后一生持续不断地生长。胚胎期到生后1年晶状体的生长最快,出生后1~10岁晶状体纤维生长速度减慢,10岁后至成年纤维终身生长,但速度非常缓慢。

胚胎和胎儿时期,晶状体有复杂的血管网,胚胎9周以前,血管网完全包绕晶状体,以后血管逐渐退化,于胎儿第8.5个月血管完全退化;若不退化或退化不完全,年长后眼内残留玻璃体动脉遗迹,称为永存性玻璃体动脉。

晶状体在形成和早期生长时对子宫内的毒性因素(如风疹病毒)非常敏感,它们可引起晶状体纤维变性和晶状体混浊,即发生先天性白内障。如果晶状体纤维的生成恢复正常,所形成的混浊将被埋于皮质深层,外面覆以新的正常纤维。晶状体的形态发育异常呈多种表现,如小晶状体、球形晶状体、前或后圆锥晶状体。

二、与晶状体脱位相关眼部组织的应用解剖

晶状体为富有弹性的透明体,形似双凸透镜,由晶状体囊袋、晶状体上皮细胞、晶状体细胞和晶状体纤维组成(图1-1-3)。晶状体一生都处于不断增长之中,出生时晶状体直径5mm、中央厚度3.5~4mm,成人晶状体直径9~10mm,中央厚度4~5mm,前表面较平坦,曲率半径为10mm,后表面较凸,曲率半径为6mm。晶状体后表面挤压中央区玻璃体前表面形成一碟形凹面,称玻璃体凹。晶状体通过悬韧带与睫状体相连,晶状体悬韧带附着于晶状体赤道部前1.5mm至赤道后1.25mm的晶状体囊膜上。

1. 晶状体囊袋　晶状体囊是一层透明、厚的基底膜;与其他基底膜不同的是,晶状体囊膜终身都在产生,而且不同部位的厚度不尽相同。晶状体赤道为圆环形,与睫状突相距约0.5mm。根据囊膜与晶状体赤道的相对关系,可分为前囊和后囊,靠近赤道部的前囊与后囊的表面为悬韧带的附着处,悬韧带牵拉致使囊袋表面不平,呈齿状隆起。

根据晶状体部位不同及年龄变化,晶状体囊膜的厚度有所不同,前囊膜较后囊膜为厚,赤道部囊膜较前后极囊膜为厚,其中赤道部前后囊膜最厚,为21~23μm,后极部囊膜最薄约4μm;成年人的前囊膜较婴幼儿为厚。晶状体囊是晶状体上皮细胞的分泌产物,也是上皮细胞

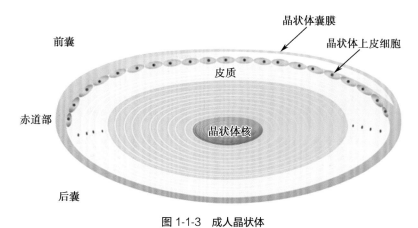

图 1-1-3　成人晶状体

的基底膜,两者紧密相连。上皮细胞代谢旺盛区,即赤道部附近的前囊膜及赤道部囊膜最厚;后囊膜为胚胎上皮细胞的产物,出生以后,后囊下已无上皮细胞,后囊膜不再增厚,所以后囊膜最薄。

电镜显示,晶状体囊膜由 30~40 层板层结构所组成,每层厚 30~40nm,板层由许多微丝所构成。除了板层结构以外,高倍电镜下可见含有微丝物质的包含物,形状不固定,其性质目前不清楚。

2. 晶状体上皮细胞　晶状体上皮细胞位于前囊及赤道部囊下、新生晶状体细胞的表面,为单层上皮细胞。后囊下没有上皮细胞,因为后部上皮细胞在胚胎发育过程中已形成原始晶状体纤维。

晶状体上皮细胞分为中央部(前极部)、赤道部及介于中央部与赤道部之间的中间部。中央部为静止区,中间部及赤道部为生发区。

中央部的上皮细胞呈立方形,高 5~8μm,宽 11~17μm;细胞核为圆形,位于细胞的中央略偏顶部。该区的上皮细胞一般看不到有丝分裂。

中间部的上皮细胞呈柱状;细胞核呈球形,位于细胞中央。细胞的侧面不规则,细胞与细胞有复杂的交错对插。该区上皮细胞常见有丝分裂。赤道部的上皮细胞不断增生形成新的晶状体细胞。在赤道部,上皮细胞的基底部伸长、细胞核变为扁平,伸长的细胞基底部突起沿着囊的内面向后极延伸,顶部突起沿邻近上皮细胞的内面向前极延伸。上皮细胞转变为带状晶状体细胞的过程发生在整个晶状体赤道部的周围。因此,晶状体细胞的突起从各个方向延伸到前极及后极。由于新的晶状体细胞不断形成,老的晶状体细胞越来越多地并入晶状体皮质,而这些晶状体细胞的细胞核,在赤道部以前排列为新月形的弯曲带,称为晶状体弓。最后,深部的晶状体细胞并入晶状体核而细胞核消失。

电镜显示,中央部、中间部及赤道部的上皮细胞结构相似。上皮细胞的基底部与晶状体囊紧密相接,两者之间没有间隙。细胞顶部朝着新形成的晶状体细胞,其间有闭合连接。上皮细胞侧面有细胞突起,与其毗邻的上皮细胞形成交错对插,邻近细胞的顶部和侧面细胞膜之间均有闭合连接。

上皮细胞的细胞质内包含有粗面内质网、游离核糖体、较小的线粒体、高尔基复合体以及微管与微丝,细胞核呈圆形及椭圆形,随着上皮细胞向赤道部移行,细胞核逐渐伸长。核膜界限清楚,核质内可见核丝及附着在核丝上的染色质,染色质呈大小不等的团块。

3. **晶状体细胞** 晶状体细胞为有棱角的六边形长带,细胞的横切面为六边形。由于细胞较长,传统上把晶状体细胞称为晶状体纤维。成人眼晶状体有 2 100~2 300 个晶状体细胞。皮质部的晶状体细胞长 8~12mm,宽 7μm,厚 4~6μm。表层的细胞比深层者长、代际晚,最年轻的细胞位于囊下。晶状体细胞有规则的排列成行,纵贯整个皮质,终止于囊下不同深度的前皮质缝与后皮质缝。当晶状体细胞向前、后缝伸延时,细胞变薄、变宽,近末梢端处变得相当弯曲,与对侧来的晶状体细胞末梢端相会,形成复杂的交错对插。前皮质缝是由上皮细胞顶部突起的交错对插所形成,后皮质缝是由上皮细胞基底部突起的交错对插所形成,交错对插出现在同一层(同一代)晶状体细胞之间。在皮质深层,晶状体细胞终末端在缝线相会连接的方式更为复杂。

晶状体纤维为同心生长纤维,每一条纤维为一个带状细胞,这种纤维细胞由赤道部的晶状体上皮细胞产生,新形成的细胞排列整齐,组成皮质,并不断将旧的细胞向中心挤压,形成晶状体核。皮质位于囊膜与晶状体核之间,占体积的 16%。晶状体核位于晶状体的中心,占体积的 84%,根据其在晶状体发育过程中出现的时间顺序分为胚胎核、胎儿核、婴儿核和成人核。

电镜显示,晶状体细胞在赤道部形成时,不仅具有细胞核,还具有见于上皮细胞内的细胞器。随着新的晶状体细胞形成,老的细胞向皮质内迁移,细胞器逐渐减少,以至消失,最终细胞核也退化。深部皮质的晶状体细胞仅有细胞膜,细胞质内含有均匀一致的颗粒,偶尔可见残留的细胞核。晶状体细胞与细胞之间有各式各样的连接。晶状体细胞横切面的六边形短边为晶状体细胞同一层(同一代)之间的连接,六边形长边为晶状体细胞层与层之间的连接。晶状体前表层皮质的 8~10 层细胞中,细胞连结突起主要在六边形短边,长边几乎没有连接,故晶状体细胞层与层之间的连结是松散的,这可能为晶状体前表层细胞的延展性提供了条件。在前部深层皮质及后部皮质,晶状体细胞六边形长边有球与凹的连接,使晶状体细胞层与层之间(或代与代之间)的连接紧密牢固。

4. **晶状体悬韧带** 晶状体悬韧带是连接晶状体赤道部和睫状体的纤维组织,用以保持晶状体的居中位置和实施调节功能,可分为前组、赤道组和后组(图 1-1-4)。

前组起始于睫状体平坦部的悬韧带纤维,是最粗、最坚固的韧带纤维,在向前伸展过程中,与一部分睫状突相接触,然后轻度转弯,与起自睫状突的纤维相交叉,最后附着于晶状体赤道部的前囊。赤道组起始于睫状突侧面和睫状突间凹的悬韧带纤维,一部分向后延伸,越过向前走的纤维,附着在晶状体赤道部的后囊,另一部分附着在晶状体赤道部。后组起始于锯齿缘附近的悬韧带纤维与玻璃体前界膜接触,止于晶状体赤道部的后囊。

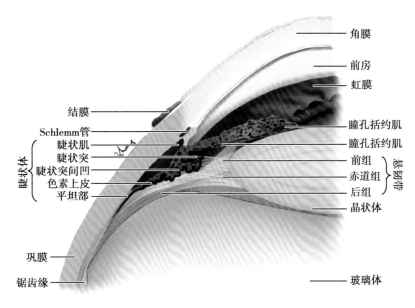

图 1-1-4　晶状体悬韧带

来自睫状体平坦部和锯齿缘附近的悬韧带纤维附着于晶状体赤道部的前囊与后囊,与晶状体囊相交成锐角,但来自睫状突侧面和睫状突间凹的悬韧带纤维与晶状体囊相交成直角。

晶状体悬韧带由透明、坚硬、无弹性的纤维所组成。悬韧带纤维起自睫状体的无色素睫状上皮细胞的基底膜。同一根纤维的粗细一致,不同纤维的粗细却有差别。嵌插于赤道前、后部的悬韧带纤维束较粗大,直径可达 100μm,而嵌插于赤道部的悬韧带纤维束较细,直径在 10~15μm。电镜显示,悬韧带纤维由原纤维组成,原纤维的直径为 166~291nm,平均为 217nm。这些晶状体悬韧带纤维束在到达晶状体囊膜之后,又分解为原纤维,再进入晶状体囊的韧带板层。韧带板层位于晶状体囊的最表层,为韧带原纤维组成的较疏松纤维结构。

(蒋永祥)

【参考文献】

[1] 李凤鸣,谢立信.中华眼科学 [M].3 版.北京:人民卫生出版社,2014.

[2] 张振平.晶状体病学 [M].广州:广东科学技术出版社,2005:83.

[3] 王海林.眼科解剖学图谱 [M].沈阳:辽宁科学技术出版社,2002.

[4] 倪逴.眼的病理解剖基础与临床 [M].上海:上海科学普及出版社,2002.

第二节　与晶状体脱位相关的眼部组织病理生理改变

一、晶状体的生理功能

晶状体是眼屈光介质的重要组成部分之一,主要作用是透光和屈光,使光线聚焦于视网膜上。

晶状体上皮细胞和外层皮质代谢最为旺盛,其利用氧和葡萄糖将电解质、碳水化合物和氨基酸主动转运至晶状体内。由于晶状体内无血管,靠近晶状体中心较老的晶状体细胞通过缝隙连接与外层细胞交换小分子物质。同时,晶状体上皮细胞膜中还含有大量的水通道蛋白。

1. 晶状体水-电解质平衡的维持　水-电解质的平衡对于维持晶状体的透明非常重要,细胞水化作用的紊乱很容易引起晶状体混浊。正常人晶状体含有大约 66% 的水和 33% 的蛋白质,它们的含量基本不随年龄的增长发生改变。晶状体皮质的含水量高于晶状体核。晶状体内钠离子(Na^+)和钾离子(K^+)的浓度分别维持在 20mmol/L 和 120mmol/L。

晶状体生理最重要的部分即维持水-电解质平衡的机制,虽然晶状体的透明度主要依靠晶状体的结构和大分子的构成,但水-电解质平衡的稳定确保了晶状体的透明性。水-电解质平衡紊乱不是核性白内障的特征,但皮质性白内障中晶状体的水含量明显增加。

2. 晶状体上皮细胞的主动转运　晶状体处于脱水状态,其中的 K^+ 和氨基酸浓度高于房水和玻璃体,而 Na^+ 与氯离子(Cl^-)比周围环境低,该浓度梯度由晶状体上皮细胞的钠泵维持。钠泵的功能是将 Na^+ 排出并将 K^+ 泵入晶状体,该过程需要三磷腺苷(adenosinetriphosphate, ATP)提供能量。抑制 Na^+-K^+-ATP 酶(钠泵)会扰乱晶状体内的离子平衡,导致晶状体水分含量升高。

3. 泵-渗漏理论　主动转运和细胞膜渗透作用的综合过程称为晶状体的泵-渗漏系统,其工作方式被称为泵-渗透理论。根据该理论,K^+ 和其他各种小分子如氨基酸可以通过前表面的上皮细胞传输到晶状体前部,然后沿浓度梯度方向通过没有主动转运酶的晶状体后表面扩散出去。相反,Na^+ 随浓度梯度进入晶状体后部,并在上皮细胞中与 K^+ 进行主动交换。该理论已经得到实验支持,K^+ 主要集中在晶状体前部,Na^+ 富集在晶状体后部。主动转运酶失活(如冷藏)可以破坏该浓度梯度。

钙离子(Ca^{2+})的稳定对晶状体也非常重要。正常晶状体上皮细胞内 Ca^{2+} 水平大约有 100nmol/L,而细胞外的 Ca^{2+} 水平接近 1mmol/L,该跨膜 Ca^{2+} 浓度梯度由钙泵(Ca^{2+}-ATP 酶)

维持。Ca^{2+} 稳态的破坏将严重影响晶状体代谢,包括抑制糖代谢、形成高分子量的蛋白质聚集物并激活蛋白酶。

晶状体上皮细胞中氨基酸的主动运输依赖于 Na^+ 浓度梯度,葡萄糖通过易化扩散进入晶状体,新陈代谢产生的废物通过简单扩散从晶状体排出。其他物质,如抗坏血酸、肌醇和胆碱,在晶状体中都有其特异的转运机制。

4. 调节 睫状肌的收缩与舒张通过悬韧带纤维带动晶状体形状改变,改变眼睛焦距,看清近处与远处的景物的过程,称为调节。40 岁之后,晶状体核硬化,晶状体调节能力逐渐下降。最近的研究表明,随年龄增加,人晶状体硬度增大超过 1 000 倍。

根据 von Helmholtz 的经典理论,晶状体形状调节变化机制在于晶状体前表面中心的形态变化。前组悬韧带纤维比后组悬韧带纤维更接近视轴,发生调节时晶状体前部中央隆起幅度较大,而晶状体后表面曲率变化较小。同时,虽然晶状体前囊膜中心部比周围薄,但是后囊膜中央部是整个晶状体囊膜最薄的部位,不论悬韧带张力如何,晶状体后表面向后凸出的程度变化都不大。

睫状肌收缩时,睫状环的直径变小,悬韧带纤维放松,晶状体轴向厚度增加、切面直径缩小、光学折射能力增强;睫状肌松弛时,悬韧带张力增加,晶状体变得平坦,晶状体折射能力降低。

该调节作用由第 III 对脑神经(动眼神经)的副交感纤维支配。拟副交感神经药物(如毛果芸香碱)可以引起调节,而抗胆碱能药物(如阿托品)可以放松睫状肌。

调节幅度指的是调节过程中屈光度的变化量,其大小随着年龄的增长而降低,并受到一些药物和疾病的影响。一般青少年有 12~16 屈光度(diopter,D)的调节力,40 岁时下降至 4~8D,50 岁以后调节力进一步降低到 2D 以下。调节能力降低主要由晶状体硬化引起,而晶状体大小、晶状体囊膜的弹性、悬韧带形状等也起到一定的作用。

随着年龄增加,晶状体老化,硬度增加,弹性降低,当睫状肌收缩时,不容易变形,导致调节能力下降,称为老视。

5. 屈光 正常眼无调节状态下晶状体相当于 20D 的凸透镜,晶状体纤维的规则排列保证了其良好的透明性,年轻人的透明晶状体能透过 90% 的可见光。

6. 吸收紫外线,保护视网膜 晶状体对不同波长的光线通过率不同,紫外线的通过率较低,减少了对视网膜的光损伤。

二、晶状体脱位后的眼前节改变

1. 晶状体不全脱位 所谓晶状体不全脱位,是指晶状体悬韧带部分松弛或离断,使晶状体偏离正常的瞳孔位置,但大部分移位的晶状体仍在瞳孔区。晶状体不全脱位导致的眼前节改变取决于晶状体脱位的程度和位置。

(1)前房变浅：如果晶状体不全脱位仅仅是悬韧带松弛，而晶状体仍位于视轴上，则晶状体厚度会因为失去悬韧带的牵拉而增加，可引起前房深度变浅，严重者可致房角关闭、眼压升高。同时晶状体厚度增加导致晶状体的屈光度增加，引起近视。

(2)前房加深：当晶状体不全脱位向后方时，可引起前房加深。

(3)前房不等深：当不全脱位的晶状体呈倾斜状态时，前房可呈象限性深度不等，某一象限前房变浅，房角镜下可发现该处房角变窄或关闭。

(4)虹膜震颤：晶状体不全脱位时，由于虹膜失去了晶状体的支撑作用，当眼球转动时，眼内液的震动牵动虹膜，可出现虹膜震颤。明显的虹膜震颤肉眼即可见，轻微者则需要在显微镜下发现。虹膜震颤一般提示存在晶状体不全脱位或完全脱位。

(5)晶状体震颤：晶状体不全脱位时，由于晶状体部分失去了悬韧带的支撑，当眼球转动时，眼内液的震动会牵动不稳定的晶状体，发生震颤。晶状体震颤也提示存在晶状体不全脱位。

(6)前房玻璃体：当眼外伤引起晶状体不全脱位，同时伴有玻璃体前界膜的破裂时，外伤的震荡力会导致后面的玻璃体疝入前房，若累及一定范围的房角，或者同时合并房角后退时，则会伴有眼压的升高。

2. 晶状体全脱位　晶状体全脱位指悬韧带全部断裂，使晶状体完全离开正常的生理位置，向前房或玻璃体移位。发生晶状体全脱位包括以下几种情况：

(1)晶状体嵌顿于瞳孔：晶状体嵌顿于瞳孔时，可阻滞瞳孔，造成前、后房交通受阻，后房房水增多，将虹膜根部推向前，导致房角关闭、眼压急剧升高。高眼压会引起结膜充血、角膜水肿。

(2)晶状体脱入前房：晶状体脱入前房时，脱位的晶状体贴近角膜内皮层，如不及时处理，很容易损伤角膜内皮细胞，最终角膜内皮失代偿；此外，位于前房的晶状体阻滞房水向房角引流，也可引起眼压急剧升高，进一步加重角膜内皮损伤。同时，脱入前房的晶状体反复与角膜、虹膜接触，可引起不同程度的前房炎症反应。

(3)晶状体进入结膜下或眼球筋膜下：晶状体可通过角膜穿孔、巩膜穿孔处进入结膜下或眼球筋膜下。

(4)晶状体脱入玻璃体腔：晶状体脱入玻璃体腔较为多见，可浮在玻璃体上或沉入玻璃体内。这种情况下，由于虹膜失去了晶状体的支撑，前房加深；晶状体被破坏吸收，可以激发晶状体过敏性葡萄膜炎、虹膜睫状体炎、晶状体过敏性青光眼等眼前段相关体征和改变。

(5)晶状体进入视网膜下或巩膜下的间隙：晶状体可通过视网膜裂孔进入视网膜下的间隙或巩膜下的间隙。

三、晶状体脱位后的眼后节改变

外伤性晶状体脱位可伴有外伤相关的眼后段改变，如睫状体脉络膜脱离、玻璃体疝入前房、玻璃体积血、脉络膜裂伤、视网膜挫伤、视网膜裂孔和视网膜脱离等。先天性晶状体脱位如马方综合征，较为常见的眼后段改变为视网膜裂孔和视网膜脱离，也是较为严重的眼后段改变。

视网膜脱离是晶状体脱位常见而严重的并发症，多见于先天性异常眼，如马方综合征合并视网膜脱离的发生率为 8%~25.6%；也可见于部分严重外伤眼。其发生原因一般是由于不全脱位或全脱位的晶状体不稳定导致对玻璃体基底部的牵拉，引起周边视网膜的马蹄孔或小圆孔。同时晶状体位置的异常增加了周边视网膜检查的难度，导致患者早期的周边部视网膜裂孔和视网膜脱离容易被忽视。

葡萄膜炎也是晶状体脱位的常见并发症之一，晶状体脱位引起的葡萄膜炎有两种，一种是葡萄膜组织受到脱位晶状体的机械性刺激。另一种是脱位晶状体伴发囊膜破裂或通透性变化，皮质溢出引起晶状体相关性葡萄膜炎，可继发青光眼。

继发性青光眼也是晶状体脱位常见的并发症。向前脱位的晶状体以及玻璃体疝均可引起瞳孔阻滞，产生继发性青光眼。长期脱位的晶状体可发生溶解、破裂而致晶状体溶解性青光眼。另外，眼球挫伤引起的晶状体脱位可发生与眼内积血、虹膜根部后退等相关的继发性青光眼，从而进一步引起视神经的损害。

（季樱红）

【参考文献】

［1］李凤鸣，谢立信.中华眼科学 [M].3 版.北京：人民卫生出版社，2014.

［2］张振平.晶状体病学 [M].广州：广东科学技术出版社，2005: 83.

［3］GLASSER A. Accommodation: mechanism and measurement [J]. Ophthalmol Clin North Am, 2006, 19 (1): 1-12.

［4］KAUFMAN P L, AIM A. Adler's physiology of the eye: clinical application [M]. 11th ed. St Louis: Mosby, 2009: 40-69.

［5］HEYS K R, CRAM S L, TRUSCOTT R J. Massive increase in the stiffness of the human lens nucleus with age: the basis for presbyopia？ [J]. Mol Vis, 2004, 10: 956-963.

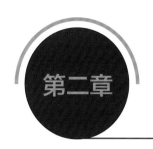

第二章 晶状体脱位基因筛查及意义

第一节 先天性晶状体脱位的基因筛查及意义

先天性晶状体脱位（congenital ectopia lentis，CEL）是指先天发育异常的晶状体悬韧带部分或全部离断或缺损，使得晶状体部分或全部脱离原位。多为双眼发病，具有明显的遗传倾向。分为单纯性晶状体异位、伴其他眼部发育异常的晶状体异位和伴有系统性发育异常的晶状体异位。

一项针对 366 名丹麦 CEL 患者的回顾性研究表明，在可明确疾病学分类的 69% 患者中，68.2% 为马方综合征，21.2% 为晶状体及瞳孔异位，8.0% 为常染色体显性遗传的单纯性晶状体异位，1.1% 为同型胱氨酸尿症，Weill-Marchesani 综合征和亚硫酸盐氧化酶缺乏症各占 0.7%。

（一）分子遗传学

1. 单纯性晶状体异位 多为常染色体显性（autosomal dominant，AD）遗传，部分为常染色体隐性（autosomal recessive，AR）遗传。*FBN1* 基因突变所致的单纯性晶状体异位为常染色体显性遗传，2010 年修订版 Ghent 标准将 *FBN1* 突变位点与心血管疾病无明确相关，但具有晶状体异位而无主动脉根部扩张的患者，归类为晶状体异位综合征（ectopia lentis syndrome，ELS）。Chandra A 等人采用修订版 Ghent 标准回顾分析了过去 20 年发表的 *FBN1* 基因突变所致的单纯性晶状体异位，发现 46.3% 的患者被修正诊断为马方综合征。由于 20 岁之前心血管系统尚未发育完全，Loeys B L 等人建议在 20 岁之前不应确诊 ELS。*ADAMTSL4* 基因突变所致的单纯性晶状体异位为常染色体隐性遗传，较 *FBN1* 基因突变患者更早出现晶状体异位的表现，且与眼轴增长相关。

2. 伴其他眼部发育异常的晶状体异位 晶状体及瞳孔异位（ectopia lentis et pupillae）为高加索人发生先天性晶状体异位（congenital ectopia lentis，CEL）的第二大常见原因，是由 *ADAMTSL4* 基因突变所致的常染色体隐性遗传疾病，多为双侧发病，表现为瞳孔和晶状体向相反方向移位，伴有其他眼部发育异常，但无全身表现。*ADAMTSL4* 基因约 10kb，编码序列包含 17 个外显子。*ADAMTSL4* 基因在小鼠胚胎发育过程中以及在成年小鼠晶状体赤道部的晶状体上皮中高表达，在其他眼前段和眼后段的组织中表达较弱。Chandra A 等人的研究表明，在显性遗传不明显的 CEL 中，*ADAMTSL4* 是最常见的致病基因，并且应优先筛查 5 号和 6 号外显子。

ADAMTS18 基因相关的晶状体异位为常染色体隐性遗传，可表现为小角膜、瞳孔异位、晶状体异位、细小点状晶状体混浊或后囊混浊、内眦距离过宽、近视性视网膜脉络膜萎缩、孔源性视网膜脱离和早发型锥杆细胞营养不良、视网膜电图（electroretinogram，ERG）暗视和明视功能降低或延迟等。*ADAMTS18* 是锌依赖蛋白酶 ADAMTS 大家族的成员，在胎儿肺、肝、肾、成人脑、前列腺、下颌下腺和内皮均有表达。*ADAMTS18* 在胚胎期 12.5 天（embryonic 12.5 days，E12.5）小鼠胚胎的眼中有表达，以晶状体表达最高，但在神经管头段没有观察到类似的高表达；E14.5 小鼠胚胎晶状体和视网膜细胞表达较高。

LTBP2 基因相关的晶状体异位为常染色体隐性遗传，可表现为球形晶状体、晶状体异位，伴或不伴大角膜、继发性青光眼。此外，还可见轴性近视、远视、术后网脱等。*LTBP2* 基因包括 35 个外显子，在人眼内组织中高表达，包括小梁网和睫状突，其中在角膜后弹力层和晶状体囊中表达最高，在角膜基质、巩膜和虹膜中表达极少。

3. 伴有系统性发育异常的晶状体异位

（1）马方综合征：马方综合征（Marfan syndrome，MFS）为常染色体显性遗传的系统性结缔组织疾病，常累及眼、骨骼、心血管系统。其患病率为 1/5 000~1/10 000，是发生 CEL 的首位原因，50%~80% 的 MFS 患者会出现晶状体不全脱位。超过 95% 的患者由 *FBN1* 基因突变所致，与由 *FBN2* 基因突变引起的先天性细长指（趾）症的表型有重叠。部分 MFS 为 *TGFBR2* 基因突变所致，属于 MFS 2 型。此外，在一部分临床诊断为 MFS 的患者中还可检测到 *TGFBR1*、*TGFBR2* 或 *TGFB2* 基因的突变，但此类患者较少出现晶状体异位。

FBN1 基因较长，约 200kb，编码序列分为 65 个外显子。其编码蛋白广泛分布于皮肤、肺、肾、血管、软骨、肌腱、肌肉、角膜和睫状带的结缔组织基质中，分子量为 350 000Da。目前人类基因变异数据库（Human Gene Mutation Database，HGMD）已收录 2 478 个 *FBN1* 基因的已知致病位点和 201 个疑似致病突变，其中错义或无义突变 1 679 个，剪接突变 302 个，移码突变 577 个，结构性变异 127 个，尚未发现明显的突变热区和热点。大约 25% 的 MFS 患者为新发突变（de novo mutation）。*FBN1* 突变具有较高的外显率，但家系间和家系内具有较大的变异，尚无表型和基因型相关性的确切证据。Faivre L 等人的研究发现，24~32 号外显子突变的

MFS 患者发病更早、预后较差,发生替代或产生半胱氨酸的错义突变患者较其他错义突变患者发生晶状体异位的可能性更高。也有学者通过对 MFS 患者 Kaplan-Meier 生存曲线的研究发现,女性患者的存活率高于男性。

(2) Weill-Marchesani 综合征:Weill-Marchesani 综合征(Weill-Marchesani syndrome,WMS)又称短指 - 球状晶状体综合征,典型表现为球形晶状体、身材矮小、短指(趾)畸形、关节活动受限,多不伴心血管系统的改变。其患病率约为 1/100 000。*FBN1* 基因突变可引起常染色体显性遗传的 WMS Ⅱ 型(AD WMS),*LTBP2*、*ADAMTS10* 和 *ADAMTS17* 基因突变可引起常染色体隐性遗传的 WMS Ⅲ 型、WMS Ⅰ 型和 WMS Ⅳ 型(AR WMS)。通常 AD WMS 患者的表型较 AR WMS 者轻。部分 AR WMS 患者可出现轻度的心脏异常,但不包括动脉瘤。

(3) 同型胱氨酸尿症:同型胱氨酸尿症(homocystinuria)为常染色体隐性遗传疾病,可累及眼、骨骼、中枢神经系统和血管系统。经典型为胱硫醚 β 合成酶(cystathionine beta synthase,CBS)缺乏,由 *CBS* 基因突变所致,新生儿筛查中 CBS 的缺乏率为 1/344 000,而爱尔兰的发病率高达 1/65 000。患儿在出生时表现正常,若不治疗,随年龄的增加疾病可进行性发展,约 85% 的患者可出现晶状体异位。*CBS* 基因大于 30kb,包括 23 个外显子,编码 CBS,催化转硫作用中的第一个不可逆步骤,是人体重要的催化酶之一。亚甲基四氢叶酸还原酶(methylene tetrahydrofolate reductase,MTHFR)缺乏型为 *MTHFR* 基因突变所致,晶状体异位程度较 CBS 缺乏型轻。

(4) Ehlers-Danlos 综合征:Ehlers-Danlos 综合征(Ehlers-Danlos syndrome,EDS)为一组以关节过度活动为典型表现的疾病,其患病率为 1/5 000~1/25 000。目前发现有 13 种亚型,经典型为常染色体显性遗传,约半数为 *COL5A1* 或 *COL5A2* 基因突变所致;*PLOD1* 双等位基因突变所致的脊柱后侧突型 EDS 可出现眼球自发破裂。*ZNF469* 或 *PRDM5* 基因突变所致的常染色体隐性遗传性 EDS 又称角膜脆弱综合征(brittle cornea syndrome,BCS),以眼部表现为主,可出现自发性角膜破裂。晶状体异位仅继发于眼球破裂。

(5) 亚硫酸盐氧化酶缺乏症:亚硫酸盐氧化酶缺乏症(sulfite oxidase deficiency syndrome)为 *SUOX* 基因突变所致的常染色体隐性遗传疾病,特征表现为神经系统的异常,多数患者可伴有双侧晶状体异位。

(6) 高赖氨酸血症:高赖氨酸血症(hyperlysinemia)为 *AASS* 基因突变所致的常染色体隐性遗传疾病,有散发病例报道出现双眼晶状体异位。

(7) Knobloch 综合征:Knobloch 综合征(Knobloch syndrome)是一种常染色体隐性遗传的玻璃体视网膜变性疾病,可伴有晶状体不全脱位,由 *COL18A1* 基因突变所致。

(二)基因筛查

1. 基因筛查背景 Fuchs J 等人的研究发现,CEL 的患病率约为 6.4/100 000,其中 MFS 为 CEL 的首位病因,占 68.2%;而 MFS、晶状体及瞳孔异位、常染色体显性遗传性单纯性晶状体异位占 CEL 的 97.4%。目前中国尚缺乏 CEL 大样本的流行病学数据。晶状体异位可导致严重的屈光不正、不规则散光、单眼复视,还可继发青光眼、视网膜脱离、葡萄膜炎等并发症。CEL 具有明显的遗传倾向,基因突变是引发 CEL 的主要原因。

2. 基因筛查内容　目前已经发现的单纯性晶状体异位的常见突变基因有 *FBN1* 和 *ADAMTSL4*;综合征型 CEL 的常见突变基因包括 *FBN1*、*TGFBR1*、*TGFBR2*、*TGFB2*、*LTBP2*、*ADAMTS10*、*ADAMTS17*、*CBS* 等。临床上的检测对象主要包括:①临床确诊 CEL 的患者及其家属;②存在 CEL 高危因素的个体及其家属。此外,建议尽量做到核心家系检测,即先证者和父母。统计资料表明,核心家系检测与仅患者本人检测相比,可以使基因诊断率提高 16%。在缺少父母一方或双方的情况下,检测患病和健康的兄弟姐妹也是有意义的。准确而完整的临床资料和遗传学信息对于结果解读至关重要,包括现病史、既往史、家族史、近亲结婚史及相应的临床检查等。此外,需要完善患者的知情同意,重视可能涉及的患者隐私和歧视问题。

用于基因检测的标本可以是外周血、口腔拭子或唾液。目前仍以外周静脉血为主。留取标本后及时提取基因组 DNA。检测方法包括 Sanger 测序,Panel,全外显子测序(whole exome sequencing,WES)和全基因组测序(whole genome sequencing,WGS)。各测序方法均有其局限性,例如 WES 无法测序调控区域(内含子、基因间区等)。具体选择哪种方式进行测序,需要根据患者的实际情况决定。一般来说,在遗传背景明确的情况下,基因 Panel 通常比 WES 和 WGS 的敏感性和特异性高,有更高的诊断率;基因 Panel 还可联合其他技术一起使用,如多重连接探针扩增技术(multiplex ligation-dependent probe amplification,MLPA),毛细管电泳等,以提高诊断率。在遗传背景不确定的情况下,WES 的诊断率更高。在临床中,WES 和 WGS 往往用于基因 Panel 诊断为阴性的患者。目前,Sanger 测序仍是测序的"金标准"。但是,从现有报道的数据看,二代测序(next generation sequencing,NGS)的验证率已达到 99.97%。

DNA 测序数据须根据人群数据库,疾病数据库〔如 ClinVar,OMIM,人类基因变异数据库(Human Gene Mutation Database,HGMD)〕和 PubMed 文献检索基因突变位点的致病性报道、收录情况,以及基因变异和表型的关联情况进行过滤分析。此外,还需通过蛋白预测软件(如 SIFT、Polyphen、FATHMM 和 Mutation Taster)预测未知突变对蛋白功能的影响。最后综合上述信息,根据《遗传变异分类标准与指南》和 2015 年版的 *ACMG Standard and Guidelines* 判断变异位点的致病性。如与表型直接相关的变异未检出,也需要关注次级发现(与患者就诊的表型无直接相关,但可致病,如肿瘤相关基因 *BRCA1/2* 等)。

3. 基因筛查质控　美国医学遗传学与基因组学学会(The American College of Medical Genetics and Genomics,ACMG)强烈建议临床分子基因检测应在符合临床实验室改进修正案认证的实验室中进行,其检测结果应由通过职业认证的临床分子遗传学家或分子遗传病理学家或相同职能的专业人员解读。临床基因检测报告中,基因变异的命名应遵循人类基因组变异协会(Human Genome Variation Society,HGVS)的规定,而变异位点致病性应根据 ACMG

指南分为致病、疑似致病、临床意义未明、疑似良性和良性五个等级。2017年我国首届临床基因检测标准与规范专题研讨会建议临床基因检测报告的正文应包含以下内容：①检测机构、受检者、送检机构及医生的基本信息；②检测样本的信息、检测方法（适用范围和局限性）及检测项目；③检测结果、解读及建议；④参考文献。附录应包含：①检测基因范围、更为详细的相关疾病临床表型和遗传方式；②检测的技术参数、数据质量；③变异位点 Reads 图、Sanger 测序图；④疾病临床干预及其他有用的资源信息（包括可参与的临床试验及研究）等。临床基因检测报告的规范化和标准化，不但有利于基因检测行业的健康发展，而且也有助于提高疾病的诊断效率，从而更高效地解决临床问题。

（三）意义

目前中国尚缺乏 CEL 大样本的流行病学数据。大样本的 CEL 流行病学调查结合基因检测，可揭示我国 CEL 的患病率、地域分布、常见致病基因及突变位点，有望发现新的致病基因，建立基因型 - 表型数据库用于指导临床诊断和治疗。

1. 协助诊断，尽早干预　基因检测不但有助于明确 CEL 的病因，还可提高 CEL 的诊断率。丹麦的一项 CEL 流行病学研究中，有 21%（76/366）的 CEL 患者仅临床检查和家族史信息无法进行疾病学分类。同型胱氨酸尿症的患儿早期表型正常，尽早饮食干预，给予低蛋氨酸饮食和 / 或甜菜碱治疗可明显改善患儿的症状并提高生活质量。然而，部分患儿在出生时血蛋氨酸水平可处在正常水平，造成诊断延误，因此对有家族史的高危患儿进行基因检测以提高早期诊断率，有助于早期干预，改善预后，意义重大。此外，*FBN1* 基因相关的 MFS 患者的眼部表现多早于心血管系统的改变，对 CEL 患者的基因筛查可提高 MFS 的诊断率，通过定期随访心血管、骨骼等系统，做到早发现、早干预。

2. 评估预后　基因筛查可获得致病基因及其突变详情，明确遗传方式及基因型和表型的对应关系，从而为先证者的预后提供一定的参考依据。根据报道，24~32 号外显子突变的 MFS 患者发病更早、预后较差。通常，常染色体显性遗传 WMS 的表型较常染色体隐性遗传 WMS 更轻，而 *TGFBR2* 基因相关的 MFS 相对 *FBN1* 基因相关的 MFS 较少出现晶状体异位。大约 25% 的 MFS 患者为新发突变，核心家系的基因筛查可以明确该变异位点是否为新发突变，通常情况下新发突变作为导致散发性疾病的一种重要突变类型，在平均水平上比遗传突变更加有害。

3. 遗传咨询　基因筛查还可为后期的遗传咨询提供参考依据。CEL 作为一种单基因遗传性疾病，在明确疾病的遗传方式及基因型和表型的相关性后，可根据遗传学的基本原则预测子代遗传父母突变基因的概率。以 *FBN1* 基因相关的常染色体显性 MFS 为例，若父母一方为纯合子，则子代 100% 患病；若父母一方为杂合子，另一方正常，则子代有 50% 的概率患病。

基因筛查结果也可用于婚配指导和优生优育。对携带者而言，若配偶为正常者则子代 100% 不患病，除非子代自发突变。对明确致病且有生育要求的夫妇可进行孕前诊断，通过胚胎植入前诊断技术(即第三代试管婴儿)阻断致病基因的传递。对先证者而言,基因筛查的结果可为未来的基因治疗提供必需的科学依据。

(四) 展望

随着测序技术的快速发展及在临床应用的普及,越来越多 CEL 相关的致病基因被陆续报道,基因型和表型相关性的研究则进一步加深了我们对 CEL 的认识,为从分子水平揭示 CEL 的发病机制提供可能,同时也为治疗提供了进一步的研究思路。相信在不久的将来,临床表型结合基因检测的精准诊断将成为未来 CEL 诊断的"金标准"。

(吴继红)

【参考文献】

[1] 何守志 . 晶状体病学 [M]. 2 版 . 北京 : 人民卫生出版社 , 2014: 17.

[2] FUCHS J, ROSENBERG T. Congenital ectopia lentis. A Danish national survey [J]. Acta Ophthalmol Scand, 1998, 76 (1): 20-26.

[3] LOEYS B L, DIETZ H C, BRAVERMAN A C, et al. The revised Ghent nosology for the Marfan syndrome [J]. J Med Genet, 2010, 47 (7): 476-485.

[4] CHANDRA A, PATEL D, ARAGON-MARTIN J A, et al. The revised ghent nosology; reclassifying isolated ectopia lentis [J]. Clin Genet, 2015, 87 (3): 284-287.

[5] CHANDRA A, ARAGON-MARTIN J A, HUGHES K, et al. A genotype-phenotype comparison of ADAMTSL4 and FBN1 in isolated ectopia lentis [J]. Invest Ophthalmol Vis Sci, 2012, 53 (8): 4889-4896.

[6] LI J, JIA X, LI S, et al. Mutation survey of candidate genes in 40 Chinese patients with congenital ectopia lentis [J]. Mol Vis, 2014, 20: 1017-1024.

[7] CRUYSBERG J R, PINCKERS A. Ectopia lentis et pupillae syndrome in three generations [J]. Br J Ophthalmol, 1995, 79 (2): 135-138.

[8] CHANDRA A, ARAGON-MARTIN J A, HUGHES K, et al. A genotype-phenotype comparison of ADAMTSL4 and FBN1 in isolated ectopia lentis [J]. Invest Ophthalmol Vis Sci, 2012, 53 (8): 4889-4896.

[9] ALDAHMESH M A, ALSHAMMARI M J, KHAN A O, et al. The syndrome of microcornea, myopic chorioretinal atrophy, and telecanthus (MMCAT) is caused by mutations in ADAMTS18 [J]. Hum Mutat, 2013, 34 (9): 1195-1199.

[10] KHAN A O, ALDAHMESH M A, ALKURAYA F S. Congenital megalocornea with zonular weakness and childhood lens-related secondary glaucoma—a distinct phenotype caused by recessive LTBP2 mutations [J]. Mol Vis, 2011, 17: 2570-2579.

[11] GIAMPIETRO P F, RAGGIO C, DAVIS J G. Marfan syndrome: orthopedic and genetic review [J]. Curr Opin Pediatr, 2002, 14 (1): 35-41.

[12] MIZUGUCHI T, COLLOD-BEROUD G, AKIYAMA T, et al. Heterozygous TGFBR2 mutations in Marfan syndrome [J]. Nat Genet, 2004, 36 (8): 855-860.

[13] LEVIN A V, ZANOLLI M, CAPASSO J E. The Wills eye handbook of ocular genetics [M]. New

York: Thieme Publisher, 2018: 106.

［14］ SADIQ M A, VANDERVEEN D. Genetics of ectopia lentis [J]. Semin Ophthalmol, 2013, 28 (5-6): 313-320.

［15］ FAIVRE L, COLLOD-BEROUD G, LOEYS B L, et al. Effect of mutation type and location on clinical outcome in 1, 013 probands with Marfan syndrome or related phenotypes and FBN1 mutations: an international study [J]. Am J Hum Genet, 2007, 81 (3): 454-466.

［16］ MULARCZYK E J, SINGH M, GODWIN A, et al. ADAMTS10-mediated tissue disruption in Weill-Marchesani syndrome [J]. Hum Mol Genet, 2018, 27 (21): 3675-3687.

［17］ YAP S, NAUGHTEN E. Homocystinuria due to cystathionine beta-synthase deficiency in Ireland: 25 years' experience of a newborn screened and treated population with reference to clinical outcome and biochemical control [J]. J Inherit Metab Dis, 1998, 21 (7): 738-747.

［18］ SACHAROW S J, PICKER J D, LEVY H L. Homocystinuria caused by cystathionine beta-synthase deficiency [M]// ADAM M P, ARDINGER H H, PAGON R A, et al. GeneReviews® [Internet]. Seattle (WA): University of Washington: 1993-2020.

［19］ GERMAIN D P. Ehlers-Danlos syndrome type IV [J]. Orphanet J Rare Dis, 2007, 2: 32.

［20］ MEESTER J, VERSTRAETEN A, SCHEPERS D, et al. Differences in manifestations of Marfan syndrome, Ehlers-Danlos syndrome, and Loeys-Dietz syndrome [J]. Ann Cardiothorac Surg, 2017, 6 (6): 582-594.

［21］ ROCHA S, FERREIRA A C, DIAS A I, et al. Sulfite oxidase deficiency—an unusual late and mild presentation [J]. Brain Dev, 2014, 36 (2): 176-179.

［22］ SMITH T H, HOLLAND M G, WOODY N C. Ocular manifestations of familial hyperlysinemia [J]. Trans Am Acad Ophthalmol Otolaryngol, 1971, 75 (2): 355-360.

［23］ ZHANG L S, LI H B, ZENG J, et al. Knobloch syndrome caused by homozygous frameshift mutation of the COL18A1 gene in a Chinese pedigree [J]. Int J Ophthalmol, 2018, 11 (6): 918-922.

［24］ JIN G M, FAN M, CAO Q Z, et al. Trends and characteristics of congenital ectopia lentis in China [J]. Int J Ophthalmol, 2018, 11 (9): 1545-1549.

［25］ 王秋菊, 沈亦平, 邬玲仟, 等. 遗传变异分类标准与指南 [J]. 中国科学：生命科学, 2017 (6): 668-688.

［26］ RICHARDS S, AZIZ N, BALE S, et al. Standards and guidelines for the interpretation of sequence variants: a joint consensus recommendation of the American College of Medical Genetics and Genomics and the Association for Molecular Pathology [J]. Genet Med, 2015, 17 (5): 405-424.

［27］ 黄辉, 沈亦平, 顾卫红, 等. 临床基因检测报告规范与基因检测行业共识探讨 [J]. 中华医学遗传学杂志, 2018, 35 (1): 1-8.

［28］ MORRIS A A, KOZICH V, SANTRA S, et al. Guidelines for the diagnosis and management of cystathionine beta-synthase deficiency [J]. J Inherit Metab Dis, 2017, 40 (1): 49-74.

［29］ BITTERMAN A D, SPONSELLER P D. Marfan Syndrome: A Clinical Update [J]. J Am Acad Orthop Surg, 2017, 25 (9): 603-609.

［30］ VERMEESCH J R, VOET T, DEVRIENDT K. Prenatal and pre-implantation genetic diagnosis [J]. Nat Rev Genet, 2016, 17 (10): 643-656.

第二节 剥脱综合征相关基因研究进展

剥脱综合征(exfoliation syndrome,PEX),也叫假性剥脱综合征(Peudoexfoliation syndrome,PEX),是一种常见的年龄相关性疾病,全球约有 6 000 万人患病,主要特征为细胞外剥脱样物质(exfoliation material,XFM)的异常沉积,可表现为腹主动脉瘤、肾动脉狭窄、神经性耳聋、盆腔脏器脱垂和各种眼部病变。在眼部,灰白色碎屑样 XFM 漂浮在前房,沉积在包括晶状体囊膜、睫状体、悬韧带和小梁网等眼前节结构内及表面。PEX 患者发生白内障时,易并发晶状体不全脱位和全脱位;XFM 可阻塞房角,约 50% 患者会发展为假性剥脱性综合征青光眼(exfoliation glaucoma,XFG),这是明确导致开角型青光眼的常见发病原因之一。

一方面,PEX 的患病率在不同人种间有很大差异;另一方面,患者有很大的家族聚集倾向,双生子研究、家系研究发现,PEX 患者一级亲属患 PEX 的相对危险度明显升高,这使研究者开始关注和研究 PEX 相关基因。PEX 的发病率随年龄升高明显增加,患者确诊时多已老年,向上追溯显然十分困难,而向下追溯也往往无法得知将来后代是否会患病,因此研究者难以开展传统的连锁分析和关联性研究。通过大规模的全基因组关联分析(genome-wide association study,GWAS),人们找到了 *LOXL1* 和 *CACNA1A* 这两个增加 PEX 患病风险的基因位点,并且它们的基因功能似乎也与细胞外基质(extracellular matrix,ECM)代谢紊乱的病理生理过程有着千丝万缕的联系。

(一) *LOXL1*

2007 年,斯堪的纳维亚半岛 GWAS 研究发现类赖氨酰氧化酶 1(lysyl oxidase-like 1,*LOXL1*)基因上 3 个单核苷酸多态性(single nucleoid peptide,SNP)与 PEX/XFG 患病高风险紧密相关:rs1048661、rs3825942 和 rs2165241。研究尚未发现 *LOXL1* 基因与原发性开角型青光眼(primary open-angular glaucoma,POAG),原发性闭角型青光眼(primary angle-closure glaucoma,PACG),正常眼压型青光眼(normal-tension glaucoma,NTG)和色素型青光眼(pigmentary glaucoma)之间的统计学关联,支持 XFG 是一种有基因特异性的青光眼亚型。

1. LOXL1 的生物学功能 LOXL1 属于赖氨酰氧化酶(lysyl oxidase,LOX)家族,该家族包含 LOX 和 LOXL1~LOXL4 共五个单胺氧化酶,但只有 LOXL1 与 PEX 的发病风险有关。LOX 家族蛋白氧化胶原纤维的 5- 羟赖氨酸残基和赖氨酸残基和弹性纤维的赖氨酸残基,形成肽基 -α- 氨基己二酸 -δ- 半醛,这些醛化修饰的纤维可自发地与邻近的肽醛或与赖氨酸肽基的 ε 氨基基团形成共价交联,在 ECM 的合成和修复过程中扮演重要角色。LOX 家族蛋白均含有序列高度保守的、铜离子依赖的、有催化活性的 C 端结构域,N 端结构域则结构各不相同,导致了家族成员间功能差异。

LOXL1 首先以 63kDa 的酶原形式合成,含有 N 端信号肽序列、N 端前肽序列和 C 端催化机构域,在内质网和高尔基复合体中由骨基质形成蛋白(bone morphogenetic protein-1,BMP1)切割 N 端信号肽序列和糖化 N 端前肽序列成为 32kDa 的活性酶,使其具有了赖氨酰氧化酶的氧化脱氨催化活性。赖氨酸脱氨后残基可促进原纤维蛋白(fibrillin)单体交联和原弹性蛋白(tropoelastin,TE)多聚体形成。生成弹性纤维多聚体的合成需要 fibulin-5 的 N 端结合弹性蛋白原,C 端结合 LOXL1,使 LOXL1 空间上更加接近 TE,从而激活 TE 并互相连接成多聚体,帮助弹性纤维折叠形成正确的空间构象。

2. LOXL1 基因编码区多态性与 PEX 患病风险 LOXL1 位于染色体 15q24.1。LOXL1 基因多态性位点 rs1048661 和 rs3825942 定位于 LOXL1 外显子 1,meta 分析确认了它们在全球范围、多种族人群中与 PEX/XFG 之间的关联,约 98% 的 PEX 患者和 85% 的正常人群基因序列中能找到这两个 SNP。单个 SNP 可使患者的 PEX 患病风险增加 27 倍;当一对同源染色体上有 2 个这样的拷贝,即携带高危型 G-G,则比携带低危型患病风险增加了 700 倍。但由于约 25% 的未患病人群携带有高危型,故携带高危型者患病风险比总人群高 2.5 倍。

但是,LOXL1 多态性位点的高危型在各种族人群中的表现不同。rs1048661 位点中,等位基因 G 在亚洲人群中可以降低发病风险,而在高加索人群和非洲人群中则是增加风险和无关;rs3825942 位点中,等位基因 T 在南非人群中可以降低发病风险,而在日本人群和高加索人群中则是增加风险和无关。

如果将 rs3825942 和 rs1048661 作为标志预测患病情况,两者都有很高的敏感性(分别为 100% 和 95.7%),但特异性差(分别为 3.1% 和 13%),表明这一方法的临床前景较差。另外,LOXL1 SNP 在 PEX 和 XFG 患者身上的携带率十分接近,因此 Sanger 测序结果无法预测哪些 PEX 患者最终会发展为 XFG,进一步降低了该检测方法的临床应用价值。

3. 其他 LOXL1 基因异常与 PEX 患病风险 rs3825942 不会引起 LOXL1 表达水平的改变,rs1048661 也仅会使 LOXL1 表达水平下降 8%,不足以引起如 PEX 的系统性改变。另外,SNP 引起的 LOXL1 氨基酸序列改变也没有表现出相应的氧化酶催化活性改变,而 LOXL1 高危单倍型有明显的 LOXL1 和 TE 表达抑制,提示 LOXL1 的其他异常与常见的编码区 SNP 存在相关性,如:

(1)LOXL1 与 18q12.1~21.33、2q、17p 和 19q 存在连锁不平衡。

(2)LOXL1 启动子区域存在 PEX 高风险相关的 SNP。

(3)LOXL1 的内含子 1 和外显子 1 交界区域存在 PEX 高风险相关的 SNP。

(4)LOXL1 的内含子 1 区域包含有 LOXL1-AS1 的启动子,后者编码一种长链非编码 RNA(long non-coding RNA,lncRNA)LOXL1-AS1,参与调节相邻和远隔位点的基因。含有内含子 1 的三个 SNP 的单倍型可以抑制晶状体上皮细胞 LOXL1-AS1 启动子 43% 的活性,LOXL1-AS1 可能影响全基因组多个 PEX 相关基因的表达而引起 PEX 病变。

4. *LOXL1* 表达水平与 PEX 眼部病变　*LOXL1* 在皮肤、心、肺、肾、肝、骨骼肌等眼外组织和眼内所有组织内有表达,如角膜、虹膜、晶状体、睫状体、视网膜和视神经,但在虹膜表达最高,该处也是 PEX 受累最早且病变最为严重的部位。XFM 中也含有 LOXL1。在人 Tenon 氏囊成纤维细胞中,*LOXL1* 的表达上调水平与 PEX 相关的应激原(如 TGF-β、氧化应激、紫外线照射和缺氧)增加水平相一致。

在 PEX 病变早期,*LOXL1* 表达上调与弹性纤维成分表达上调相平行,可能 LOXL1 被选择性激活和调控,并参与新合成的 ECM 的交联,最终沉积在 XFM 内。

在 PEX 中晚期,*LOXL1* 的表达下调,可能是由于较多 LOXL1 沉积在细胞外间隙中,启动补偿机制抑制了 *LOXL1* 的表达。组织内 *LOXL1* 表达不足造成弹性纤维交联障碍、弹性基质改变,导致出现 PEX/XFG 的各种晚期表现。例如 PEX 患眼筛板细胞的 *LOXL1* 表达降低,干扰了视盘星状细胞参与弹性纤维组装,可能造成筛板支撑力下降和视神经压迫损伤。

LOXL1 基因敲除小鼠出现各种与弹性纤维合成不足和结缔组织修复功能受损相关的表现,如皮肤松弛、肺泡增大、骨量减少、盆腔器官脱垂、小肠憩室等,眼部表现为白内障、晶状体异常、血 - 房水屏障破坏、虹膜血管弹性纤维丢失和血管渗漏,以及小梁网弹性纤维含量等下降,但没有发现前房 XFM 的沉积和眼压(intraocular pressure, IOP)的升高,可能除 *LOXL1* 基因多态性外,还有其他因素触发了 PEX 的发病。值得注意的是,*Fbln5* 基因敲除小鼠出现与 *LOXL1* 敲除小鼠类似的结缔组织病变表现,这侧面证实了 FBLN5 蛋白与 LOXL1 蛋白之间功能的紧密联系,并提示 LOXL1 功能缺陷与 XFM 之间相关。

表观遗传学水平上对 *LOXL1* 基因表达水平调节的研究显示,维吾尔族人群中 PEX 患者较对照组人群晶状体前囊膜标本的 *LOXL1* 启动子区域 CpG 岛甲基化水平增高,且 *LOXL1* 表达水平下调。Moulin 等研究皮肤成纤维细胞发现,DNA 甲基转移酶 DNMT3A 的过表达抑制了 *LOXL1* 的转录;而用 DNMT3A 酶活性抑制剂马郁兰(origanum majorana)提取物可以增加衰老成纤维细胞在 ECM 中生成和 LOXL1 蛋白沉积,但马郁兰提取物对成纤维细胞没有细胞毒性。这些发现提示,针对 LOXL1 的甲基化水平可以为 PEX/XFG 研究提供一个可能的方向。

(二) *CACNA1A*

2015 年,Aung 等首先报道了日本人群 GWAS 所发现的 *CACNA1A* 位点与 PEX 易感性之间的关联,并在来自 17 个国家约 7 000 个 PEX 患者和超过 20 000 个对照中得到了验证。研究发现的 SNP rs4926244 靠近 *CACNA1A* 的 3' 端,其等位基因频率在 10%~40%,基因表现在各种族人群中一致。每个高危等位基因拷贝增加 1.16 倍 PEX 患病风险,电脑模拟推测 rs4926244 的高危等位基因可能与外周血中 *CACNA1A* mRNA 水平受抑制有关。

CACNA1A 基因编码 P/Q 型电压门控钙离子通道的 α1 亚单位。P/Q 型电压门控钙离

子通道在细胞信号转导、细胞间信息交流、囊泡转运、肌肉收缩和基因调控中扮演重要角色。XFM 中钙离子浓度较高,且细胞表面钙离子水平的改变可以促进 XFM 的形成。另外,钙离子通道阻滞剂维拉帕米会损伤 ECM 重塑过程,继而造成筛板细胞的损害。因此,*CACNA1A* 基因多态性可能通过改变 ECM 中钙离子的浓度影响参与 ECM 转变的蛋白(如 LOXL1)的分泌和功能,以促进 PEX 的疾病进展。

人眼组织免疫荧光检测显示 *CACNA1A* 在睫状体、虹膜、晶状体上皮细胞、视神经胶质细胞、视网膜和血管内皮细胞均有表达。*CACNA1A* 与 *LOXL1* 表达的组织定位并不一致,其蛋白也不存在于 XFM 中,提示 CACNA1A 通过非 LOXL 相关机制参与 PEX 的病理过程。

(三) 其他

GWAS 等基因研究确定了一系列 PEX 相关的基因。meta 分析发现某些 NTG 相关的基因位点(*CDKN2B-AS* 和染色体 8q22 上一个可能的调节区域)与高加索人的 PEX 风险增加有关。它们都通过 TGF-β 通路参与了多种形式的青光眼的病理过程。

其他已确定的与 PEX 相关的候选基因包括(表 2-2-1):接触蛋白相关样蛋白 2(contactin associated protein-like 2,*CNTNAP2*),clusterin(*CLU*),脂蛋白 E(apolipoptotei E,*APOE*),溶酶体转运调节因子(lysosomal trafficking regulator,*LYST*),谷胱甘肽 -S- 转移酶基因(glutathione-S-transferase genes,*GST*),*TNF-α*,基质金属蛋白酶(matrix metalloproteinases,*MMP*),无活性 TGF-β 结合蛋白 2(latent TGF-β binding protein 2,*LTBP2*)和含杆状病毒 IAP 重复序列 6(baculoviral IAP repeat-containing 6,*BIRC6*)。但是,这些基因与 PEX 的相关性并没有在大型、多种族人群 GWAS 研究中重复出来,提示这些相关性较弱或局限于特定的人种人群中。

CNTNAP2 位于 7 号染色体,大小约 2.3Mb、含有 24 个外显子,既是一种神经元膜蛋白,也是轴突蛋白超家族的成员,参与钾离子通道交流和膜的稳定。*CNTNAP2* 在包括视网膜神经节细胞在内的眼内多组织的上皮和内皮细胞中均有表达,基因功能不明,也与孤独谱系障碍、精神分裂症、认知障碍、读写困难和语言功能受损有关。2011 年,Krumbiegel 等在德国人群 GWAS 首先报道了这一基因及其 SNP rs2107856 和 rs2141388 与 PEX/XFG 的相关性;2012 年,Shimizu 等通过日本人群 GWAS 研究确定了 SNP rs1404699 和 rs7803992。

ApoE 敲除小鼠出现 LOXL1 功能抑制,表现为大小动脉硬化和顺应性降低、主动脉根部扩大、肺气肿、皮肤松弛、子宫及直肠脱垂和小肠憩室。

LYST 参与溶酶体功能蛋白的合成。*LYST* 中 3bp 的碱基删失可以造成 LYST 蛋白 WD40 结构域一个异亮氨酸的丢失,破坏蛋白间的相互作用。动物实验发现,B6-LYSTbg-J 小鼠表现出人 PEX 特征性眼部表现:虹膜透光缺陷、前房及虹膜 XFM 物质的沉积,但尚未有关于人 *LYST* 基因与 PEX 相关的研究报道。

表 2-2-1 PEX 的 GWAS 及候选基因研究

基因	基因编码的蛋白质功能	染色体定位	研究设计	研究人群	病例数/对照数	有无统计学意义	研究重复情况
LOXL1	交联 ECM 中的胶原纤维和弹性纤维；XFM 成分	15q24.1	GWAS	瑞典和冰岛人群	274/14 672	是（$P<1.6\times10^{-7}$）	在大规模、多种族人群 GWAS 中重复
CACNA1A	P/Q 型电压门控钙离子通道 α1 亚基	19p13	GWAS	首先在日本人群中发现，在另外 17 个国家人群中得到证实	1 484/1 188	是（$P=3.36\times10^{-11}$）	研究本身已在多人群中重复
CDKN2B-AS 和 8q22 位点	CDKN2B-AS：lncRNA，参与 TGF-β 通路；8q22：可能是脉络丛和睫状体非色素上皮细胞中活化的调节区域	9p21；8q22	GWAS	美国高加索人群	104/344	是（$P=0.004$；$P=0.021$）	尚未重复
TBC1D21 和 PML	TBC1D21：GTPase 激活蛋白 PML：转录因子	15q24.1	GWAS	日本人群	201/697	是（$P<7.66\times10^{-8}$）	尚未重复
CNTNAP2	钾离子通道甲流和膜的稳定	7q35	GWAS	德国和日本人群	168/80（德国）；108/199（日本）	是（德国：rs2107856：$P=0.010\ 8$，rs2141388：$P=0.0072$；日本：rs1404699：$P=8.67\times10^{-3}$；rs7803992：$P=5.43\times10^{-4}$）	尚未重复
BIRC6	调节细胞凋亡和未折叠蛋白反应	2p22.3	候选基因研究	巴基斯坦人群	218/160	是（$P=0.05$）	GWAS 中不相关
TLR4	固有免疫应答	9q33.1	候选基因研究	日本人群	109/216	是（$P=0.014$）	GWAS 中不相关

续表

基因	基因编码的蛋白质功能	染色体定位	研究设计	研究人群	病例数/对照数	有无统计学意义	研究重复情况
APOE	淀粉样物质沉积和纤维形成;XFM成分	19q13.2	候选基因研究	土耳其人群	76/74	是($P=0.0001$)	GWAS中不相关
LTBP2	无活性TGF-β结合蛋白;XFM成分	14q24.3	候选基因研究	德国人群	333/342	否	GWAS中不相关
SOD1	抗氧化酶	21q22.11	候选基因研究	波兰人群	50/36	否	GWAS中不相关
CLU	ECM分子伴侣,能阻止蛋白集聚;XFM成分	8p21	meta分析(2个数据库)	美国高加索人群和以色列人群	314/446	否	GWAS中不相关
GST	氧化应激应答	多位点	候选基因研究	瑞典人群	188/200	否	GWAS中不相关
亚甲基四氢叶酸还原酶(methylene tetrahydrofolate reductase,MTHFR)	叶酸和氢基酸代谢	1p36.3	候选基因研究	瑞典人群	140/127	否	GWAS中不相关
MMP	ECM转化	多位点	候选基因研究	希腊人群	182/214	否	GWAS中不相关
TNF-α	促炎因子	6p21.3	meta分析(14项研究)	多种族人群	1 182/3 003	否	GWAS中不相关

　　总的来说,全人群的 PEX 致病基因和易感基因尚不明确,基因诊断和基因治疗仍遥遥无期,PEX 的发病机制研究任重而道远。

(张　旻　蒋永祥)

【参考文献】

[1] RITCH R. Exfoliation syndrome-the most common identifiable cause of open-angle glaucoma [J]. J Glaucoma, 1994, 3: 176-177.

[2] RITCH R. Systemic associations of exfoliation syndrome [J]. Asia Pac J Ophthalmol (Phila), 2016, 5: 45-50.

[3] RITCH R. Exfoliation syndrome: more than meets the eye [J]. Acta Ophthalmol Scand, 2002, 80: 465-467.

[4] RITCH R. Exfoliation syndrome [J]. Curr Opin Ophthalmol, 2001, 12: 124-130.

[5] RITCH R, SCHLOTZER-SCHREHARDT U. Exfoliation (pseudoexfoliation) syndrome: toward a new understanding. Proceedings of the First International Think Tank [J]. Acta Ophthalmol Scand, 2001, 79: 213-217.

[6] RITCH R. Exfoliation syndrome: beyond glaucoma [J]. Arch Ophthalmol, 2008, 126: 859-861.

[7] RITCH R. Exfoliation syndrome and occludable angles [J]. Trans Am Ophthalmol Soc, 1994, 92: 845-944.

[8] RITCH R. Ocular findings in exfoliation syndrome [J]. J Glaucoma, 2018, 27 Suppl 1, S67-S71.

[9] ABOOBAKAR I F, JOHNSON W M, STAMER W D, et al. Major review: Exfoliation syndrome; advances in disease genetics, molecular biology, and epidemiology [J]. Exp Eye Res, 2017, 154: 88-103.

[10] CHALLA P. Genetics of pseudoexfoliation syndrome [J]. Curr Opin Ophthalmol, 2009, 20: 88-91.

[11] SCHLOTZER-SCHREHARDT U. Molecular pathology of pseudoexfoliation syndrome/glaucoma—new insights from LOXL1 gene associations [J]. Exp Eye Res, 2009, 88: 776-785.

[12] WORDINGER R J, CLARK A F. Lysyl oxidases in the trabecular meshwork [J]. J Glaucoma, 2014, 23: S55-S58.

[13] THORLEIFSSON G. Common sequence variants in the LOXL1 gene confer susceptibility to exfoliation glaucoma [J]. Science, 2007, 317: 1397-1400.

[14] LEE R K. The molecular pathophysiology of pseudoexfoliation glaucoma [J]. Curr Opin Ophthalmol, 2008, 19: 95-101.

[15] VAZQUEZ L E, LEE R K. Genomic and proteomic pathophysiology of pseudoexfoliation glaucoma [J]. Int Ophthalmol Clin, 2014, 54: 1-13.

[16] ZENKEL M, SCHLOTZER-SCHREHARDT U. The composition of exfoliation material and the cells involved in its production [J]. J Glaucoma, 2014, 23: S12-S14.

[17] WIGGS J L, PASQUALE L R. Expression and regulation of LOXL1 and elastin-related genes in eyes with exfoliation syndrome [J]. J Glaucoma, 2014, 23: S62-S63.

[18] ANASTASOPOULOS E, FOUNTI P, TOPOUZIS F. Update on pseudoexfoliation syndrome pathogenesis and associations with intraocular pressure, glaucoma and systemic diseases [J]. Curr Opin Ophthalmol, 2015, 26: 82-89.

[19] AUNG T, OZAKI M, MIZOGUCHI T, et al. A common variant mapping to CACNA1A is associated with susceptibility to exfoliation syndrome [J]. Nat Genet, 2015, 47: 387-392.

[20] KORS E E, TERWINDT G M, VERMEULEN F L, et al. Delayed cerebral edema and fatal coma after minor

head trauma: role of the CACNA1A calcium channel subunit gene and relationship with familial hemiplegic migraine [J]. Ann Neurol, 2001, 49: 753-760.

［21］ VAN DEN MAAGDENBERG A M, PIETROBON D, PIZZORUSSO T, et al. A Cacna1a knockin migraine mouse model with increased susceptibility to cortical spreading depression [J]. Neuron, 2004, 41: 701-710.

［22］ REINSON K, OUNAP K. Ocular manifestation of CACNA1A pathogenic variants [J]. Pediatr Neurol Briefs, 2016, 30: 46.

［23］ KRUMBIEGEL M, PASUTTO F, SCHLOTZER-SCHREHARDT U, et al. Genome-wide association study with DNA pooling identifies variants at CNTNAP2 associated with pseudoexfoliation syndrome [J]. Eur J Hum Genet, 2011, 19: 186-193.

［24］ LIU Y, ALLINGHAM R R. Molecular genetics in glaucoma [J]. Exp Eye Res, 2011, 93: 331-339.

［25］ JOHN S W, HARDER J M, FINGERT J H. Animal models of exfoliation syndrome, now and future [J]. J Glaucoma, 2014, 23: S68-S72.

［26］ ELHAWY E, KAMTHAN G, DONG C Q. Pseudoexfoliation syndrome, a systemic disorder with ocular manifestations [J]. Hum Genomics, 2012, 6: 22.

［27］ RODENAS-CUADRADO P, HO J, VERNES S C. Shining a light on CNTNAP2: complex functions to complex disorders [J]. Eur J Hum Genet, 2014, 22: 171-178.

［28］ BETTIS D I, ALLINGHAM R R, WIROSTKO B M. Systemic diseases associated with exfoliation syndrome [J]. Int Ophthalmol Clin, 2014, 54: 15-28.

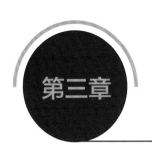

第三章 晶状体脱位临床表现及诊断

晶状体脱位根据悬韧带缺损或离断的程度进行分类,可分为不全脱位和全脱位。根据病因学分类,则可分为外伤性、先天性和自发性。

第一节　晶状体脱位的临床表现

(一) 晶状体不全脱位

晶状体不全脱位是指晶状体悬韧带部分松弛或离断,使晶状体偏离正常的生理位置(图3-1-1),但移位的晶状体仍在瞳孔区、虹膜平面后晶状体窝内。

晶状体不全脱位的症状取决于移位的程度。如果仅仅是悬韧带松弛,而晶状体仍位于视轴上,则仅可能出现由于晶状体厚度增加而引起的近视;如果晶状体发生水平性、垂直性或斜性倾斜,则可导致难以矫正的严重散光。如果悬韧带发生一定范围的缺失,晶状体移位不居中于视轴,或仅占据瞳孔的一半,则可出现单眼复视。

眼部裂隙灯检查可见前房变深或前房深浅不一、虹膜震颤,晶状体震颤,可见到晶状体的赤道部甚至断裂的悬韧带,玻璃体可疝入前房,表面可有色素。伴有系统性发育异常的晶状体脱位,要注意全身情况的表现。

(二) 晶状体全脱位

晶状体悬韧带完全离断,使晶状体完全离开正常的生理位置,向前房(图3-1-2)或玻璃体腔移位甚至外伤至球结膜下,称为晶状体全脱位。根据晶状体全脱位到不同的部位,可以产生

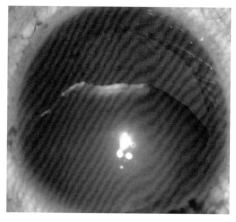

图 3-1-1 晶状体不全脱位

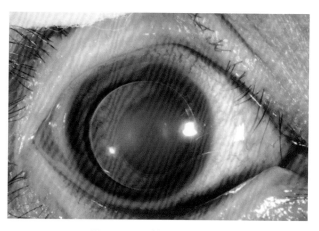

图 3-1-2 晶状体脱位入前房

不同的临床症状。

如果晶状体脱入前房,则沉于变深的前房下方,若晶状体尚透明,还可保持良好的视力,但前房内的晶状体可因反复与角膜及虹膜睫状体接触,引起严重的虹膜睫状体炎、角膜水肿和急性青光眼大发作。晶状体也可嵌顿于瞳孔区,引起瞳孔阻滞,可发生瞳孔阻滞性青光眼。

若晶状体脱入玻璃体腔,完全离开瞳孔区,成为无晶状体眼状态,前房变深、虹膜震颤。完整晶状体脱入玻璃体腔可以较长时间存留而无炎症反应,但作为异物长期存留,迟早会引起眼内组织的损害(图 3-1-3,图 3-1-4)。脱位的晶状体早期可随着体位的改变发生移动。有部分患者会有随体位改变,视力明显改变的主诉,如卧位时看不清,低头后则又恢复视力等变化。

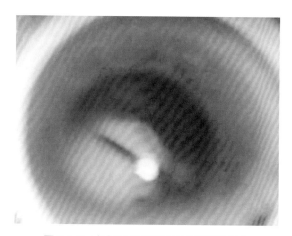

图 3-1-3 术中所见晶状体脱位于玻璃体腔内

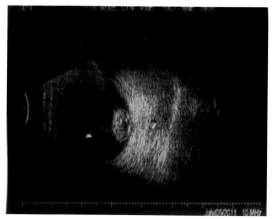

图 3-1-4 术前 B 超检查视网膜前环形晶状体影

严重外伤时,晶状体甚至可经角巩膜伤口脱至结膜下,可发生晶状体过敏性葡萄膜炎和青光眼。

(樊帆 罗怡)

第二节　晶状体脱位的诊断

（一）病因诊断

1. 外伤性　是晶状体脱位的最常见原因,尤其是眼球钝挫伤。常伴有外伤性白内障形成,脱位的晶状体可脱入前房或玻璃体腔内;如伴有眼球破裂,晶状体可脱至球结膜下。

2. 自发性

（1）假性剥脱综合征:是一种与年龄相关的全身性细胞外基质疾病,主要表现为在眼部及各种内脏器官的结缔组织和皮肤内产生并进行性累积一种纤维物质,在眼部纤维物质影响所有眼前节结构及眼眶组织,最常引起囊膜剥脱性青光眼。因纤维组织可进行性累积破坏睫状体和悬韧带,使悬韧带与睫状体和晶状体的附着松弛。

（2）炎症:如慢性睫状体炎、梅毒、眼内炎。长期炎症可破坏悬韧带,甚至完全溶解,或者玻璃体条索牵拉也可引起晶状体异位。

（3）过熟期白内障:由于基质大部分液化,使晶状体内容减少,前囊膜失去原有的张力而呈现松弛状态。有时可见尚未液化的核沉到囊袋下方,随眼球转动而晃动,此时可伴有虹膜震颤。

（4）大眼球,如高度近视,水眼/牛眼:悬韧带因机械性拉长而导致松弛。

（5）前部葡萄膜肿瘤:可压迫晶状体离开正常位置。

（6）其他引起悬韧带发生变性、营养不良的疾病:铁锈或铜锈沉着症,陈旧性脉络膜炎、视网膜脱离等。

3. 先天性　先天性晶状体不全脱位一般分为单纯性晶状体不全脱位、伴有眼部其他发育异常的晶状体不全脱位和伴有全身系统发育异常的晶状体不全脱位。

（1）单纯性晶状体不全脱位:是一种常染色体显性遗传病,特征是双侧对称的颞下移位,可能先天或出生后任何时期发生,不伴有眼部其他发育异常或全身系统发育异常。

（2）瞳孔晶状体异位:是一种罕见的先天性常染色体隐性遗传病,特点是双眼瞳孔和晶状体在相反的方向上移位,瞳孔小,难扩瞳,可能合并小球形晶状体。

（3）先天性无虹膜:较罕见的遗传病,多为常染色体显性遗传,双眼受累,无虹膜常伴有其他眼部疾患,最常见的为白内障,偶有晶状体脱位。

（4）马方综合征:是一种常染色体显性遗传病,为全身中胚叶组织广泛失常,以眼、心血管和骨骼系统异常为特征,一般男性多于女性。眼部异常表现为晶状体异位,以向上和向颞侧移位多见。部分病例因虹膜色素层缺如,可见后透照试验阳性,或瞳孔开大肌局部缺如,使药物难以散大瞳孔。此外,还可合并房角异常、脉络膜和黄斑缺损,也可产生青光眼、视网膜脱离、眼球震颤、斜视、弱视等并发症。典型的全身表现为骨骼异常发育,表现为手足四肢骨细长、长头和瘦长脸。心血管异常表现为心脏卵圆孔闭合不全、动脉瘤和主动脉夹层等。

（5）Weill-Marchesani 综合征:为常染色体隐性遗传病。患者身材矮小、手指脚趾粗短。晶状体呈球形,小于正常,常向鼻下方移位,有时可脱入前房,此时易诱发青光眼。其他眼部异常还包括高度近视、上睑下垂、眼球震颤、小角膜等。

（6）同型胱氨酸尿症(homocystinuria):为常染色体隐性遗传病,病因为患者缺乏胱硫醚合成酶,同型半胱氨酸无法转化为胱硫醚。最常影响骨骼,以骨质疏松和全身血栓形成趋势为特征。晶状体多向鼻下移位,易脱入前房或玻璃体腔。晶状体悬韧带组织结构及超微结构有异常改变。眼部也可合并先天性白内障、视网膜脱离和变性等异常。确诊依赖实验室检查,血、尿中可检出含有同型胱氨酸。

（7）其他相关系统性疾病:亚硫酸盐氧化酶缺陷征,Stickler 综合征,Ehlers-Danlos 综合征,高赖氨酸血症。

（二）临床分型诊断

临床上根据悬韧带缺损或离断的程度不同,分为晶状体不全脱位和晶状体全脱位(详见本章第一节)。

（三）其他辅助检查

1. 验光　晶状体不全脱位可有难以矫正的大散光;小球形晶状体可表现为眼轴正常的高度近视;晶状体全脱位入玻璃体腔患者可用 +10.0D 以上的镜片矫正,有助于诊断,同时也有助于手术预后评估。

2. A超　进行眼部生物测量,了解眼轴长度、角膜曲率、晶状体厚度、前房深度等具体数值有助于晶状体不全脱位的诊断。例如,马方综合征患者通常合并高度近视及扁平角膜,球形晶状体患者的晶状体厚度通常大于 4.5mm。

3. **超声生物显微镜**(ultrasound biomicroscopy,UBM)　可以观察到部分眼前段结构及传统超声探查的"盲区",如可以清楚揭示后房的形态,显示虹膜后睫状体病变以及晶状体悬韧带的情况,可以帮助诊断隐匿性的晶状体脱位,确定悬韧带缺损或松弛的范围,在眼外伤、青光眼、虹膜睫状体肿物等诊断中已广泛应用,大大提高了诊断水平。

4. B超　对晶状体脱位入玻璃体腔的诊断意义较大。

5. **血液、尿液特殊检查**　血、尿中检出同型胱氨酸可辅助确诊同型胱氨酸尿症。

6. **心脏超声**　危及生命的心血管系统异常需要在眼科手术前排除。辅助马方综合征的确诊。

（四）基因诊断

考虑先天性晶状体脱位可行基因检测辅助确诊,例如马方综合征与 Weill-Marchesani 综

合征都与 *FBN1* 基因突变有关。Ehlers-Danlos 综合征与 *COL5A* 或 *COL3A* 基因的突变有关。详见第二章相关内容。

（樊 帆 罗 怡）

第三节 晶状体脱位的鉴别诊断

（一）与并发症鉴别

晶状体不全脱位若有明显外伤史等诱因，或体征上较明显时，例如瞳孔区看到晶状体赤道边缘，明显的虹膜震颤、前房加深，或晶状体脱入前房、玻璃体腔等，很容易诊断。但在无明确诱因的隐匿性脱位，且小瞳下无法观察到明显体征的情况下，特别在继发并发症时，需要注意与之鉴别。

1. **急性闭角型青光眼** 典型的晶状体不全脱位继发青光眼病变的诊断难度较低，但隐匿且继发青光眼时，其临床特征与原发性急性闭角型青光眼较为类似，从而容易出现误诊现象，若疾病被误诊，将会影响到后续手术治疗方案的选择，引发术后眼压控制不良等情况。晶状体不全脱位后，虹膜玻璃体之间位置的改变导致晶状体前囊和虹膜后表面贴合，瞳孔阻滞，增高后房压力，使虹膜往前关闭房角，引起急性眼压升高。此时若误诊为急性闭角型青光眼，给予缩瞳治疗，会加重瞳孔阻滞，因晶状体位置无法得到改善。相反，此时应在合并减轻角膜水肿与眼压的其他措施下，给予快速扩瞳治疗，扩瞳能使晶状体悬韧带拉紧，晶状体虹膜隔后移，加深前房，解除瞳孔阻滞，也利于对晶状体悬韧带断裂部位、范围等进行检查。

2. **葡萄膜炎** 是晶状体脱位常见的并发症之一，当葡萄膜受到晶状体机械性刺激或晶状体囊膜破裂，皮质溢出后产生晶状体过敏性葡萄膜炎，均为顽固性炎症，并可导致继发性青光眼。

在有外伤等诱因或发生以上并发症时，均需要考虑到晶状体脱位的可能性，注意观察相关体征，充分扩瞳及行 UBM 检查可有效帮助确诊。

3. **视网膜脱离** 尤其常见于合并先天性异常的眼中，如马方综合征，多为不稳定的晶状体或手术导致对原本可能存在发育异常的玻璃体基底部牵拉，发生周边视网膜裂孔。晶状体不全脱位患者，行传统晶状体摘除手术后，视网膜脱离的发生率可高达 19%~31%。术前、术后应仔细眼底检查及密切随访。

4. **角膜混浊** 晶状体脱位入前房后与角膜内皮接触，导致角膜内皮细胞损伤或失代偿，可引起角膜水肿混浊或大泡性角膜病变。

（二）伴发系统发育异常的晶状体不全脱位的鉴别（表 3-3-1）

表 3-3-1　伴发系统发育异常的晶状体不全脱位鉴别诊断

	马方综合征	Marchesani	同型半胱氨酸尿症
晶状体脱位方向	多向上方	多向下方	多向下方
晶状体形态	正常	呈球形	正常或呈球形
发生年龄	不定,可为先天性	多发生于 25 岁以后	多发生于幼年或 25 岁以前
高眼压	较少发生	较易发生	很易发生
智力	正常	正常	半数较迟钝
毛发颜色	正常	正常	带金黄色
皮肤	正常,可松弛	正常	白皙、颧面潮红,可有网状青斑
心血管病变	发生动脉瘤破裂可引起死亡	50 岁以后多因心血管病死亡	多发血栓形成可能致死
骨骼	身高、四肢细长、蜘蛛状指 / 趾	身矮、头颈短、头大、指 / 趾粗短	肢体细长、骨质疏松、易骨折
肌肉	不发达,皮下脂肪少	发达,皮下脂肪丰满	无特异性改变
遗传方式	常染色体显性	常染色体显性,有时不完全	常染色体隐性
尿同型胱氨酸	阴性	阴性	阳性

（樊　帆　罗　怡）

【参考文献】

［1］何守志 . 晶状体病学 [M]. 2 版 . 北京 : 人民卫生出版社 , 2014.

［2］KANSKI J, BOWLING B. Kanski's clinical ophthalmology: A systematic approach [M]. 8th ed. Philadel-phia: Saunders Ltd, 2015.

［3］AMBATI B K. Diagnostic ophthalmology [M]. Philadelphia: Lippincott Williams & Wilkins, 2013.

［4］景清荷 , 张帆 , 高玮 , 等 . 悬韧带异常的假性剥脱综合征性白内障手术时机和方法的选择 [J]. 中华实验眼科杂志 , 2017, 7: 617-621.

［5］蒋永祥 , 米尔沙力吾布力 , 吐尔洪江麦麦提 , 等 . 假性囊膜剥脱综合征 [J]. 中华眼科杂志 , 2013 (7): 1480-1482.

［6］熊瑛 , 戴锦晖 , 卢奕 , 等 . 双眼先天性无虹膜并发性白内障伴晶状体脱位角膜斑翳 1 例 [J]. 眼科新进展 , 2001, 3: 204.

［7］AUBART M, GROSS M S, HANNA N, et al. The clinical presentation of Marfan syndrome is modulated by expression of wild-type FBN1 allele [J]. Hum Mol Genet, 2015, 24 (10): 2764-2770.

［8］YANG J, FAN Q, CHEN J, et al. The efficacy of lens removal plus IOL implantation for the treatment of sphe-rophakia with secondary glaucoma [J]. Br J Ophthalmol, 2016, 100 (8): 1087-1092.

［9］唐春丽 . 隐匿性晶状体不全脱位继发青光眼的临床特点及术前散瞳检查的效果 [J]. 临床医学研究与实践 , 2018, 14: 81-82.

[10] FAN F, LUO Y, LIU X, et al. Risk factors for postoperative complications in lensectomy-vitrectomy with or without intraocular lens placement in ectopia lentis associated with Marfan syndrome [J]. Br J Ophthalmol, 2014, 98 (10): 1338-1342.

第四节　与晶状体脱位相关的综合征

一、晶状体脱位相关综合征的识别

晶状体依赖其悬韧带与睫状体的联系而被维持在一定的位置上。临床上若眼科检查发现患者晶状体的位置出现异常,且患者否认相关眼部外伤史时,通常需考虑是否存在先天性晶状体悬韧带发育不全或松弛无力的因素,这也是导致不同程度晶状体脱位的常见原因之一。其中,先天性晶状体脱位可作为单独发生的先天异常,亦可与其他眼部异常伴发。此外,晶状体脱位还可与中胚叶和神经外胚叶发育异常的某些全身综合征并发,多合并骨骼系统异常。不论何种情况,由于部分晶状体悬韧带存在力量薄弱的情况,因而牵引晶状体的力量不对称,使晶状体向悬韧带力量较强的方向脱离,在眼科检查时可以观察到这类晶状体脱位的表现。

在临床上,这些合并全身异常的患者来医院就诊时,往往存在一些特殊的临床表现和体征,或者是有着特殊意义的辅助检查结果,眼科临床医生可以循着这些蛛丝马迹来辅助诊断晶状体脱位相关的综合征。

这一节中笔者就将针对晶状体脱位相关综合征的识别进行相关讨论与探究。

(一)蛛丝马迹一:当晶状体脱位合并其他眼部相关异常表现和体征时

对晶状体脱位患者进行眼前节检查时,晶状体向颞上方脱位多见于马方综合征,双侧性晶状体不全脱位或全脱位多见(图3-4-1)。而晶状体向鼻下方脱位则多见于Marchesani综合征,多为球形,小于正常,伴有全脱位或不全脱位(图3-4-2)。晶状体向鼻下脱位还可见于同型胱氨酸尿症(homocystinuria),晶状体易于脱至前房和玻璃体腔内。

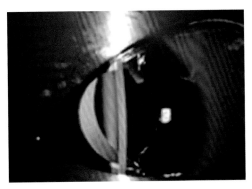

图3-4-1　马方综合征患者双眼晶状体脱位一例

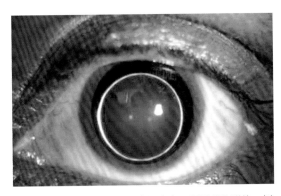

图3-4-2　Marchesani综合征患者双眼晶状体脱位一例

若伴发晶状体形态异常,如小球形晶状体(microspherophakia)或晶状体缺损(coloboma of the lens),前者需考虑 Marchesani 综合征,后者则在马方综合征病例中报道过。

若发现合并虹膜缺损或无虹膜,需考虑无虹膜症(aniridia)和同型胱氨酸尿症。

在马方综合征、Marchesani 综合征和同型胱氨酸尿症等患者中,均可能有晶状体脱位合并先天性白内障的临床表现。

如合并高眼压或青光眼,需考虑马方综合征、Marchesani 综合征、同型胱氨酸尿症和无虹膜症。前三种情况均可因脱位后晶状体进入前房,而易发生青光眼。有报道未发生脱位的 Marchesani 综合征和同型胱氨酸尿症患者被误诊为闭角型青光眼,因此,常规检查中需注意晶状体的厚度和表面曲率。无虹膜症患者则因眼前节发育问题,伴有房角异常的可能性增加,可伴发眼压升高乃至青光眼。

若屈光检查发现患者伴有高度近视,也提示马方综合征和 Marchesani 综合征,前者因悬韧带松弛拉长出现晶状体表面曲率改变,后者则因球形晶状体的缘故存在晶状体厚度和表面曲率的变化。

若眼底检查发现视网膜脱离,首先需考虑马方综合征、Marchesani 综合征和同型胱氨酸尿症等。Marchesani 综合征患者可有视网膜色素变性及视神经萎缩。若发现黄斑发育不良、视神经缺损等病变,需考虑无虹膜症。

伴发的其他眼部异常还可有上睑下垂、眼球震颤等,这些临床表现和体征在马方综合征、Marchesani 综合征和同型胱氨酸尿症患者中有报道。如伴发大角膜,有见于马方综合征报道。如伴发小角膜,可见于同型胱氨酸尿症患者。

(二) 蛛丝马迹二: 当晶状体脱位合并全身系统相关异常表现和体征时

1. 心脑血管系统相关 马方综合征患者可合并心脑血管系统病变,如心脏卵圆孔不闭合,动脉瘤和主动脉夹层。同型胱氨酸尿症患者有全身血栓形成趋势。

2. 骨骼肌肉系统相关 马方综合征患者通常身体瘦长,手指脚趾细长,肩胛下垂,弯腰曲背,可出现肌张力低下伴有肌萎缩(图 3-4-3)。

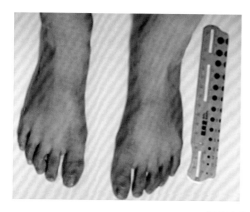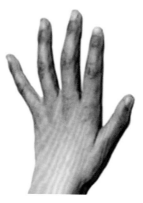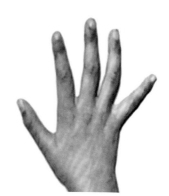

图 3-4-3 马方综合征患者的体征

Weill-Marchesani 综合征患者通常身材矮小,四肢短,手指脚趾粗短,肌肉脂肪发达(图 3-4-4)。

同型胱氨酸尿症最常影响骨骼,患者身材高大,四肢修长,可伴有脊柱侧弯以及漏斗胸,多以骨质疏松为特征,易发生骨折。

Ehlers-Danlos 综合征患者具有特殊的面部骨骼及皮肤表现,包括窄鼻梁、突眼、高颧骨,皮肤变薄,受伤后不易愈合,愈合后瘢痕增大,留下烟纸样皱褶瘢痕。因皮肤弹性过度,通常伴有关节活动度过大的临床表现。

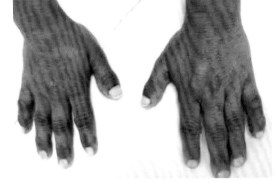

图 3-4-4　Weill-Marchesani 综合征患者的体征

3. 神经系统相关　同型胱氨酸尿症患者可能伴有发育迟缓和智力残疾。高赖氨酸血症患者亦常伴有智力低下的表现。亚硫酸盐氧化酶缺乏症患者则有肌张力低下的临床表现,还可伴有小头畸形和癫痫。少数马方综合征患者可有智力低下或痴呆。

(三) 蛛丝马迹三:家族史

某些晶状体脱位相关综合征患者的家族史可以提供辅助诊断信息。

常染色体显性遗传模式可见于马方综合征和部分 Weill-Marchesani 综合征,即患者的父母之一亦患病,患者的子女有 50% 可能继承致病基因。但其中 *ADAMTS10* 基因相关的 Weill-Marchesani 综合征则为常染色体隐性遗传,此时患者的父母均为携带致病基因的杂合体,而无患病表现,患者的子女有 25% 的可能性为患者,50% 的可能性为无症状携带者,25% 的可能性完全正常。此外,常染色体隐性遗传模式可见于同型胱氨酸尿症患者。

(四) 蛛丝马迹四:实验室辅助检查

同型胱氨酸尿症患者经实验室检查可检出血、尿中含有同型胱氨酸。这是由于这类患者缺乏胱硫醚合成酶,不能使同型半胱氨酸转化为胱硫醚所致。高赖氨酸血症患者的特征是血液中赖氨酸的浓度异常增高。这是由于缺乏赖氨酸 - 酮戊二酸还原酶,无法分解赖氨酸,导致过多赖氨酸在体内积聚。既往研究曾报道马方综合征患者尿中羟脯氨酸排泄量有增高,血中黏蛋白和黏多糖也增高。

(五) 蛛丝马迹五:基因检测

通过取患者外周静脉血或其他组织细胞,扩增其基因信息后,通过特定设备对被检测者细胞中的 DNA 分子信息做检测,可以分析所含有的基因类型和基因缺陷及其表达功能是否正常,使患者进一步了解自己的基因信息,明确病因或预知身体患某种疾病的风险。基因检测可以诊断疾病,也可以用于疾病风险的预测。疾病诊断是用基因检测技术检测引起遗传性疾病的突变基因。在晶状体脱位相关综合征中,有许多遗传性疾病的诊断可以通过基因检测来予以辅助,针对没有家族史的初代患者,仍需考虑进行家系遗传分析,鉴定是否存在异常突变位点导致发病。临床上也有许多相关基因的研究报道,本部分将作简述。

以下是晶状体脱位相关的基因及相关文献(表 3-4-1)。

表 3-4-1　近年报道的晶状体脱位相关基因及相关文献

基因	文献
FBN1	Lauren C.Beene(2013 年)
	Ling Lee(2016 年)
	Homare Okamura(2017 年)
ADAMTS10	Masahiro Saito(2011 年)
	Mularczyk E J(2018 年)
ADAMTSL4	Gayle B.Collin(2015 年)
	Luis A.R.Gabriel(2011 年)
TGF-β1/TGF-β2	Verstraeten A(2016 年)
	Parker S J(2018 年)
CBS	Gerding H(1998 年)
MTHFR	Martínez-Gutiérrez J D(2011 年)
ADAMTS2	Halper J(2014 年)
AASS	Houten S M(2013 年)
SUOX	Bindu P S(2017 年)
ABCB6	Cui Y X(2013 年)
ADAMTS17	Shah M H(2014 年)
	Puya Gharahkhani(2015 年)
	Jorge Oller(2017 年)

1. **FBN1 基因突变**　FBN1 基因(fibrillin 1)调控全身肌原纤维蛋白,研究报道 FBN1 基因突变相关的眼部病变有晶状体不全脱位,心血管相关的病变有胸主动脉瘤等。该基因最主要相关疾病为马方综合征,其次还有 Weill-Marchesani 综合征,Shprintzen-Goldberg 综合征和新生儿型类早衰症(neonatal progeroid syndrome)。

2. **ADAMTS10 基因突变**　ADAMTS10 基因(a disintegrin and metalloprotease with thrombospondin type 10 motifs)主要调控全身结缔组织,研究表明,该基因与凝血、炎症、血管形成和细胞迁移等生理病理过程相关,主要影响皮肤、晶状体和心脏等组织的生长发育。研究显示 ADAMTS10 基因是 Weill-Marchesani 综合征的候选基因。

3. **ADAMTSL4 基因突变**　研究报道这类突变可表现为晶状体不全脱位。ADAMTSL4 基因(a disintegrin and metalloprotease with thrombospondin like type 4 motifs)与细胞黏附、血管形成和神经系统发育相关。有基因研究综述报道,ADAMTSL4 相关眼病,其典型表现为晶状体位置异常、虹膜先天性异常、屈光不正和白内障早发。另有研究表明 *ADAMTSL4* 基因突变与球形晶状体相关。既往报道提及部分患者还可伴有高眼压症和视网膜脱离。

4. *TGFβ1/TGFβ2* 基因突变 *TGFβ1/TGFβ2*（transforming growth factor-β1/transforming growth factor-β2）这组基因主要调控细胞增殖分化及生长，调节和激活 IFN-γ 和 TNF-α。多数报道显示其与马方综合征相关。研究表明，其还与肿瘤、进行性骨干发育不良（Camurati-Engelmann disease）等疾病相关。

5. *CBS* 和 *MTHFR* 基因突变 *CBS*（cystathionine beta-synthase）基因调控同型胱氨酸代谢相关酶胱硫醚 β 合成酶，该基因突变可导致胱硫醚 β 合成酶缺乏（cystathionine beta-synthase deficiency），导致同型胱氨酸尿症，主要影响四大系统：累及眼部，可引起晶状体位置异常和／或超高度近视；累及骨骼系统时，其显著特点是身材高大、四肢修长、脊柱侧弯以及漏斗胸；累及血管，可导致血栓栓塞；累及神经系统，胱硫醚 β 合成酶缺乏则可引起发育迟缓和智力残疾。

MTHFR（5,10-methylenetetrahydrofolate reductase）基因调控合成亚甲基四氢叶酸还原酶，该基因突变主要可导致多种栓塞性血管疾病、神经管缺陷、大肠癌、急性白血病等，亦见于少量晶状体脱位病例报道中。

6. *ADAMTS2* 基因 该基因是 Ehlers-Danlos 综合征的致病候选基因。*ADAMTS2*（整合素和金属蛋白酶与血小板模体 2，a disintegrin and metalloprotease with thrombospondin type 2 motifs）基因为 ADAMTS 家族成员。编码的金属蛋白酶会促进 Ⅰ、Ⅱ、Ⅲ 和 Ⅴ 型前胶原的裂解。其基因的突变会导致 Ehlers-Danlos 综合征，一种隐性遗传性结缔组织疾病，为先天性结缔组织发育不全，表现为皮肤和血管脆弱、皮肤弹性过强、关节活动过大等。

7. *AASS* 基因 *AASS* 基因（aminoadipate-semialdehyde synthase）参与调控赖氨酸代谢，其突变可导致家族性高赖氨酸血症，患者可有晶状体脱位的临床表现。

8. *SUOX* 基因 *SUOX*（sulfite oxidase）基因调控合成线粒体中的亚硫酸盐氧化酶，其缺乏会导致神经系统异常，患者可合并晶状体脱位，肌张力低下，小头畸形和癫痫，幼年即可致命。

9. *ABCB6* 基因 近期研究显示，*ABCB6* 基因（ATP-binding cassette transporter）突变可导致眼部缺损，主要表现为晶状体缺损。该基因编码 ABC 转运蛋白，关系到跨膜和细胞内运输，是新的 Langereis 血型抗原的分子基础。因此，该基因突变还可导致多种其他疾病，目前报道涵盖了家族性和遗传性假性高钾血症、胶质瘤、遗传性泛发型色素异常等病变。

10. *ADAMTS17* 基因 *ADAMTS17* 和 *ADAMTS10* 基因突变均可导致球形晶状体。*ADAMTS17* 编码 ADAMTS 家族蛋白之一。研究表明其与 Weill-Marchesani 综合征有关。

（六）小结

通过某些特殊的临床表现和体征、有着特殊意义的辅助检查结果和基因检测结果,这些蛛丝马迹将有助于我们做到见微知著,在临床上对这些合并全身异常的患者进行辅助诊断,识别患者为晶状体脱位相关综合征的可能性,为临床下一步的诊疗计划提供线索和方向。

二、晶状体脱位相关综合征

与晶状体脱位相关的综合征主要有:马方综合征,Weill-Marchesani 综合征,同型胱氨酸尿症(homocystinuria),高赖氨酸血症(hyperlysinemia)和 Ehlers-Danlos 综合征。

本节将针对上述综合征进行疾病讲解,包括相关致病基因及遗传方式、临床表现及全身特点、鉴别要点等。

（一）马方综合征（Marfan syndrome）

马方综合征为一先天性中胚叶发育不良性疾病,为一遗传型结缔组织病,系常染色体显性遗传性疾病,个别呈常染色体隐性遗传,研究表明,这类患者存在全身中胚叶组织广泛紊乱,以眼、心血管和骨骼系统异常为特征。马方综合征的人群发病率约 4/10 万,其临床表现不一,主要累及骨骼、心血管系统和眼等器官组织。由法国儿科专家 Antoine Marfan 于 1896 年首次报道,此后有类似病例报道,于 1931 年正式命名为马方综合征。眼部异常表现为晶状体异位,尤其是向上和向颞侧移位。由于虹膜色素层缺如可产生后透照试验阳性,瞳孔开大肌局部缺如,使药物难以将瞳孔散大。另外,眼部还可有前房角异常、脉络膜和黄斑缺损,也可产生青光眼、视网膜脱离、眼球震颤、斜视、弱视等并发症。骨骼异常见于手足四肢骨细长、长头和长瘦脸、心脏卵圆孔不闭合、动脉瘤和主动脉狭窄等症状。一般男性多于女性。

1. **病因** 本病呈常染色体显性遗传,在人体很多组织如心内膜、心瓣膜、大血管、骨骼等处,均有硫酸软骨素等黏多糖堆积,从而影响了弹力纤维和其他结缔组织纤维的结构和功能,使相应的器官发育不良及出现功能异常。既往研究表明,其主要组织病理改变表现为主动脉弹性蛋白异常,桥粒蛋白和异桥粒蛋白减少,而赖氨酰残基相应增加,实验室检查提示患者尿中羟脯氨酸排泄量有增高,血中黏蛋白和黏多糖也增高。

2. **临床表现** 两性发病,无种族差异,多见于儿童,也可见于成人,多数患者出生后即有症状,面容显老,表现为一种忧愁的外观,躯干纤细,肌肉不发达,皮下脂肪菲薄。

(1)骨骼改变:本综合征患者四肢奇长且细,尤以指(趾)为著。躯干可因侧弯后突而短缩,使四肢显得更为伸长,宛如蜘蛛足,故名蜘蛛指。肌肉张力降低,关节活动增加,可有超常的运动范围,但脱位罕见。头长,额部圆凸,胸骨畸形多由肋骨过长所致,漏斗胸或鸡胸更常见,肩胛隆起呈翼状。全身性结缔组织异常可累及关节囊、韧带、肌腱、肌膜,可导致关节反复脱位、扁平足或高弓足,腭弓高,牙齿不整齐。常见检查方法:

1）掌骨指数：在双手 X 线后前位片上，示指、中指、环指和小指 4 个掌骨平均长度除以该 4 掌骨中部的平均宽度所得数值，正常人掌骨指数小于 8，该综合征：男大于 8.4，女大于 9.2。

2）拇指征：令患者拇指内收，横置于掌心伸直并握拳。如果伸展的拇指明显超出该手尺侧缘，则为阳性。

3）腕征：患者以一手在对侧桡骨茎头近端处握住对侧手腕，以拇指和小指围绕一周，如果拇指与小指不加压力时可相互重叠则为阳性。

（2）皮肤改变：最常见的皮肤表现为皮纹增宽或有萎缩性皮纹，这些皮肤异常表现可见于身体的许多部位，胸部、肩部三角肌区和大腿部尤为显著。

（3）心血管异常：30%~40% 的患者有心血管系统并发症，最常见的心血管异常为主动脉特发性扩张、主动脉夹层动脉瘤和二尖瓣异常等。有时可同时发生主动脉病变和二尖瓣病变。伴有收缩晚期杂音的收缩期喀喇音是其最常见的体征。此外，外伤、高血压和妊娠可以诱发急性主动脉破裂和夹层动脉瘤形成。除主动脉瓣和二尖瓣病变外，有时尚可发生三尖瓣病变。虽然主动脉扩张总是发生在升主动脉，但胸主动脉和腹主动脉也可发生动脉瘤样扩张、夹层动脉瘤形成或破裂。约 1/3 的患者可合并先天性心脏病，常见为主动脉瓣狭窄、动脉导管未闭、房间隔缺损等。其他少见的心血管并发症有佛氏窦和肺动脉扩张，主动脉的主要分支如颈总动脉、脾动脉扩张，心内膜纤维变性主动脉瘤破裂和心力衰竭是本综合征的主要死亡原因。

（4）眼部改变：最特征性表现是晶状体脱位或不全脱位，约 3/4 的患者为双侧性。晶状体悬韧带拉长，睫状体发育不良，悬韧带及其附着于晶状体处异常。还可伴有高度近视、青光眼、视网膜脱离、虹膜炎等眼部异常。巩膜异常表现为蓝色巩膜。有时也可伴发大角膜、色素性视网膜炎、斜视、眼球震颤、眼睑震颤和浅前房。

（5）神经系统病变：本综合征的神经系统症状是由脑血管畸形所造成的，表现为蛛网膜下腔出血和颈内动脉瘤所致的压迫症状和动脉瘤引起的癫痫大发作。此外，马方综合征患者还可发生脊柱裂、脊膜脊髓膨出、脊髓空洞症。肌张力低下伴有肌萎缩是本综合征最常见的神经肌肉症状。少数患者可有智力落后或痴呆。

3. 检查

（1）裂隙灯检查：可确定有无晶状体异位。

（2）X 线检查：指骨细长，掌骨指数男 ≥ 8.4，女 ≥ 9.2（即右第 2~5 掌骨长宽之比），正常为 5.5~8.0。

（3）超声心动图：可见主动脉根部扩张、主动脉瓣关闭不全和其他并发的心脏畸形。

（4）CT、磁共振扫描：较超声心动图更精确。

4. 诊断　本综合征的诊断依据为：

（1）特殊骨骼变化即管状骨细长尤以指、掌骨为著。骨皮质变薄、纤细，呈蜘蛛指样改变。

（2）先天性心血管异常。

（3）眼部症状。

（4）家族史。

以上 4 项临床标准中满足 3 项者，即可诊断为马方综合征。

马方综合征是一种进展性的疾病，在骨骼发育和心脏发育不断完善的过程中，马方综合征的全身表现可能随年龄增长逐渐显现。有研究表明，小于 20 岁的患者使用上述马方综合征诊断标准（亦称 Ghent 1 标准）被排除马方综合征时，约 46.3% 的患者在成年后出现心脏、眼部及骨骼异常的临床表现，最终确诊为患有马方综合征。为提高对儿童及青少年马方综合征的检出率，同时为简化及精确化标准细节，2010 年修订版 Ghent 标准正式发布（框 3-4-1，框 3-4-2）。该标准更加重视晶状体脱位及主动脉病变在马方综合征诊断标准中的地位，在简化的同时，量化了马方综合征眼部诊断标准，以近视大于 3D 代替了原本较为含糊的角膜变平、眼轴增长及视网膜病变等眼部症状。修订版 Ghent 标准相较于原来 Ghent 1 标准，操作更加简便、精细化，对 20 岁以下的患者也具有更高的灵敏度与检出率。

框 3-4-1　2010 修订版 Ghent 马方综合征诊断标准

无 MFS 家族史，符合以下任一标准即可诊断 MFS：

- 主动脉标准（主动脉直径 Z 评分 ≥ 2 或主动脉根部夹层）且存在晶状体异位。
- 主动脉标准（主动脉直径 Z 评分 ≥ 2 或主动脉根部夹层）且存在致病 *FBN1* 突变。
- 主动脉标准（主动脉直径 Z 评分 ≥ 2 或主动脉根部夹层）且系统评分 ≥ 7 分 *。
- 晶状体异位且有主动脉瘤并伴致病 *FBN1* 突变。

有 MFS 家族史，符合以下任一标准即可诊断 MFS：

- 主动脉标准（主动脉直径 Z 评分 ≥ 2 或主动脉根部夹层）*。
- 晶状体异位。
- 系统评分大于等于 7 分 *。

对于带星号（*）的标准，需要排除其他与 MFS 表型相似的综合征（如 Shprintzen-Goldberg 综合征、Loey-Dietz 综合征、Ehlers-Danlos 综合征等），且排除其他的基因突变（如 *COL3A1*、*SMAD3*、*SKI* 等）。

框 3-4-2　修订版 Ghent 分类的补充说明

1. 系统评分：
- 腕征加拇指征：3 分；腕征或拇指征：1 分。
- 鸡胸畸形：2 分；漏斗胸或胸部不对称：1 分。
- 足后段畸形：2 分；普通扁平足：1 分。
- 气胸：2 分。
- 硬脊膜扩张：2 分。
- 髋臼内陷症：2 分。
- 上部量 / 下部量的比例减小且臂展 / 身高的比值增加且无严重脊柱侧弯：1 分。
- 脊柱侧弯或胸腰段脊柱后凸：1 分。

- 肘关节外展减小(完全外展时≤170°):1分。
- 面部特征[以下5项特征中至少3项:长头畸形(头指数降低或头部宽/长比降低)、眼球下陷、睑裂下斜、颧骨发育不良、颌后缩]:1分。
- 皮纹[出现在不常见部位且(中背部、要不、上臂、腋区等)和妊娠与体重改变无关的萎缩纹]:1分。
- 近视大于3D:1分。
- 所有类型的二尖瓣脱垂:1分。

系统评分≥7分表明严重的全身受累。

2. 主动脉直径Z评分:

患者主动脉根部内径相比同年龄、同体表面积的正常人群平均值高出的标准差(standard deviation,SD)数。例如,高于平均值2SD,则Z评分为2分;高于平均值3SD,则Z评分为3分。

3. 致病 *FBN1* 基因的定义:

- 在既往研究的马方家族中已分离的突变。
- 与散发性疾病(证实为父系遗传且父母未患病)相关的五类新发突变之一:
  ◇ 无意突变。
  ◇ 编码框内或框外缺失/插入突变。
  ◇ 影响标准剪接序列或显示改变mRNA/cDNA水平剪接的剪接位点突变。
  ◇ 替代/产生半胱氨酸残基的错义突变。
  ◇ 影响EGF共有序列的保守残基的错义突变。
- 极其罕见的或普通人群突变数据库(如,EVS或ExAC数据库)中缺乏的遗传性错义突变(在家族中分离遗传)。
- *FBN1* 基因单倍型连锁($N \geq 6$ 减数分裂)。

4. 年轻患者的诊断标准(<20岁)

年轻患者的诊断——修订版Ghent疾病分类认为,将诊断标准应用于小于20岁的个体需要特别谨慎,尤其是散发性疾病的患者,因为随后可能出现其他临床特征。修订版Ghent疾病分类推荐以下分类用于存在MFS特征但不符合MFS诊断标准的20岁以下个体:

- 不存在 *FBN1* 突变的情况下,如果系统评分<7分和/或主动脉直径Z评分<3分,则应用"非特异性结缔组织病"。
- 存在 *FBN1* 基因突变的情况下,如果主动脉直径Z评分<3分,则应用"可能的MFS"。

5. 治疗 目前尚无特殊疗法,眼部异常可进行相应的手术或药物治疗。

主动脉病变时可服用普萘洛尔(心得安),使其心室排血和压力减低,减轻主动脉壁承受的冲击,因此,可延缓主动脉根部扩张的发展及防止主动脉夹层动脉瘤的发生。

青春期前的女性患者,可服用雌激素及黄体酮以提前进入青春期,防止因生长过快造成脊柱侧弯畸形。

严重胸廓、脊柱畸形患者、中度主动脉瓣闭锁不全或主动脉根部明显扩张患者,可采用手术治疗。

(二) Weill-Marchesani 综合征

Weill-Marchesani综合征是一种少见的伴有全身发育异常的常染色体遗传病,继发青光眼的发生率很高,发生近视往往在儿童期,平均年龄低于13岁。患者通常体矮,四肢、指(趾)短粗,心血管系统正常。晶状体球形,小于正常,常向鼻下方脱位,脱位后晶状体进入前房,易发生青光眼,常伴有屈光性高度近视。其他眼部异常有上睑下垂、眼球震颤、小角膜等。

1. 病因 本病征遗传方式为显性遗传,但存在显性不完全的情况。少数报道为隐性遗传。

2. 临床表现 先天性晶状体位置异常是其最典型的临床表现,同时也伴发中胚叶特别是骨发育异常。

(1)眼部表现

1)小球形晶状体直径小,前后径相对增大。

2)晶状体移位晶状体向下方移位,可发生晶状体脱位,系晶状体小带缺失或异常松弛所致。

3)继发性青光眼可达85.7%,这类青光眼,滴缩瞳剂眼压上升,而滴扩瞳剂则眼压下降,与常见的青光眼表现截然相反,需注意鉴别。继发性青光眼有典型的雾视、虹视、头痛,甚至恶心、呕吐等青光眼症状。症状消失后,视力、视野大多无损害。检查时,可见轻度混合充血、角膜水肿,有少许较粗大的灰白色角膜后沉降物,前房不浅,房角开放,房水有轻度混浊,瞳孔稍大。

4)其他眼部异常如先天性瞳孔膜残存,角膜结节状变性、视网膜脱离等。

5)视力检查显示患者为超高度近视,近视度数往往高于1 000度,但眼底检查显示为非高度近视型。继发性青光眼是造成本综合征视力明显减退甚至失明的重要原因。一般认为眼压增高是由于瞳孔阻滞和/或房角变窄,或因房角发生异常。

(2)一般表现:粗短指(趾),手足呈锹样,短肢畸形,矮壮身材(成年后平均身高148cm),头短方圆,颈短粗,胸廓宽大,皮下脂肪丰满,关节活动受限。X线显示四肢骨骼发育迟缓。个别患者也可出现心血管系统疾患。

(3)智力表现通常为正常水平。

3. 检查

(1)实验室检查:一般血常规、尿常规、便常规检查,结果均正常。

(2)辅助检查

1)X线检查:手部掌骨和指骨呈对称性缩短和增宽,腕部骨化延迟,足和趾亦处于骨化延迟过程。

2)眼底检查可有视网膜色素变性及视神经萎缩。

4. 诊断 根据病史、典型临床表现及X线特征可以作出诊断。

5. 治疗 此综合征尚无有效的治疗方法,与马方综合征类似,通常可以采取对症治疗。

(三)同型胱氨酸尿症(homocystinuria)

同型胱氨酸血症是指血浆或血清中游离及与蛋白结合的同型胱氨酸和混硫化物含量增高,由甲硫氨酸代谢障碍引起。该病为常染色体隐性遗传病,最常影响骨骼,以骨质疏松和有全身血栓形成趋势为特征。晶状体多向鼻下脱位,晶状体易于脱至前房和玻璃体腔内。晶状体悬韧带的组织结构及超微结构有异常改变。眼部也可合并先天性白内障、视网膜脱离和变性、无虹膜等异常。实验室检查可检出血、尿中含有同型胱氨酸(homocystinuria)。本疾病因为缺乏胱硫醚合成酶,不能使同型半胱氨酸转化为胱硫醚所致。

1. 病因　甲硫氨酸代谢障碍会导致高同型胱氨酸血症,引起甲硫氨酸代谢障碍的原因有遗传和环境营养两种因素。遗传因素引起三种关键酶即甲烯四氢叶酸还原酶、胱硫醚缩合酶、甲硫氨酸合成酶缺乏或活性降低。环境营养因素指高动物蛋白饮食中甲硫氨酸含量较高,摄入过多易引起 HCY 水平升高,代谢辅助因子如叶酸,维生素 B_6、维生素 B_{12} 缺乏,这些因子在同型胱氨酸代谢反应中为必需因子,均可导致高同型胱氨酸血症的发生。

2. 临床表现　同型胱氨酸尿症患者面部皮肤白皙,颧面潮红,可有网状青斑。其眼部表现主要为晶状体脱位。晶状体多向鼻下脱位,晶状体易于脱至前房和玻璃体腔内。晶状体悬韧带的组织结构及超微结构有异常改变。眼部也可合并先天性白内障、视网膜脱离和变性、无虹膜等异常。其常见眼外表现为骨质疏松,常导致骨折。

这类患者合并全身血栓形成趋势。因此,其是多种疾病的危险因子,特别是冠状动脉粥样硬化、年龄相关性痴呆、脑卒中、静脉栓塞等心脑血管疾病。同型胱氨酸是心血管疾病发病的一个重要危险因子。血液中增高的同型胱氨酸因为刺激血管壁引起动脉血管的损伤,导致炎症和管壁的斑块形成,最终引起心脏血流受阻,因此,同型胱氨酸尿症是冠心病一个独立、重要的危险因素。合并冠心病、糖尿病肾病、糖尿病视网膜病变等患者,血清中同型胱氨酸水平明显高于正常人。此外,血浆中同型胱氨酸升高还可导致新生儿缺陷和习惯性流产,其机制为同型胱氨酸对血管及凝血机制的损害。

3. 治疗　目前尚没有专门治疗同型胱氨酸尿症的药物,但研究已经证实,补充维生素 B_6、维生素 B_{12} 和叶酸可以降低血浆中同型胱氨酸的水平。另一方面,限制甲硫氨酸的摄入,饮食中减少动物蛋白摄入量。如有晶状体脱位,与马方综合征类似,通常可以采取对症治疗。

(四) 高赖氨酸血症(hyperlysinemia)

高赖氨酸血症是一种罕见的常染色体隐性遗传性的代谢紊乱疾病。这类患者由于缺乏赖氨酸 - 酮戊二酸还原酶,无法分解赖氨酸,导致过多赖氨酸在体内积聚,特征是血液中赖氨酸的浓度异常增高。患者可表现为智力低下,同时可伴有某些非中枢神经系统的异常。

1. 病因　由 Sacksteder K A 在 2000 年的报道中证实,AASS cDNA 是 2 781bp 的开环结构,编码由 927 个氨基酸分子构成的蛋白质。正如前一部分基因检测中提到的,*AASS* 基因 (7q31.3) 是编码 α- 氨基己二酸半醛合成酶,其参与赖氨酸的分解,先将赖氨酸分解为酵母氨酸,之后又将酵母氨酸分解为 α- 氨基己二酸半醛分子。若 *AASS* 基因发生基因突变,如 15 号外显子出现 9bp 片段缺失,蛋白质翻译过程会在第 534 位氨基酸分子处意外终止,这一异常则可造成高赖氨酸血症。

2. 临床表现　一般无明显症状,表现为良性,在少数情况下会出现发育迟缓、癫痫、周期性呕吐、脑性麻痹、嗜睡、腹泻、共济失调与身材短小等症状。眼部症状表现可有晶状体脱位。

3. 治疗　目前尚没有专门治疗药物,主要通过限制赖氨酸的摄入,饮食中减少动物蛋白摄入量等对症治疗。如有晶状体脱位,与马方综合征类似,通常可以采取对症治疗。

(五) Ehlers-Danlos 综合征

Ehlers-Danlos 综合征(EDS)是一种少见的遗传性疾病,以结缔组织胶原纤维发育异常为临床病理基础,其共同的临床表现是以皮肤牵张和弹力过度、皮肤与血管脆性增加、关节活动过度为特征的病理变化,多为常染色体显性遗传,也有常染色体隐性遗传,男性多见。1998年,国际上将其分为九种类型,各型的遗传方式不完全相同,预后也不一样。

1. 简介　Ehlers-Danlos 综合征由丹麦皮肤科医生 Ehlers 和法国内科医生 Henri-Alexance Danlos 于 1901 年首先报道。1949 年,Johnson 最早提出了此病具有家族特性。1955年,Jansen 认为此病系由于遗传因素导致结缔组织中胶原蛋白异常所致。1972 年,Pinnel 首先发现并报道其分子生物学的证据。该病患病率低,发病率约为 1/5 000,但真实发病率应高于此数据,因为许多症状轻微的患者并未就医或被医生忽视。

1998 年,Villefranche Nosology 按照临床症状将 EDS 分为六种类型,尔后根据其生化和基因突变的不同又增加三种类型,因其发病率低加上 EDS 表型差异和临床特征多样性而使分类困难。EDS 诊断的作出依靠临床表现、家系分析和某些特殊生化检查和基因分析。即使有多种分类,但仍有很多病例无法用任何一种类型来加以描述。

除了Ⅳ型 EDS 外,以结缔组织病变为主的各类型 EDS 的预期寿命与正常人群相似。但Ⅳ型,即血管型 EDS,可导致血管瘤破裂出血、肠道破裂、妊娠子宫破裂等致死性并发症,虽然有报道仅占全部 EDS 的 4%,但并发症来势凶险,且 25% 发生在 20 岁以前,80% 发生在 40 岁前,平均年龄为 48 岁。

2. 致病基因及发病机制　系常染色体显性遗传。多数文献认为 *COL3A1* 基因及其编码的胶原蛋白Ⅲ与血管型 EDS 有密切关系。该基因定位于染色体 2q24.3~q31 区域,编码Ⅲ型胶原的 a1 前胶原蛋白。Ⅲ型胶原是由 3 条 a 前胶原蛋白构成的异源三聚体,其中心部分构成三聚体螺旋结构。Ⅲ型胶原是构成动脉管壁和胎盘的重要成分,其含量减少或胶原结构异常都可引起Ⅳ型 EDS。由于基因点突变致剪接错误引起基因的多个外显子缺失,导致胶原蛋白合成减少或蛋白不稳定。在蛋白水平上,部分患者 mRNA 数量正常,故合成和分泌蛋白量接近正常,但前胶原单体结构异常对蛋白水解酶的水解作用特别敏感。在细胞水平上,有些胶原蛋白合成量基本正常,但分泌量只有正常人的 10%~15%,未被分泌的胶原蛋白滞留在粗面内质网中被缓慢降解。Burrow 发现血管型 EDS 为羟基化酶缺陷所致,影响了胶原链内和链间键的形成。

Ⅲ型胶原蛋白主要分布在血管壁、胃肠道、子宫等组织中,该蛋白的减少或异质导致血管型患者血管壁、胃肠壁、子宫壁出现病理变化,从而引起临床症状。皮肤和韧带组织内胶原蛋白中Ⅲ型仅占15%,因此,这是血管型EDS患者皮肤和关节典型性病变并不像其他类型那样明显的原因。

3. 临床表现

(1)面部和皮肤表现:特殊的面部特点:窄鼻梁、突眼、眼睑毛细血管扩张、高颧骨、薄嘴唇和无耳垂。皮肤表现:早期表现为皮肤变薄,皮肤光滑柔软,皮下静脉清晰可见。皮肤受伤后不容易愈合,愈合后瘢痕增大,留下烟纸样皱褶瘢痕。皮肤弹性过度,松手后皱褶皮肤可迅速恢复正常。血管型EDS皮肤表现不如其他类型EDS典型和明显,这是因为皮肤中Ⅲ胶原蛋白含量较少之故。血管型EDS最多见的是皮下容易出现瘀斑,还可出现较大的血肿。这种出血是因为血管脆性增加所致,患者的凝血功能正常。

根据典型的面部特点和皮肤表现,早期诊断正确率非常高。这些特点对于提醒医生选择正确的治疗方案非常重要。

(2)血管异常:Ⅲ型胶原蛋白质和量的异常会使血管壁和胃肠道壁薄而脆,引起破裂危及生命。这种致死性的并发症在少儿期很少发生,但在20岁后逐步提高,40岁以前高达80%。最近一项调查表明平均寿命是48岁。年轻人猝死和脑出血患者应疑及此病。

血管瘤发生和破裂的部位主要在腹部血管,占50%。其他平均分布在颈部和四肢。而腹部血管各个部位都可以发生,但主要发生在中等直径的血管上。

血管破裂的部位如果在一个游离的空间,出血不容易停止。由于血管质脆,手术修补困难,首先应选择介入治疗。若出血发生在密闭空间,例如大腿肌肉内,压力增加即可止血,原则上严禁手术治疗。介入治疗也需谨慎。

(3)胃肠道破裂:胃肠壁中胶原蛋白缺少也容易导致胃肠道自发破裂,破裂最常发生在结肠,尤其是乙状结肠。小肠和胃的破裂极少,肝破裂也有报道。多发和再发破裂也见报道。

(4)妊娠并发症:妊娠并发症包括胎膜早破、子宫破裂、软产道裂伤、产后子宫出血、子宫破裂等。上述并发症一般发生于妊娠末2周内和分娩过程中。

其他表现可有关节过度弯曲、头痛、脑血管畸形等骨骼、神经系统并发症。

4. 病理检查

EDS病理表现为真皮层胶原缺乏、排列紊乱,有的呈螺纹状,基质染色淡;在纤维囊内,脂肪和黏液质构成假性肿瘤,可呈钙化状。有些病例中,血小板显示超微结构的缺陷。因而导致黏附、聚集功能降低等改变。

5. 诊断

典型EDS的诊断依赖于临床表现和家族史。

另有文献认为有以下6项中的2项者应该考虑本病:①皮肤过度伸展;②关节过度伸展;③血管脆弱,易出血;④皮肤有萎缩性瘢痕或假性肿瘤;⑤皮下囊肿钙化;⑥家族中有典型病例。

6. 鉴别诊断

(1)马方综合征:有家族史。病变主要累及中胚叶的骨骼、心脏、肌肉、韧带和结缔组织。骨骼畸形最常见,全身管状骨细长、手指和脚趾细长呈蜘蛛脚样。心脏可有二尖瓣关闭不全或脱垂、主动脉瓣关闭不全。眼可有晶状体不全脱位、视网膜脱离等,眼部病变存在于 60% 的患者当中。

(2)Cutis laxa 综合征:也表现为皮肤过度伸展,但外力消失后皮肤不能很快恢复原来位置,无皮肤变薄,皮肤脆性增加等症状,也无伤口难以愈合的情况。

7. 检查和治疗 由于血管脆性增加,检查过程中应以无创性影像方法为首要选择,因为术中穿刺点或血管壁撕裂均可造成严重并发症;血管造影可视为禁忌;手术所致危险性更高。所以 EDS 检查或治疗均应慎重考虑,避免难以控制的血管撕裂和大出血,防止再形成严重的并发症。此外,在进行 CT 或 MRI 血管造影注射对比剂时,流速应适当减低。

EDS 当前尚无根治办法,主要为对症治疗。近年来,腔内修复技术蓬勃发展,相对于常规手术,腔内修复术具有创伤小、疗效确切、患者恢复快等优点,这些优点使许多不能耐受常规手术的患者的治疗成为可能,腔内修复术具有广阔的应用前景。但因开展时间短,远期疗效尚有待验证。

(六) 小结

在眼科临床工作中,最常见的三种与晶状体脱位相关的综合征是马方综合征、Weill-Marchesani 综合征和同型胱氨酸尿症。本节对这三种晶状体脱位合并全身异常的常见综合征进行了逐项比较,便于在临床工作中进行对照和鉴别诊断(表 3-4-2)。

表 3-4-2 三种晶状体脱位合并全身异常的常见综合征比较

	马方综合征	Weill-Marchesani 综合征	同型胱氨酸尿症
晶状体脱位	向上方,发生年龄不一定,可为先天性,形态正常	多向下方,发生于 25 岁以后,呈球形	多向下方,多发生于幼年或 25 岁以前,形态可正常或呈球形
高眼压	较少发生	较易发生	很易发生
智力	正常	正常	半数较迟钝
毛发颜色	正常	正常	带金黄色
皮肤	正常,可松弛	正常	白皙,颧面潮红,可有网状青斑
心血管病变	易发生动脉瘤,破裂可引起死亡	50 岁后多因心血管病死亡	多发生血栓形成可能致死
骨骼	身高、四肢细长,蜘蛛状指 / 趾	身矮、头颈短、头大,指 / 趾粗短	肢体细长,骨质疏松易骨折
肌肉	肌肉不发达,皮下脂肪少	肌肉发达,皮下脂肪丰满	无特异性改变
遗传方式	常染色体显性	常染色体显性;常染色体隐性	常染色体隐性
尿同型胱氨酸	阴性	阴性	阳性

(张可可   竺向佳)

【参考文献】

［1］ GEHLE P, GOERGEN B, PILGER D, et al. Biometric and structural ocular manifestations of Marfan syndrome [J]. PLoS One, 2017, 12 (9): e0183370.

［2］ CHEN J, JING Q, TANG Y, et al. Corneal curvature, astigmatism, and aberrations in marfan syndrome with lens subluxation: Evaluation by Pentacam HR System [J]. Sci Rep, 2018, 8 (1): 4079.

［3］ CHILD A H. Non-cardiac manifestations of Marfan syndrome [J]. Ann Cardiothorac Surg, 2017, 6 (6): 599-609.

［4］ RODRIGO B J, PAULINA L L, FRANCESC M DE R, et al. Intraocular lens subluxation in marfan syndrome [J]. Open Ophthalmol J, 2014, 8: 48-50.

［5］ THAPA B B, SINGH R, RAM J, et al. Lens coloboma in one eye and ectopia lentis in the other eye of a patient with Marfan syndrome [J]. BMJ Case Rep, 2014, 2014: bcr2014207112.

［6］ CHAKRAVARTI T, SPAETH G. An overlap syndrome of pigment dispersion and pigmentary glaucoma accompanied by Marfan syndrome: Case report with literature review [J]. J Curr Glaucoma Pract, 2013, 7 (2): 91-95.

［7］ MAUMENEE I H. The eye in the Marfan syndrome [J]. Trans Am Ophthalmol Soc, 1981, 79: 684-733.

［8］ KINORI M, WEHRLI S, KASSEM I S, et al. Biometry characteristics in adults and children with Marfan syndrome: from the Marfan Eye Consortium of Chicago [J]. Am J Ophthalmol, 2017, 177: 144-149.

［9］ PARK T, CHOI G. Unilateral fronto-temporal headache with ocular pain caused by lens subluxation due to spontaneous zonulysis [J]. Clin Exp Emerg Med, 2015, 2 (2): 133-136.

［10］ COLLIN G B, HUBMACHER D, CHARETTE J R, et al. Disruption of murine Adamtsl4 results in zonular fiber detachment from the lens and in retinal pigment epithelium dedifferentiation [J]. Hum Mol Genet, 2015, 24 (24): 6958-6974.

［11］ BEENE L C, WANG L W, HUBMACHER D, et al. Nonselective assembly of fibrillin 1 and fibrillin 2 in the rodent ocular zonule and in cultured cells: implications for Marfan syndrome [J]. Invest Ophthalmol Vis Sci, 2013, 54 (13): 8337-8344.

［12］ WHITE T L, LEWIS P, HAYES S, et al. The structural role of elastic fibers in the cornea investigated using a mouse model for Marfan syndrome [J]. Invest Ophthalmol Vis Sci, 2017, 58 (4): 2106-2116.

［13］ LIU D L, CAO J H, YANG J, et al. A novel mutation in fibrillin-1 gene identified in a Chinese family with marfan syndrome [J]. Int J Clin Exp Med, 2015, 8 (5): 7419-7424.

［14］ KONRADSEN T R, ZETTERSTRÖM C. A descriptive study of ocular characteristics in Marfan syndrome [J]. Acta Ophthalmol, 2013, 91 (8): 751-755.

［15］ SALCHOW D J, GEHLE P. Ocular manifestations of Marfan syndrome in children and adolescents [J]. Eur J Ophthalmol, 2019, 29 (1): 38-43.

［16］ YOUNG I D, FIELDER A R, CASEY T A. Weill-Marchesani syndrome in mother and son [J]. Clin Genet, 1986, 30 (6): 475-480.

［17］ MULARCZYK E J, SINGH M, GODWIN A R F, et al. ADAMTS10-mediated tissue disruption in Weill-Marchesani syndrome [J]. Hum Mol Genet, 2018, 27 (21): 3675-3687.

［18］ STEINKELLNER H, ETZLER J, GOGOLL L, et al. Identification and molecular characterisation of a homozygous missense mutation in the ADAMTS10 gene in a patient with Weill-Marchesani syndrome [J]. Eur J Hum Genet, 2014, 23 (9): 1186-1191.

［19］ MORALES J, AL-SHARIF L, KHALIL D S, et al. Homozygous mutations in ADAMTS10 and ADAMTS17 cause lenticular myopia, ectopia lentis, glaucoma, spherophakia, and short stature [J]. Am J Hum Genet, 2009, 85 (5): 558-568.

［20］ DEROSE C J, JEFFREY A. Uncontrolled glaucoma secondary to an arteriovenous malformation in a Weill-Marchesani patient [J]. Optometry, 2001, 72 (10): 641-648.

［21］ FAIVRE L, DOLLFUS H, LYONNET S, et al. Clinical homogeneity and genetic heterogeneity in Weill-Marchesani syndrome [J]. Am J Med Genet A, 2003, 123A (2): 204-207.

［22］ EVEREKLIOGLU C, HEPSEN I F, ER H. Weill-Marchesani syndrome in three generations [J]. Eye (Lond), 1999, 13 (Pt 6): 773-777.

［23］ NAYAK B, SINHA G, PATIL B, et al. Golden ring in the eyes: Weill-Marchesani syndrome [J]. BMJ Case Rep, 2015, 2015: bcr2015210547.

［24］ GUO H, WU X, CAI K, et al. Weill-Marchesani syndrome with advanced glaucoma and corneal endothelial dysfunction: a case report and literature review [J]. BMC Ophthalmol, 2015, 15: 3.

［25］ SHAH M H, BHAT V, SHETTY J S, et al. Whole exome sequencing identifies a novel splice-site mutation in ADAMTS17 in an Indian family with Weill-Marchesani syndrome [J]. Mol Vis, 2014, 20: 790-796.

［26］ PAPACONSTANTINOU D, GEORGALAS I, KOURTIS N, et al. Lens-induced glaucoma in the elderly [J]. Clin Interv Aging, 2009, 4: 331-336.

［27］ SHAFIQUE M, MUZAFFAR W, ISHAQ M. The eye as a window to a rare disease: ectopia lentis and homocystinuria, a Pakistani perspective [J]. Int Ophthalmol, 2016, 36 (1): 79-83.

［28］ YAP S. Varied phenotype of homocystinuria: possible diagnostic error [J]. Indian J Ophthalmol, 2014, 62 (7): 835.

［29］ MAZAHERI A, MOSTOFIZADEH N, HASHEMIPOUR M. Homocystinuria with stroke and positive familial history [J]. Adv Biomed Res, 2017, 6: 132.

［30］ SACHAROW S J, PICKER J D, LEVY H L. Homocystinuria caused by cystathionine beta-synthase deficiency [M]. Seattle: University of Washington. 2010: 1993-2020.

［31］ COUSER N L, MCCLURE J, EVANS M W, et al. Homocysteinemia due to MTHFR deficiency in a young adult presenting with bilateral lens subluxations [J]. Ophthalmic Genet, 2017, 38 (1): 91-94.

［32］ DANCIS J, HUTZLER J, WOODY N C, et al. Multiple enzyme defects in familial hyperlysinemia [J]. Pediatr Res, 1976, 10 (7): 686-691.

［33］ DANCIS J, HUTZLER J, COX R P. Familial hyperlysinemia: enzyme studies, diagnostic methods, comments on terminology [J]. Am J Hum Genet, 1979, 31 (3): 290-299.

［34］ TINKLE B, CASTORI M, BERGLUND B, et al. Hypermobile Ehlers-Danlos syndrome (a. k. a. Ehlers-Danlos syndrome Type III and Ehlers-Danlos syndrome hypermobility type): Clinical description and natural history [J]. Am J Med Genet C Semin Med Genet, 2017, 175 (1): 48-69.

［35］ GHARBIYA M, MORAMARCO A, CASTORI M, et al. Ocular features in joint hypermobility syndrome/ehlers-danlos syndrome hypermobility type: a clinical and in vivo confocal microscopy study [J]. Am J

Ophthalmol, 2012, 154 (3): 593-600.

［36］ SULLI A, TALARICO R, SCIRÈ C A, et al. Ehlers-Danlos syndromes: state of the art on clinical practice guidelines [J]. RMD Open, 2018, 4 (Suppl 1): e000790.

［37］ VOSKOBOEVA E, SEMYACHKINA A, YABLONSKAYA M, et al. Homocystinuria due to cystathionine beta-synthase (CBS) deficiency in Russia: Molecular and clinical characterization [J]. Mol Genet Metab Rep, 2017, 14: 47-54.

［38］ LOEYS B L, DIETZ H C, BRAVERMAN A C, et al. The revised Ghent nosology for the Marfan syndrome [J]. Journal of medical genetics, 2010, 47 (7): 476-485.

第四章 晶状体脱位相关眼部影像学检查

第一节 超声生物显微镜

1. **超声生物显微镜简介** 超声生物显微镜（ultrasound biomicroscopy，UBM）是目前眼科超声诊断设备中频率最高的设备，常用的 UBM 频率为 50MHz，因其对于眼前节结构的分辨能力可媲美低倍镜下的病理切片，故而得名"超声生物显微镜"。由于超高频超声对组织的分辨率高，声能衰减也快，因此穿透力较差，目前，该类仪器的检测深度为 5mm，通常用于眼前段结构的评价及精确测量，也是目前眼科唯一能较好显示悬韧带的检查设备。

2. **正常晶状体及悬韧带的 UBM 表现** 正常情况下，50MHz 的 UBM 上可以显示晶状体前囊、赤道部、前部 1/3 的晶状体皮质以及部分悬韧带。正常晶状体囊膜呈光滑强带状回声，透明晶状体的皮质呈无回声暗区（图 4-1-1）。采用 UBM 的宽景扫描模式，当声波垂直角膜及晶状体中央入射时，可显示晶状体后囊中央区，可显示晶状体厚度及位置（图 4-1-2）。而采用较低频率的 UBM（如 40MHz 或 25MHz）有助于显示整个晶状体的形态。透明晶状体因声波的侧壁回声失落现象，宽景正中切面上仅可显示前后囊，赤道区囊膜仅可凭借悬韧带止点估测（图 4-1-3），皮质混浊的晶状体则可因声波散射显示整个晶状体形态（图 4-1-4）。

在 UBM 的放射状切面上将聚焦平面下移至晶状体与睫状体附近，一般可以观察到睫状体平坦部 - 睫状突、睫状突 - 晶状体赤道部前囊（图 4-1-5）以及睫状突 - 晶状体赤道区的悬韧带纤维（图 4-1-6），而起始于锯齿缘，止于晶状体赤道部后囊的悬韧带纤维通常不易全程显示（图 4-1-7）。由于最后一组悬韧带与玻璃体前界膜紧密黏附，Petit 管仅为潜在的间隙而并不能显示，因此，玻璃体压力改变可反映于后组悬韧带形态上，此在恶性青光眼诊断中颇具重要意义。

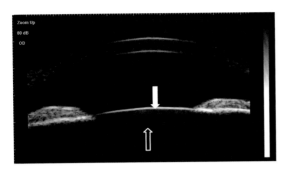

图 4-1-1　正常眼前节中央切面图

实心箭头显示晶状体前囊,空心箭头显示
透明皮质呈无回声暗区

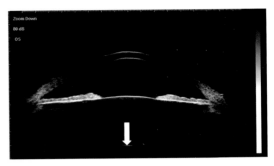

图 4-1-2　眼前节全景图

箭头显示为后囊中央区,可借以测量晶状体厚度

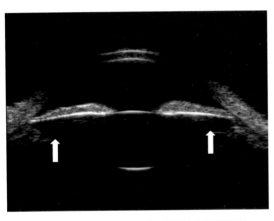

图 4-1-3　25MHz UBM 全景图显示透明晶状体

因侧壁回声失落现象,赤道区囊膜仅可凭悬
韧带止点(箭头)推测

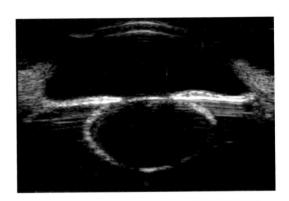

图 4-1-4　25MHz UBM 全景图显示皮质混浊晶状体,
可见整个晶状体形态

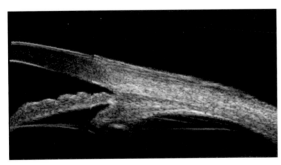

图 4-1-5　拼接图显示睫状体平坦部 - 睫状突 - 晶状体
赤道区前囊悬韧带

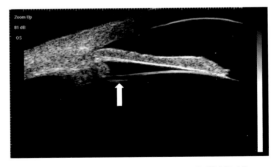

图 4-1-6　睫状突 - 晶状体赤道区悬韧带(箭头)

3. 晶状体位置异常的 UBM 表现 牵制晶状体的悬韧带呈三维立体分布终止于晶状体前、后囊及赤道区。借助悬韧带的力量以及后方玻璃体的支撑作用，晶状体得以稳定地坐落于虹膜后、玻璃体前的空间内，因此悬韧带缺失或张力改变均可导致晶状体位置异常。正常悬韧带为具张力的丝状纤维小带，悬韧带两端所附着的晶状体、睫状体及周边视网膜形态结构异常（如晶状体膨胀、睫状体脱离或周边视网膜脱离等）均可改变纤维小带张力，从而导致悬韧带松弛，对晶状体的牵制力减弱，如玻璃体未发生液化则晶状体前移、前房变浅（图 4-1-8，图 4-1-9）；如玻璃体液化塌陷明显则可表现为晶状体后移、前房加深（图 4-1-10）。

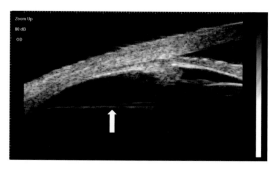

图 4-1-7　锯齿缘 - 晶状体赤道区后囊悬韧带（箭头），难以显示全程

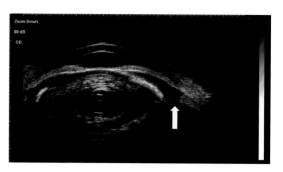

图 4-1-8　晶状体混浊膨胀致前房变浅、悬韧带松弛、晶状体前移

箭头显示松弛悬韧带

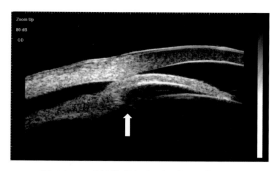

图 4-1-9　睫状体脱离致悬韧带松弛（箭头）、晶状体前移、前房变浅

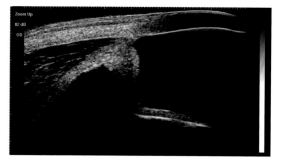

图 4-1-10　因高度近视玻璃体液化，睫状体脱离后晶状体整体后移、虹膜后凹以及前房加深

因外伤或先天因素导致悬韧带部分或全部离断，使得悬韧带对晶状体的牵制力部分或完全丧失，可造成晶状体不全脱位或全脱位。由于后组悬韧带与玻璃体前界膜紧密相贴，外伤导致的悬韧带离断常伴随玻璃体前界膜破损，致使玻璃体异位至后房、瞳孔区、前房等区域，即为玻璃体疝，异位的玻璃体可导致前后房交通阻滞，引起继发性青光眼。而先天因素导致的晶状体脱位多不伴有玻璃体前界膜的异常，因此可无玻璃体疝。

悬韧带松弛为悬韧带张力的异常，多见于中老年人，单眼或双眼发生。可见于全周或局部悬韧带，前者更多见，而后者与悬韧带部分缺失导致的晶状体不全脱位难以完全区分。全周悬韧带松弛可使晶状体整体前移，继发闭角型青光眼。

（1）晶状体不全脱位的 UBM 表现：UBM 上晶状体不全脱位表现为双眼前房不等深，患眼前房深浅不均，局部悬韧带缺失、晶状体赤道部前移、睫状突 - 晶状体赤道部间距增大（图 4-1-11）。

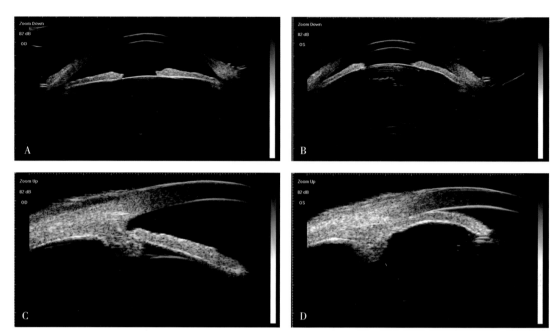

图 4-1-11　左眼晶状体不全脱位
A，C. 右眼正常眼；B，D. 左眼晶状体不全脱位，与右眼相比前房变浅，悬韧带部分缺失，
赤道部前移，睫状突 - 赤道部间距增大，继发房角关闭

由先天因素导致的晶状体不全脱位通常玻璃体前界膜完整，多无玻璃体疝形成。而外伤导致的晶状体不全脱位常伴玻璃体疝，表现为后房、瞳孔、前房等处，凸面向前的细弱带状回声（图 4-1-12）。除此之外，多伴有由外伤引起的其他前节改变，如虹膜根部离断、房角后退、白内障、睫状体脱离、玻璃体积血等。

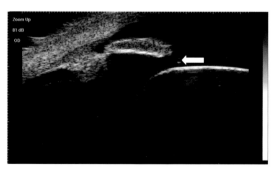

图 4-1-12　晶状体不全脱位伴玻璃体疝
箭头所示为经后房疝至瞳孔区的玻璃体

如以 UBM 细致观察尚可分辨出部分仅有前组悬韧带异常（图 4-1-13）或仅有后组悬韧带异常（图 4-1-14）的患者，由于局部尚存留后组或前组悬韧带的牵制力，故晶状体常无明显偏

位,亦无明显玻璃体疝。区分前中后组悬韧带异常对 UBM 检查医生要求极高,需具备充分临床知识及辅助检查相关经验。

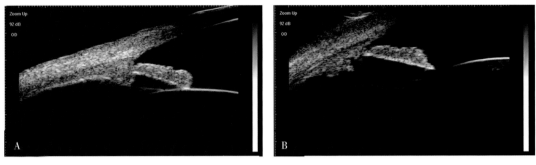

图 4-1-13　外伤后前组悬韧带异常
A. 正常前组悬韧带;B. 前组悬韧带与睫状突脱离接触

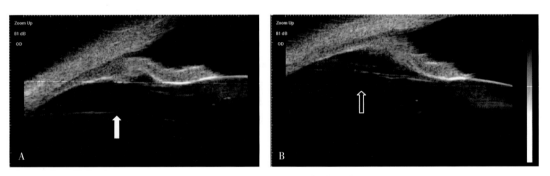

图 4-1-14　外伤后后组悬韧带断裂
A. 实心箭头示正常后组悬韧带;B. 空心宽箭头示后组悬韧带弯曲松弛

(2)悬韧带松弛的 UBM 表现:正常悬韧带在 UBM 上表现为具有张力的丝状回声,松弛的悬韧带失去正常张力而呈现弯曲回弹状态,由于此种弯曲回弹多不沿平面进行,故而在放射状切面上多表现为一些不连续的点、线状回声,仅在偶然的机会下可探及弯曲的丝状回声,但这也是悬韧带松弛的确切证据(图 4-1-15)。

全周悬韧带松弛可导致晶状体整体前移,前房变浅,并可由此产生房角关闭,但各方位睫状突 - 晶状体赤道部间等距。如为单眼发生,可见双眼间前房不等深,差异通常大于 0.2mm。局部悬韧带松弛也可产生晶状体不全脱位,其与悬韧带缺失导致的晶状体不全脱位在 UBM 上表现极为相似,难以明确区分。

4. 人工晶状体位置异常的 UBM 表现　正常情况下后房型人工晶状体(IOL)的光学区位于虹膜后,襻呈伴彗尾征的短条状强回声或双线带状强回声,依据 IOL 形状不同而异。如 IOL 置于睫状沟,则襻回声应位于睫状沟内或睫状冠附近(图 4-1-16),如 IOL 置于囊袋内,则襻回声应出现于囊袋的赤道区(图 4-1-17)。

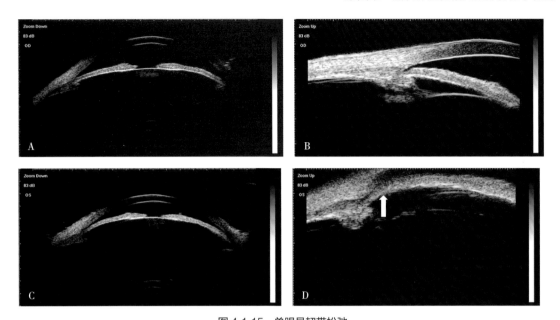

图 4-1-15 单眼悬韧带松弛
A,B.右眼晶状体位置及悬韧带均正常;C,D.左眼晶状体整体前移,房角狭窄,悬韧带弯曲松弛(箭头)

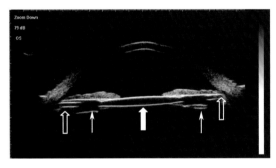

图 4-1-16 IOL 置于睫状沟
实心宽箭示光学区,空心宽箭示襻位于睫状沟内,细箭头
示 IOL 后囊膜回声

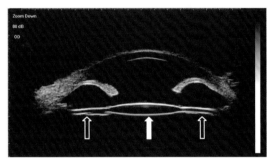

图 4-1-17 IOL 置于囊袋内
实心箭头示光学区,空心箭头示 IOL 襻

　　UBM 能够较好地显示 IOL 在眼内的位置,对于 IOL 半脱位、夹持(图 4-1-18)、移位(图 4-1-19)等异常情况可作出较为准确的判断。应注意的是,IOL 植入后改变了囊袋形态及悬韧带的张力,多难以清晰显示各组悬韧带,需结合 IOL 襻及光学区的位置综合判断。

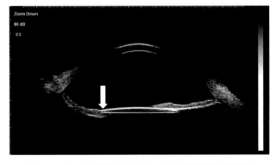

图 4-1-18 白内障术后 IOL 夹持于瞳孔区(箭头)

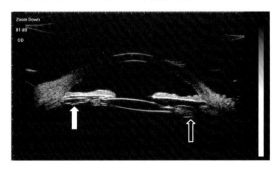

图 4-1-19 白内障术后 IOL 光学区偏斜
左侧襻位于睫状沟(实心箭头),右侧襻位于
囊袋内(空心箭头)

IOL 半脱位可由悬韧带断裂或囊膜破裂产生,前者可见悬韧带断裂区域 IOL 连同囊袋明显脱离原位并向后沉入玻璃体腔内,可伴有玻璃体疝(图 4-1-20);后者可见囊膜破损,IOL 襻或光学区自破损区穿入玻璃体腔内,玻璃体也可经由破损区疝出(图 4-1-21)。

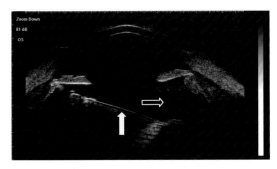
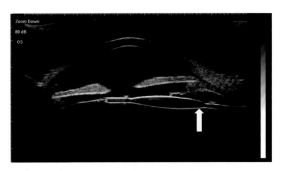

图 4-1-20　悬韧带断裂导致 IOL 半脱位
IOL 位于囊袋内(实心箭头),玻璃体自悬韧带断裂处疝出(空心箭头)

图 4-1-21　囊膜破裂致 IOL 半脱位
IOL 光学区及襻自囊膜破裂处脱出插向玻璃体内(箭头)

第二节　眼部 B 超

眼科专用 B 型超声采用扇形扫描方式,眼球前段因近场盲区而显示不清,正常情况下轴位扫描时仅可辨晶状体后囊,故而无法显示晶状体确切位置(图 4-2-1),晶状体不全脱位或向前全脱位时,B 超并无诊断价值,但晶状体全脱位入玻璃体腔时,B 超可清晰显示其位置。

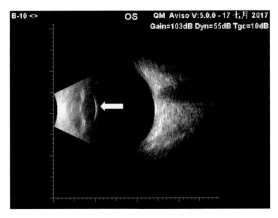

图 4-2-1　正常眼轴位 B 超图
箭头所示为晶状体后囊,前段结构均处于近场盲区内

1. 晶状体全脱位的 B 超表现　当晶状体全脱位入玻璃体腔后,轴位切面时眼前段缺乏

后囊反射,玻璃体腔内可探及晶状体反射,其形态因晶状体混浊程度不同而异。如为透明晶状体,因存在侧壁回声失落现象,故玻璃体腔内仅见前后囊弧形带状回声(图 4-2-2);轻度混浊晶状体可呈椭圆环形回声(图 4-2-3);皮质全混时可呈椭圆形状高回声(图 4-2-4);如脱位日久,可于脱位晶状体内探及钙化斑(图 4-2-5)。

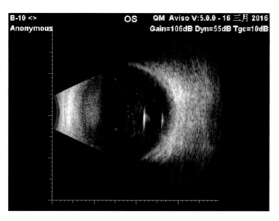

图 4-2-2　全脱位于玻璃体腔的透明晶状体
因侧壁回声失落现象仅能显示晶状体前后囊

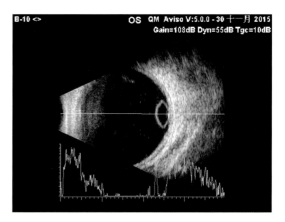

图 4-2-3　晶状体全脱位伴皮质轻度混浊
脱位晶状体呈环形回声

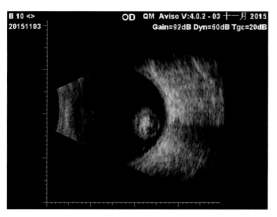

图 4-2-4　晶状体全脱位伴皮质全混
脱位晶状体呈团状高回声

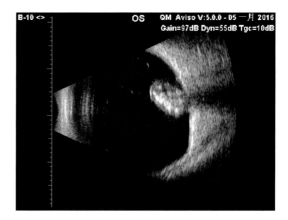

图 4-2-5　晶状体全脱位日久伴钙化
脱位晶状体呈团状高回声伴散在钙化斑

　　2. IOL 脱位的 B 超表现　IOL 脱位于玻璃体腔内表现为强回声伴彗尾征或声影,根据 IOL 材料不同可呈不同形态。硬质 IOL 常表现为多发条状强回声伴彗尾征或声影,易被误认为眼内异物(图 4-2-6)。可折叠 IOL 多表现为双线带状强回声伴弱彗尾征或弱声影(图 4-2-7),结合手术史可明确诊断。

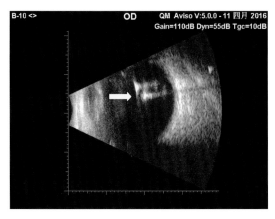

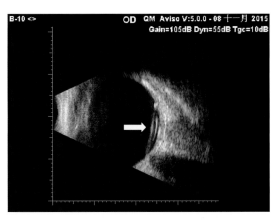

图 4-2-6　硬质 IOL 脱位于玻璃体腔
箭头所示呈多发强回声伴彗尾征

图 4-2-7　可折叠 IOL 脱位于球壁前
箭头所示呈双线带状强回声伴弱声影

第三节　其他辅助检查

1. **眼前节全景仪（Pentacam）**　Pentacam 是以 Scheimpflug 摄像原理为基础的眼用摄像分析系统，可获得眼前节完整图像，用于全景角膜地形图分析、前房容积及深度测量等，并可显示瞳孔区晶状体位置。但由于光波无法穿透色素上皮，因此无法像 UBM 一样提供悬韧带及晶状体确切位置的信息，仅可提供参考（图 4-3-1）。

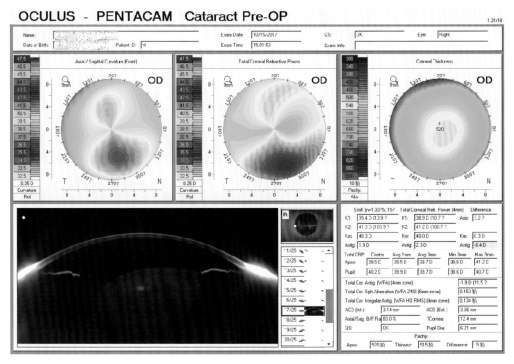

图 4-3-1　Pentacam 检查示晶状体不全脱位
瞳孔区晶状体明显偏移

2. 眼前节相干光断层扫描（OCT） 前节 OCT 与 UBM、Pentacam 均属于对活体眼前节结构进行成像分析和生物测量的仪器，且前节 OCT 具有高清晰度、高分辨率的优点。但作为光学仪器，同样具有无法穿透色素上皮的缺点，仅能显示瞳孔区晶状体位置异常，却无法显示被虹膜睫状体遮挡的悬韧带，因此，对于晶状体不全脱位仅可提供参考信息（图 4-3-2）。

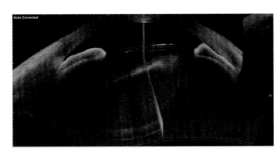

图 4-3-2　前节 OCT 检查显示晶状体不全脱位，
瞳孔区可见晶状体明显偏斜

（陈　倩）

【参考文献】

［1］倪逴.眼的病理解剖基础与临床 [M].上海：上海科学普及出版社，2002.

［2］陈倩，孙兴怀.超声生物显微镜 [M].上海：复旦大学出版社，2015.

［3］陈倩.超声生物显微镜在眼前段外伤诊断中的应用 [J].中国眼耳鼻喉科杂志，2012, 12: 350-351.

［4］MCWHAE J A, CRICHTON A C, RINKE M. Ultrasound biomicroscopy for the assessment of zonules after ocular trauma [J]. Ophthalmology, 2003, 110: 1340-1343.

第五章　晶状体全脱位的手术治疗

第一节　晶状体脱位于前房的手术治疗

相较晶状体脱位于后方玻璃体腔而言,晶状体脱位于前房比较少见。临床最常见的原因有眼外伤,尤其是眼钝挫伤,其他原因包括马方综合征、Weil-Marchesani 综合征等。

脱位的晶状体可与角膜内皮相贴,造成角膜内皮混浊、大泡性角膜病变,也可引起瞳孔阻滞,导致继发性青光眼,故无论晶状体是软核还是硬核,都应该及时处理。

晶状体完全脱位于前房,如晶状体核软,玻璃体和视网膜正常,可采用晶状体切除联合前段玻璃体切除术;如晶状体核硬,临近手术前可以毛果芸香碱滴眼液缩瞳,做以穹隆部为基底的结膜瓣,在上方角巩膜缘做一足够大的角巩膜缘切口,前房注入黏弹剂保护角膜内皮,圈套器伸于晶状体后面,将晶状体托出,或压迫切口后唇,娩出晶状体。若前房有脱出的玻璃体,应行前段玻璃体切除术。术中根据眼部情况选择Ⅰ期植入人工晶状体,如前房虹膜夹持型 IOL 植入术、后房型 IOL 经巩膜缝线固定术、周边虹膜缝线固定后房型 IOL 植入术或 Yamane 式巩膜层间无缝线后房型 IOL 固定术,也可Ⅰ期不植入人工晶状体,待眼部情况稳定后择期行Ⅱ期无囊膜支撑的人工晶状体植入术。

手术需注意以下几个问题:

1. **术前要做好眼部麻醉后平躺手术台时发生晶状体坠入玻璃体腔的准备**　这种情况比较少见,但偶尔会发生。这就需要后节技术处理,手术室需要有后节手术设备和熟悉后节手术配合的护士,否则麻醉后下手术台,再转玻璃体视网膜医生手术比较被动。

2. **一些术中固定晶状体的方法和应用**　如果术前瞳孔无法缩小,包括术前使用毛果芸香碱滴眼液或手术经角膜缘侧切口注入卡米可林,为了防止晶状体脱入玻璃体,可先用2ml注射器长针头自角膜缘刺入固定晶状体,前房注入黏弹剂保护角膜内皮,用圈套器套出晶状体,同时行前段玻璃体切除或晶状体切割。

3. 晶状体切割时部分皮质或核块坠入玻璃体的处理方法　这种情况下,眼前节手术就要用后节手术处理了。不熟悉后节手术的医生建议请后节手术医生帮助,以免出现严重并发症。

4. 前段玻璃体切除时一定要切净瞳孔区的玻璃体,这样可以避免虹膜周边部粘连,保持瞳孔正圆,防止术后瞳孔上移及玻璃体牵拉而引起视网膜脱离。

5. Ⅰ期无囊膜支撑的人工晶状体植入术前需要360°巩膜顶压,检查玻璃体基底部,看有无锯齿缘截离或周边视网膜裂孔,有则需要相应的激光或玻璃体腔注气或注油手术。

6. 晶状体全脱位行晶状体囊内摘除术或行经睫状体平坦部晶状体切割、玻璃体切除术,术后要密切随访眼压及玻璃体、视网膜情况,以防继发性青光眼、锯齿缘截离、玻璃体积血、视网膜裂孔或脱离等并发症发生,如Ⅰ期不植入IOL,随访3~6个月如矫正视力尚可,可以Ⅱ期植入IOL。

【典型病例手术视频】

视频 5-1-1：晶状体(软核)脱位于前房的手术治疗。

手术方式：大切口注水娩核法联合前段玻璃体切除。

手术视频关注要点：适当大的角巩膜切口;核下注BSS并轻轻下压切口娩出晶状体核。

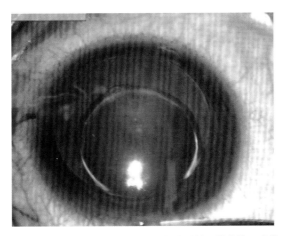

视频 5-1-1　软核晶状体脱位于前房的手术治疗

视频 5-1-2：脱位晶状体嵌顿于瞳孔区的手术治疗。

手术方式：囊袋拉钩下超声乳化+MCTR及IOL植入术。

手术视频关注要点：干性玻璃体切除降低后段压力、黏弹剂下压晶状体入后房;连续环形撕囊(CCC)、囊袋拉钩稳定囊袋超声乳化、MCTR囊袋固定、IOL植入。

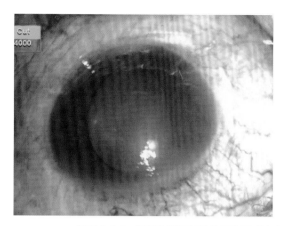

视频 5-1-2　晶状体嵌顿于瞳孔区的手术治疗

视频 5-1-3：硬核晶状体脱位于前房的手术治疗。

手术方式：大切口圈套娩核法联合前段玻璃体切除及 IOL 悬吊术。

手术视频关注要点：足够大的角巩膜切口；核上下注黏弹剂、插入圈套器并轻轻下压切口掏出硬核；前段玻璃体切除及 IOL 悬吊术。

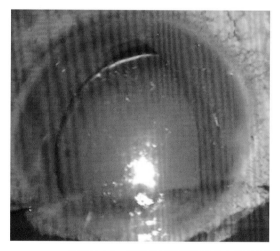

视频 5-1-3　硬核晶状体脱位于前房的手术治疗

（邓麦可　蒋永祥）

【参考文献】

［1］方克娅，方春庭，徐建国．晶状体脱位的处理及人工晶状体植入术 [J]．浙江医学，2001，23 (4)：199-200．

［2］SHUEN J A, MALONE M, BURKE Z, et al. Traumatic anterior dislocation of the lens [J]. J Emerg Med, 2018: 1-2.

［3］王晶，胡秀玲．晶状体脱位的手术治疗 [J]．眼外伤职业眼病杂志，2005，27 (6)：425-426．

［4］刘晓，姜倩钰，胡秀玲．外伤性晶状体脱位手术方法的探讨 [J]．眼外伤职业眼病杂志，2006，28 (8)：573-575．

［5］李光玲，冯熠.外伤性晶状体脱位的手术治疗[J].眼外伤职业眼病杂志，2004，26 (10): 694-695.

［6］SRECKOVIC S, JANICIJEVIC PETROVIC M, JOVANOVIC S, et al. Traumatic anterior dislocation of the crystalline lens and its surgical management [J]. Med Glas (Zenica), 2012, 9 (1): 123-125.

［7］M EL BAHLOUL, F CHRAIBI, M ABDELLAOUI, et al. Lens dislocation into the anterior chamber [J]. J Fr Ophtalmol, 2017, 40: 901.

［8］JAIT A, JAIT M, LEZREK O, et al. Dislocation of the crystalline lens into the anterior chamber following couching: Case report [J]. J Fr Ophtalmol, 2017, 40 (9): 327-328.

第二节 晶状体脱位于玻璃体腔的手术治疗

晶状体全脱位常发生于眼外伤以及晶状体悬韧带异常等疾病，导致晶状体悬韧带发生完全的断裂，因此造成晶状体的全脱位。全脱位的晶状体常位于前房和玻璃体腔内，如果是由于眼外伤而造成的晶状体全脱位，则脱位的晶状体有可能位于相对复杂的位置，比如合并巩膜裂伤的，则脱位的晶状体甚至可能会从巩膜裂伤处脱入结膜下或者眼球筋膜下；有些晶状体脱位同时合并视网膜脱离，脱位的晶状体也有可能通过视网膜上的裂孔脱入视网膜下。本节内容主要讲述的是晶状体脱位于玻璃体腔内的相关手术治疗。

晶状体脱位可导致角膜水肿、继发性青光眼、葡萄膜炎、玻璃体混浊或出血、视网膜裂孔或者视网膜脱离、黄斑囊样水肿、眼内炎等并发症，如果处理不当或者不及时，可能严重影响视力甚至导致视力完全丧失，故应尽早行手术切除或取出，以避免严重并发症的发生。切除或者取出全脱位于玻璃体腔中的晶状体，需要根据患者的具体病情，是否合并眼外伤或者视网膜脱离等，以及晶状体核的不同硬度，选择不同的手术方法。这里介绍几种常用的手术方式：经睫状体平坦部晶状体切除法；全氟化碳液体辅助超声乳化法；超声粉碎法；全氟化碳液体辅助下扩大切口娩出法等。

一、睫状体平坦部晶状体切除法

随着经睫状体平坦部三切口闭合式的微切口玻璃体切除技术的广泛开展和应用，利用玻璃体切割头来切除脱位于玻璃体腔内的晶状体，已成为处理晶状体全脱位于玻璃体腔内最有效和最安全的方法。通常情况下，Ⅲ级以下的核原则上都可以采用此方法进行切除。

一般采用 23G 的微切口玻璃体切除系统进行手术，在巩膜缘 3.5mm 处采用 23G 套管穿刺针进行穿刺，在颞下方置入灌注头，上方分别置入 23G 的导光纤维和玻璃体切割头。手术中先行切除中央部的玻璃体，此时可选择高切速高吸力，然后再切除脱位的晶状体周围的玻璃体，此时可有利于使脱位的晶状体游离。待视网膜前的晶状体得到充分的游离后，用玻璃体切割头伸至晶状体前,此时先停止切割,仅使用负压,吸引住脱位晶状体,并将其移至玻璃体腔的中央部。之后再增加负压,左手利用导光纤维从侧面辅助夹持并固定住晶状体,然后开启切割,用玻璃体切割头进行切割并吸除,此时对晶状体咬切参数可使用高负压、低切速。在切割晶状体的过程中,可能发生晶状体的核碎块掉入后方的视网膜前,对于软而较小的碎块,可用玻璃体切割头直接吸住切除,对于脱落至后方的较大的核块,则用上述同样方法,用玻璃体切割头将核块吸引至中央后,在导光纤维的辅助下将碎块吸起夹持并切除,如此反复操作,直至全部晶状体的碎块均被切除。最后在顶压下切除周边玻璃体,并详细检查视网膜情况,若同时合并视网膜裂孔或脱离等,需及时处理视网膜病变和并发症。

二、全氟化碳液体辅助法

如果脱位的晶状体核比较硬,使用上述方法用玻璃体切割头直接切除比较困难的情况下,我们也可以使用全氟化碳液体作为辅助,全氟化碳液体是一组比重比水大的液体,约为水的2倍,注入全氟化碳液体可以将脱位的晶状体浮起,然后利用超声乳化的方法将晶状体吸除。注入全氟化碳液体之前,要先切除玻璃体,同样需要联合玻璃体切除手术,参照上述方法,建立23G或25G微切口玻璃体切割系统的三通道,切除中央部和后部脱位晶状体周围的玻璃体,包括基底部的玻璃体也要切除,使晶状体充分游离。之后撤出玻璃体切割头,在导光纤维照射下,从视盘上方缓缓注入全氟化碳液体覆盖视盘和视网膜,将脱位的晶状体逐渐浮起置于瞳孔后,利用劈核钩或晶状体匙将晶状体越过瞳孔移至前房。此时就可以用白内障超声乳化的方法,利用超声乳化头做白内障常规的透明角膜切口或者巩膜隧道切口,将晶状体乳化吸除。若是脱位的晶状体囊袋完整,也可将核浮起后做连续环形撕囊,再使用囊袋拉钩固定囊袋,之后行超声乳化晶状体核并吸除皮质,以此保留完整囊袋。植入囊袋张力环后,便可以在囊袋内植入人工晶状体,再利用囊袋拉钩将囊袋人工晶状体的复合物固定于眼内。但此方法对术者白内障超声乳化的手术技术要求比较高,手术难度大,较难操作,通常只需行超声乳化将晶状体吸除。晶状体吸除后,再利用玻璃体切除系统的三通道取出重水,检查视网膜情况,尤其注意顶压下详细检查周边视网膜,有无裂孔及脱离,若发现问题,需同时处理视网膜病变,行视网膜激光光凝或视网膜脱离复位手术。再根据视网膜病变情况Ⅰ期或Ⅱ期行人工晶状体固定手术。

对于Ⅳ级及Ⅳ级以上晶状体,因为晶状体核比较硬,利用上述方法做玻璃体切除或者全氟化碳液体将晶状体浮起至前房内超声乳化吸除都比较困难的情况下,可以做全氟化碳液体辅助下扩大切口娩出法。同样在做常规玻璃体切除后,注入全氟化碳液体,将晶状体核浮起于虹膜后,前房注入黏弹剂,利用劈核钩或晶状体匙将晶状体越过瞳孔旋至前房,做角巩膜缘扩大切口,将脱位晶状体于切口娩出,再密闭缝合角巩膜缘切口。接下来同前方法取出全氟化碳液体,进一步行玻璃体切除术清除残留玻璃体及晶状体碎屑等,注意切口处是否有玻璃体嵌顿,也可在前房内注入曲安奈德,将玻璃体切除干净。

三、超声粉碎法

超声粉碎法也需要先做睫状体平坦部微切口玻璃体切除系统的三通道,切割玻璃体,将玻璃体切割头撤出,扩大切口,然后去掉超声乳化针头外面的套管,从平坦部将超声乳化头伸入玻璃体腔内,移至晶状体表面,导光纤维可兼做辅助钩使用。用超声乳化头先将脱位在玻璃体后部的晶状体吸住并提起,此时仅用负压吸引,随着负压增大,晶状体会离开视网膜被吸至玻璃体腔中央,再进一步加大负压固定晶状体,将其带至玻璃体中央部,控制不同的能量开始进行超声乳化粉碎吸除晶状体,导光纤维辅助调整晶状体的位置,尽量使晶状体位于超声乳化头的切线方向,可边乳化边旋转,有时能量过大时,晶状体核会重新脱落至视网膜表面,再使用负压吸引,吸住晶状体核后再次粉碎,直至晶状体完全粉碎完毕。晶状体核在粉碎过程中产生的晶状体碎片会散落在视网膜表面,待粉碎完毕后,采用负压吸引清除,切割清除完视网膜前所有晶状体碎块。再进一步检查视网膜,处理所有病变。

也有的方法是在玻璃体腔内注入全氟化碳液体,将脱位的晶状体托起浮于全氟化碳液表面,使其远离视网膜后再行超声粉碎法,以避免超声能量损伤视网膜。但全氟化碳液体注入后,会在视网膜前形成一个凸面,掉落的晶状体碎块通常会落在全氟化碳液体的凸面与眼球壁的夹角中间,而不是浮在凸面上。要从狭小的夹角中利用负压吸引吸住碎块并超声粉碎反而更容易损伤视网膜。

根据笔者的经验,采用玻璃体切割头直接切除和利用全氟化碳液体将晶状体浮起至前房后再行白内障超声乳化或囊内摘除的手术,可以处理几乎所有的晶状体全脱位,如果不合并严重的视网膜病变,通常情况下可以Ⅰ期行人工晶状体固定手术。晶状体脱位至玻璃体腔,需要前后段联合手术,因此,术者需要同时具备白内障和玻璃体切除的手术经验。

(金海鹰)

【参考文献】

[1] 朱晓青,魏文斌,施玉英,等.超声乳化白内障吸除术中晶状体核脱位的原因及处理[J].中华眼科杂志,2000,36:101.

[2] YAO K, SHENTU X, JIANG J, et al. Phaeofragmentation without perfluorocarbon liquid for dislocated crystalline lenses or lens fragments after phacoemulsification [J]. Eur J Ophthalmol, 2002, 12 (3): 200-204.

[3] 陈茂盛,孙勇,姜德,等.晶状体不全脱位白内障手术治疗的临床探讨[J].中华眼科杂志,2003,39(11):683-685.

[4] OMULECKI W, SYNDER A, STOLARSKA K. Removal of luxated crystalline lenses by intravitreal phaco

emulsification [J]. Klin Oczna, 2002, 104 (5-6): 377-380.

［5］ SEO M S, YOON K C, LEE C H. Phacofragmentation for the treatment of a completely posterior dislocation of the total crystalline lens [J]. Korean J Ophthalmol, 2002, 16 (1): 32-36.

［6］ IMAI M, IIJIMA H, TAKEDA N. Intravitreal phacoemulsification with pars plana vitrectomy and posterior chamber intraocular lens suture fixation for dislocated crystalline lenses [J]. J Cataract Refract Surg, 2001, 27 (11): 1724-1728.

［7］ YOSHIDA K, KIRYU J, KITA M, et al. Phacoemulsification of dislocated lens and suture fixation of intraocular lens using a perfluorocarbon liquid [J]. Jpn J Ophthalmol, 1998, 42 (6): 471-475.

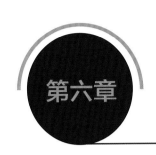

第六章　晶状体不全脱位的手术治疗

第一节　晶状体不全脱位手术和囊袋辅助装置的沿革与发展

晶状体不全脱位常由于外伤、先天缺陷等引起的悬韧带功能不全造成的晶状体解剖位置的异常。早期单纯晶状体摘除手术效果差,术后并发症多。随着虹膜拉钩、Mackool拉钩、T形拉钩的发明应用,晶状体不全脱位手术的术中囊袋稳定问题得到解决。对于术后人工晶状体居中的问题,不保留囊袋的手术方法有后房型人工晶状体巩膜缝线固定术、前房型人工晶状体植入术和虹膜夹型人工晶状体植入术等。保留囊袋的手术方法就要借助各种新型囊袋辅助装置,如囊袋张力环、Nishi囊袋张力环、Henderson囊袋张力环、封闭式可折叠囊袋环、改良囊袋张力环、Malyugin囊袋张力环、囊袋张力带、双钩囊袋张力带、改良T形囊袋拉钩、囊袋锚等。缝线相关的炎症及远期发生断裂引起的人工晶状体不全脱位甚至完全脱位一直是一个困扰术者的问题。对此,学者们尝试提出了多种解决的方法,如使用9-0聚丙烯缝线、使用Gore-Tex缝线、蛋白纤维胶无缝线固定法、人工晶状体襻巩膜无缝线固定法等,近期效果很好,远期效果还有待观察。

(一)晶状体不全脱位的概念

晶状体不全脱位是由于悬韧带功能不全引起的晶状体解剖位置的异常,按严重程度可以分为三级:如图6-1-1所示,扩瞳后未被晶状体遮住的瞳孔面积达0~25%为轻度晶状体不全脱位;25%~50%为中度,超过50%为重度。常见的引起悬韧带功能不全的原因有:外伤、眼部手术史、过熟期白内障、高度近视、马方综合征、假性囊膜剥脱综合征、高胱氨酸尿症、Weill-

Marchesani 综合征、球形晶状体、视网膜色素变性、眼部肿瘤、强直性肌营养不良等。

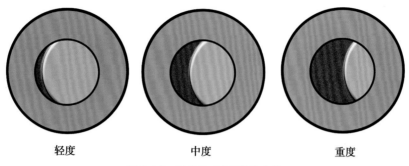

轻度　　　　　　　　中度　　　　　　　　重度

图 6-1-1　晶状体不全脱位的分级

（二）早期的晶状体不全脱位手术

Jarrett 于 1967 年报道了 166 例晶状体不全脱位病例的手术治疗的情况。当时的病例中主要是外伤和梅毒引起的晶状体不全脱位。其中 114 例行晶状体摘除术,仅有 43 例术后视力得到提高。在这 114 例患者中,47 例(41%)出现玻璃体脱出。不全脱位患者术后视网膜脱离和青光眼的发生率很高。

之后学者们不断创新手术方式,为提高手术效果、减少并发症作出了很多努力。

1978 年,Kanski 在 4 例晶状体不全脱位手术中,试验先行用机械切割装置进行前段玻璃体切割,再行晶状体囊内冷冻摘除的术式,术后 4 名患者全部未出现并发症。1980 年,Franois 和 Verbraeken 称前段玻璃体切除加角巩膜缘切口晶状体取出是一种安全的摘除不全脱位晶状体的方法。1981 年,Girard 建议使用经睫状体平坦部切口替代角巩膜缘切口,避免角巩膜缘创伤可能引起的虹膜粘连、玻璃体嵌顿、青光眼、术源性散光、角膜内皮细胞损伤等并发症。1984 年,Matthaus 回顾了 248 例行晶状体冷冻摘除的不全脱位病例,术后视网膜脱离的发生率为 8%。1985 年,Zaidman 使用冷冻探针囊内取出晶状体核的方法为 7 例外伤性不全脱位患者进行手术,其中 6 例进行了前段玻璃体切除,7 例患者全部未出现严重并发症。1985 年,Demeler 和 Sautter 统计了 160 例进行晶状体冷冻摘除和前段玻璃体切除的晶状体不全脱位病例,9 例出现严重的玻璃体脱出,1 例严重术中出血,1 例晶状体掉落到玻璃体腔。在 125 例随访超过半年的病例中,8 例出现视网膜脱离,80 例术后视力提高,31 例视力与术前相同,14 例术后视力下降。

Plager 等人提出对于较软的晶状体,可以用玻璃体切除设备将其切除,硬核晶状体用囊内娩出的方法摘除。但这两种方法都无法保留一个可以支撑后房型 IOL 的囊袋结构。

（三）术中囊袋稳定装置

20 世纪 90 年代,白内障超声乳化技术突飞猛进,但医生在晶状体不全脱位患者中进行超声乳化却遇到了难题。由于晶状体不全脱位患者的悬韧带支撑力不足,晶状体不稳定,在超声乳化和吸除的过程中,悬韧带容易出现术源性损伤,出现囊袋塌陷,继而囊袋破裂,核块坠入玻璃体腔甚至晶状体完全脱位坠入玻璃体腔的情况。

1. 虹膜拉钩 Merriam 想到了使用虹膜拉钩解决超声乳化过程中囊袋不稳定的问题。1996 年,Merriam 首次在晶状体不全脱位手术超声乳化过程中使用虹膜拉钩。在撕囊完成后,用两个虹膜拉钩钩住前囊口,稳定囊袋的位置,然后进行超声乳化,这样避免了不稳定的晶状体在超声乳化过程中可能出现的并发症。超声乳化和吸除完成后,撤掉虹膜拉钩,术者可以根据脱位的严重程度和方向决定虹膜拉钩放置的位置和数量。

2. Mackool 囊袋拉钩 由于虹膜拉钩材料较软易弯曲、钩端短,在操作过程中容易从撕囊口滑落,需要频繁地重新放置,有时甚至会出现拉钩滑脱后,晶状体掉入玻璃体腔的严重并发症。另外,由于缺少赤道部悬韧带的支持,当晶状体核移除后,囊袋周边容易向内塌陷,吸引头容易吸破囊袋。为了改进虹膜拉钩的不足,2000 年,Mackool 设计了一款钩末端较长的拉钩,可以伸到囊袋穹窿处。Mackool 在术中每 45° 放一个,可以达到非常好的稳定囊袋的作用。

3. T 形囊袋拉钩 早期 Mackool 拉钩由于其金属材质,对角膜内皮和囊袋产生的损伤较大。2004 年,Yaguchi 设计了一款 T 形的囊袋拉钩,如图 6-1-2 所示,用 5-0 的尼龙线制成,总长 10mm,钩端长 1.25mm,前方分叉形成一个 T 形结构。T 形结构可以增加拉钩末端与囊袋赤道部的接触面积,减小单点的压力,还可以防止术中囊袋的塌陷和旋转。在手术中,环形撕囊后,通过角膜微切口将 T 形拉钩置入,T 形末端绕过前囊口置于赤道部。Yaguchi 医生在 12 例中应用该装置,可以很好地稳定囊袋位置,除了 2 例在吸除过程中发生后囊膜破裂,没有出现其他的并发症。

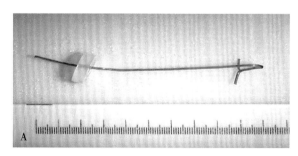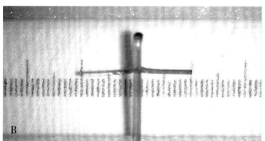

图 6-1-2　Yaguchi 设计的 T 形囊袋拉钩

(四)不保留囊袋的晶状体不全脱位手术

囊袋拉钩只能用于术中稳定囊袋位置,手术结束前取出。由于悬韧带病变的存在,晶状体不全脱位的患者囊袋内植入 IOL 后依然会发生 IOL 不全脱位,无法达到良好的居中性和稳定性。

一种解决的思路就是不保留支撑力不足的囊袋,将人工晶状体通过其他方式固定,有后房型人工晶状体巩膜缝线固定术、前房型人工晶状体植入术和虹膜夹型人工晶状体植入术。

1. 前房型人工晶状体植入术 前房型人工晶状体由于对角膜内皮损伤较大,容易引起大泡性角膜病变、继发性青光眼、前房积血、葡萄膜炎、黄斑囊样水肿等并发症,现在很少有医生会选择使用。

2. 后房型人工晶状体巩膜缝线固定术 后房型人工晶状体巩膜缝线固定手术是在无囊袋支撑情况下,大多数医生选择的手术方式,大多用 10-0 聚丙烯缝线将人工晶状体固定在睫状沟位置。手术相关的并发症有人工晶状体倾斜、偏中心、继发性青光眼、前房积血、玻璃体积血、囊样黄斑水肿、视网膜脱离、迟发性 IOL 不全脱位等。Hayashi 的一项研究显示,相比囊袋内植入 IOL,IOL 巩膜固定术后 IOL 的倾斜度数更大。

3. 虹膜夹型人工晶状体植入术 虹膜夹型人工晶状体是一种固定在虹膜上的人工晶状体,如图 6-1-3 所示,植入时需要作预防性虹膜周边切除术以预防瞳孔阻滞引起的继发性闭角型青光眼。Menezo 研究发现,虹膜夹型人工晶状体植入术后角膜内皮细胞的减少数量与巩膜固定的后房型人工晶状体相比,没有统计学差异。但是虹膜夹型人工晶状体由于与虹膜持续接触,会导致色素脱落,房水中的色素会堵塞小梁网,引起眼压升高,机制类似于色素性青光眼,不过发生率很低。对于无囊袋支撑的患者而言,虹膜夹型人工晶状体是另一种可选择的安全有效的选项。

(五) 保留囊袋的晶状体不全脱位手术

对于晶状体不全脱位患者术后 IOL 偏中心问题的另一种解决思路就是增强囊袋的支撑力,使囊袋居中并稳定,再在囊袋内植入 IOL。保留囊袋也有助于保持眼内正常解剖结构。可以辅助囊袋保持稳定居中的设备有囊袋张力环(capsular tension ring,CTR)、Nishi CTR,Henderson CTR,封闭式可折叠囊袋环(closed foldable capsular rings,CFCR)、改良囊袋张力环(modified capsular tension ring,MCTR)、Malyugin CTR,囊袋张力带(capsular tension segment,CTS)、

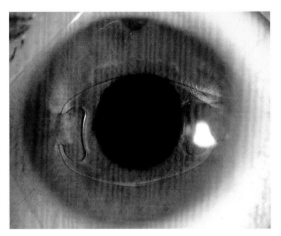

图 6-1-3 虹膜夹型人工晶状体眼内植入

双钩 CTS、改良 T 形囊袋拉钩(modified capsular expander,MCE)、Assia 囊袋锚(Assia capsular anchor)等。

1. 囊袋张力环(capsular tension ring,CTR)

(1)CTR 的发明史:日本学者 Hara 和 Nagamoto、Bissen-Miyajima 各自独立发明了 CTR 的前身赤道环。

1991 年,Hara 等人设计了一款圆形硅胶赤道环,在撕囊后通过前囊口置入到囊袋赤道部。设计的初衷是用于白内障术中核吸除后保持囊袋的环形轮廓。在动物实验中还发现赤道环

能一定程度上阻止晶状体上皮细胞向后囊迁徙,可能有抑制术后后囊膜混浊(posterior capsule opacification,PCO)的作用。

同样是1991年,Nagamoto和Bissen-Miyajima设计了一款聚甲基丙烯酸甲酯(polymethyl methacrylate,PMMA)材料制成的开环囊袋支撑环。直径分10.5mm和11.5mm两种规格。设计初衷是用于对抗白内障术后的囊袋收缩,起到支撑囊袋、维持囊袋正常形状的作用。相比于Hara设计的闭环硅胶囊袋赤道环,这款开环的囊袋支撑环能更好地适应不同大小的囊袋,而且PMMA材料比硅胶材料的支撑力更大,能更好地撑开囊袋。

1993年,Legler和Witschel在ASCRS会议上介绍了一种PMMA开环装置,囊袋张力环(capsular tension ring,CTR),并在会议上作了他们首次将CTR用于临床白内障手术的报告。与Nagamoto设计的囊袋支撑环相比,CTR在环的两端多了孔眼。这种张力装置就是我们熟知的后来广泛运用于临床的囊袋张力环(capsular tension ring,CTR)。至此,CTR基本定型。

(2)CTR的结构和作用原理:如图6-1-4所示,CTR是一个PMMA开环装置,末端有孔眼,术中提供支撑力稳定囊袋,术后起到保持IOL居中性和稳定性的作用。CTR直径大于囊袋赤道部直径,植入后,对囊袋赤道部产生一个均匀分布的离心力,使正常悬韧带分担缺失悬韧带处的张力,重建囊袋-悬韧带复合体的结构。CTR放置在囊袋赤道部,还可以阻碍赤道部的晶状体上皮细胞向后囊膜迁移生长,减少术后PCO的发生。

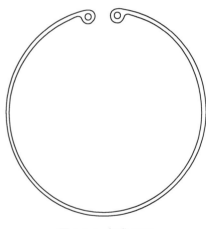

图6-1-4　标准CTR

(3)CTR的适应证与禁忌证:CTR适用于轻度晶状体不全脱位,脱位不超过4个钟点,如外伤造成的轻度晶状体不全脱位等;不适用于中重度晶状体脱位和悬韧带进展性病变,如严重的外伤不全脱位和先天性悬韧带病变马方综合征、球形晶状体等。如果存在明显的偏中心或晶状体震颤,需要使用MCTR。

CTR禁忌证:前囊或后囊撕裂。因为CTR对囊袋的离心力会进一步扩大撕裂口,存在CTR掉入眼后段的风险。这种情况下可以使用CTS,因为CTS对囊袋的作用力是横向的力,而不是圆周离心力。

(4)CTR的规格、植入方法和植入时机:目前FDA批准的标准CTR有两种:Morcher CTR和Ophtec CTR。Morcher CTR有三种尺寸:12.3mm(可以压缩至10.0mm),13.0mm(可以压缩至11.0mm),14.5mm(可以压缩至12.0mm)。Ophtec CTR有两种尺寸:13mm(可压缩至11mm),12mm(可压缩至10mm)。选择CTR的直径要超过患者囊袋直径,术者可以根据患者W-T-W和眼轴长度的测量结果选择合适尺寸的CTR。

CTR可以用镊子手工植入,也可以用预装式注射器植入。上文提到的所有CTR都可以用一次性预装式注射器植入。还有公司开发了可以单手操作的可循环使用的 CTR 注射器。

CTR 在连续环形撕囊完成后即可植入，可以在超声乳化和皮质吸除前植入，也可以在之后植入。在超声乳化前植入 CTR 可以稳定囊袋结构，避免超声乳化和注吸过程中囊袋的塌陷和破裂。但是在超声乳化前，由于晶状体核的存在，植入操作的难度更大。Ahmed 的研究显示，和吸除后植入相比，在超声乳化前植入 CTR 对悬韧带造成的压力和术源性创伤更严重。超声乳化前植入 CTR 还会造成皮质注吸困难的情况，术后 PCO 发生率会因此增加，如果必须要在超声乳化前植入，建议选择 Henderson CTR。因其有凹凸不平的轮廓设计，植入后皮质注吸较标准 CTR 容易。

（5）CTR 植入对屈光结果的影响：Schild 进行了一项研究，在 16 例高度近视白内障病例中植入 CTR，与对照组相比，术后屈光误差的均值没有统计学差异，说明植入 CTR 不会影响屈光结果，无须调整原有的 IOL 计算公式。但是统计发现 CTR 组的屈光误差的精确度更高，提示在高度近视病例中 CTR 的植入可能可以减小屈光误差。但是 Weber 的研究显示在高度近视患者白内障术中植入 CTR 对术后 IOL 位置并没有明显影响。对于高度近视患者白内障术中植入 CTR 是否可以起到稳定术后 IOL 位置、减少术后屈光误差，仍需后续研究。

Mastropasqua 一项含 60 只眼的前瞻性随机试验显示，与单独植入衍射型多焦 IOL 组相比，联合植入 CTR 和多焦 IOL 组三阶像差更小，因此波前像差更小。作者认为，这是由于 CTR 的植入使得 IOL 的位置居中性和稳定性更好所致。

Rastogi 和 Zhao 等人的研究显示，在白内障患者中联合植入 Toric IOL 和 CTR，相比于单独植入 Toric IOL，可以减少 Toric IOL 的旋转，达到更佳的远期术后视力。在高度近视人群中 CTR 的作用尤其明显。

（6）一种少见的 CTR 相关的并发症：Grove 等人报道了 3 例在晶状体不全脱位患者中联合使用囊袋拉钩和 CTR 时出现的一种少见的术中并发症。报道中使用的囊袋拉钩，如图 6-1-5 所示，前方是一个窄环形结构。连续环形撕囊（CCC）完成后放入囊袋拉钩，然后行超声乳化和吸除，之后植入 CTR，在手术结束将要取出囊袋拉钩时发现囊袋拉钩无法取出。如图 6-1-5 所示，CTR 植入时套进了囊袋拉钩的环形结构里。最后使用 IOL 剪刀剪断囊袋拉钩环形结构，才将其取出。报道的这三个病例是由三个不同的医生进行的手术。因此，在联合使用这种囊袋拉钩和 CTR 时，手术医生要特别小心，避免这种不常见的术中并发症发生。

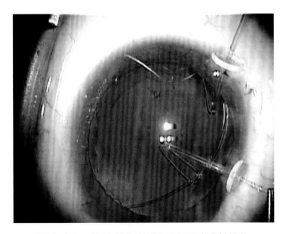

图 6-1-5　CTR 植入时进入 MST 囊袋拉钩的环形结构内

2.改良囊袋张力环

自标准 CTR 面世以来,很多学者在此基础上,根据不同的需求,对 CTR 作出不同的改造,发明了很多 CTR 的改良版本,有 Nishi 矩形截面 CTR,Henderson CTR,封闭式可折叠囊袋环(closed foldable capsular rings,CFCR)等。

(1)Nishi 矩形截面 CTR:Nishi 基于既往对 CTR 可以降低白内障术后 PCO 发生率的认识,在此基础上更进一步,如图 6-1-6 所示,在标准 CTR 的基础上设计了一款截面为交替排列的矩形,边缘锐利的 CTR,像栅栏一样隔开前后囊,使得晶状体上皮细胞更加难以迁徙到后囊,因而避免了术后 PCO 的发生。Nishi 在 60 位年龄相关性白内障患者的手术过程中植入了他设计的这款矩形截面 CTR,与不植入 CTR 的对照组相比,PCO 发生率明显减少。

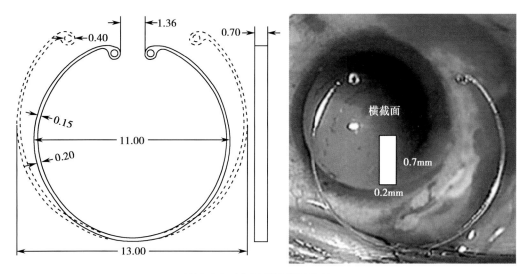

图 6-1-6　Nishi 矩形截面 CTR

(2)Henderson CTR:当需要在超声乳化前植入 CTR 时,CTR 会将一部分的核、皮质压迫在囊袋上,阻碍吸除。基于此,Henderson 设计了一款在标准 CTR 基础上改良的 Henderson CTR。如图 6-1-7 所示,环上有 8 个均匀分布的 0.15mm 的缺口,这些缺口处不与囊袋相接触,可以将该处的皮质较易吸除干净,然后再转动 Henderson CTR,将剩余部位的皮质吸除。作者还使用 Henderson CTR 和标准 CTR 进行了单盲随机病例对照研究,结果显示,Henderson CTR 组的平均手术时间、平均超声乳化时间、平衡液使用量均少于标准 CTR 组。

(3)封闭式可折叠囊袋环(closed foldable capsular rings,CFCR):标准 CTR 在旋转植入过程中会对囊袋赤道部和该位置的悬韧带产生拉扯。在植入过程中,可以看到撕囊口扩张并向着 CTR 植入方向变形,悬韧带可能会因为这过程中产生的剪切力或增加的张力而发生离断,少数病例中甚至会发生整个 CTR 掉入玻璃体腔的严重后果,这时还需要进一步手术将 CTR 取出。基于此,2005 年,Dick 设计了一款封闭式可折叠囊袋环(closed foldable capsular rings,CFCR)。如图 6-1-8 所示,CFCR 是一个由 16 个段结构组成的圆环,总直径为 10.20mm 和

9.90mm,蓝色部分为刚性 PMMA 段,黄色部分为亲水段,是由 HEMA、MMA 和 28% 水组成的合成材料制成。CFCR 可以折叠,也具有足够的硬度,有形状记忆能力,前后边缘为矩形,以减少后囊混浊,高 0.8mm,使得前囊和后囊无法接触,使囊袋保持张开状态。CFCR 可以用注射器植入,注入后无须额外操作即可自行展开成圆形。

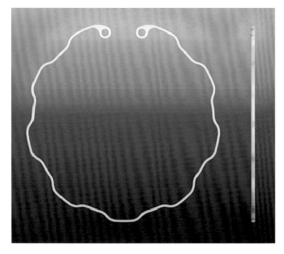

图 6-1-7　Henderson CTR

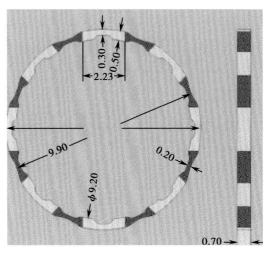

图 6-1-8　封闭式可折叠囊袋环

(4)改良囊袋张力环(modified capsular tension ring,MCTR):虽然 CTR 可以解决轻度晶状体不全脱位的问题,但是对于中重度的晶状体不全脱位或是进展性的悬韧带病变如马方综合征等,植入 CTR 依然无法使脱位晶状体完全复位。对此,Cionni 于 1998 年设计出了可以固定在巩膜上的 CTR——改良囊袋张力环(modified capsular tension ring,MCTR)。之后,很多学者也设计出了各种可以固定在巩膜上的囊袋张力装置。

如图 6-1-9 所示,MCTR 是在标准 CTR 的基础上,在环上增加 1~2 个固定的 PMMA 小钩,小钩前端有孔眼,小钩高出 CTR 环平面,孔眼用于穿缝线,通过这样一个固定钩可以将 MCTR 固定在巩膜上。

1)MCTR 的使用方法:与 CTR 类似,MCTR 可以在撕囊完成后的任何一步植入。在植入 MCTR 前,用带双针的 10-0 聚丙烯缝线穿过固定钩上的孔眼,两根针都从角膜主切口进入前房,朝向脱位的方向穿出睫状沟和巩膜,然后将 MCTR 主体通过主切口也送入前

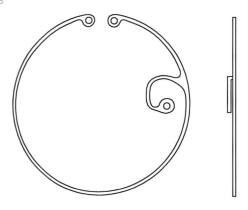

图 6-1-9　改良囊袋张力环

房,将张力环置于囊袋穹隆部,此时固定钩位于前囊前方,调节缝线松紧,使囊袋居中,然后将缝线在巩膜上打结,线结置于巩膜瓣下。Cionni 于 1998 年在 4 例晶状体不全脱位患者术中应用 MCTR,术后 IOL 居中稳定。

2）MCTR 的术后效果及相关并发症：2003 年，MCTR 的发明者 Cionni 等人随访了 90 例使用 MCTR 治疗先天性悬韧带病变引起晶状体不全脱位的患者，发现其中 80 例（88.9%）术后视力达到 20/40 以上，术后 1 年随访时，所有病例都保持 MCTR-囊袋-IOL 复合体居中。随访 1 年以上，9 只眼（10%）出现远期 10-0 聚丙烯缝线断裂，其中 6 只眼出现了有症状的人工晶状体偏位，出现偏位的平均时间为术后 17.84 个月，少数使用 9-0 聚丙烯缝线的患者未发现缝线断裂的情况。另外，随访过程中有 2.2% 的病例出现眼内压升高，3.3% 的病例出现持续性的虹膜炎症，1.1% 的病例出现视网膜脱离，20% 的病例出现 PCO。

Li 收集了 1992—2015 年间发表的使用 MCTR 的不全脱位手术病例，共 320 例手术纳入统计。儿童的晶状体不全脱位以先天性悬韧带病变为主，而成人外伤性不全脱位较多。统计结果显示，在不全脱位手术中使用 MCTR，明显提高了术后 CDVA（corrected distance visual acuity）优于 20/40 的患者的比例。但是儿童患者无论是术前还是术后，CDVA 高于 20/40 的比例都比成年患者低，原因是晶状体不全脱位会导致严重的屈光不正和屈光参差，对于儿童会导致弱视。因此，对于儿童患者，及时治疗晶状体不全脱位和弱视是达到良好预后视力的关键。PCO 是最常见的术后并发症，发生率分别为成年人 25.6%，儿童 74.7%。成年人和年龄较大的儿童发生术后 PCO，可以通过 YAG 激光处理，而年龄过小的儿童无法行 YAG 激光，只能二次手术。PCO 不及时处理会导致儿童弱视，故晶状体不全脱位患者术后需密切随访，及时发现 PCO 并及时处理。其他常见的术后并发症有眼内压升高、缝线断裂、持续的葡萄膜炎。有关于缝线断裂的问题，我们下文将详细讨论。

（5）Malyugin CTR：MCTR 由于环上有 1~2 个小钩，无法使用注射器植入眼内，所以需要做一个较大的切口，用镊子将 MCTR 植入眼内。为了能通过微切口植入 MCTR，Malyugin 设计了一款新的 Malyugin CTR，他的设计思路就是将 MCTR 上的固定钩移到张力环的一端，这样整个装置可以完全放进注射器，可以通过 2.2mm 切口植入。如图 6-1-10，位于张力环一端的固定钩位于张力环平面前方，类似猪尾巴。Malyugin 在 15 例晶状体不全脱位患者中应用该装置，术后效果良好，未见严重并发症。

（6）囊袋张力带（capsular tension segment，CTS）：CTS 由 Ahmed 发明，也称为 Ahmed CTS，是一段直径 4.5mm 或 5mm 的 120°PMMA 圆弧，同样有 1 个固定钩，见图 6-1-11。CTS 的适应证和 MCTR 相似，适用于中重度晶状体脱位和进展性悬韧带病变。不同于 MCTR，CTS 可以用于间断撕囊，前囊破裂或后囊破裂的情况，因为 CTS 不会产生一个 360° 的离心力，在适当位置植入不会使破裂的囊口继续扩

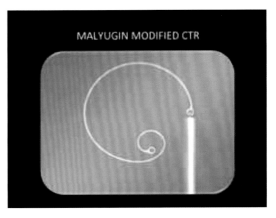

图 6-1-10　Malyugin CTR

大。如果有需要,囊袋内可以植入多个 CTS。由于 CTS 提供的是一个横向的力,当囊袋需要一个 360° 的支持力时,CTS 要和 CTR 或 MCTR 合用才可以。CTS 也可以用于临时性术中稳定囊袋,在手术完成前取出。

(7)双钩 CTS:Singh 等人设计了一款新的 CTS,如图 6-1-12 所示,有 2 个固定钩,可以把张力分散到两个点上,避免单钩在与撕囊口接触处产生过大的张力,减少前囊撕裂的风险。而且有两点固定于巩膜上,还可以减少 IOL 的倾斜。Singh 将该款 CTS 用于 4 例不全脱位手术,均取得良好效果。

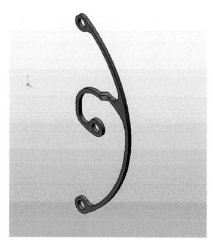

图 6-1-11　CTS

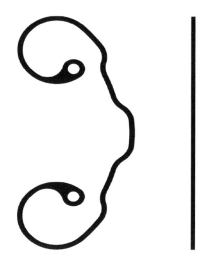

图 6-1-12　双钩 CTS

(8)改良 T 形囊袋拉钩(modified capsular expander,MCE):T 形囊袋拉钩只能用于术中临时性维持囊袋稳定,手术结束前即取出。2009 年,T 形拉钩的发明者 Yaguchi 在原有基础上作出改良,设计了永久固定型的 T 形囊袋拉钩(modified capsular expander,MCE)。如图 6-1-13 所示,MCE 由 15mm 弯针和一段 50mm 的 5-0 聚丙烯缝线组成,缝线尾端分叉,形成一个 3.75mm 的 T 形形支脚,前端在 1.25mm 处转折,形成一个弯钩。撕囊完成后,在悬韧带病变处角巩膜缘后 1.5mm 处做一个巩膜瓣,在巩膜瓣对侧做一个 1.0mm 角膜切口,弯针从角膜切口进入前房,向着对侧睫状沟方向前进,将一根 25G 针从巩膜瓣下穿入,用于引导,从前房将弯针引导穿出巩膜,MCE 的 T 形结构折叠后,在弯针牵引下从角膜切口进入前房,随针前进,弯钩钩住撕囊口,T 形支脚贴住囊袋赤道部,调整 MCE 的松紧,使得不全脱位的囊袋居中,然后用热灼设备将残端熔成一个圆头,像一个塞子一样固定在巩膜上,最后用巩膜瓣盖住残端,缝合巩膜瓣。术者可以根据脱位的严重程度使用合适数量的 MCE。Yaguchi 在术中,180° 的脱位使用了 1~2 个 MCE,270° 的脱位使用了 3~4 个 MCE。使用 MCE 的 11 个晶状体不全脱位病例随访 2 年以上,IOL 居中性良好,未出现严重术中及术后并发症。

MCE 的优点:MCE 可以通过微小角膜切口(0.8~1.0mm)植入,切口越小导致的角膜散光越小,术后恢复也越快,而且 MCE 无须在囊内转动,因此不会对悬韧带施加拉扯的力量,避免了在囊袋张力装置植入过程中对悬韧带造成进一步的伤害,而 MCTR 植入技术更困难,在放置和缝合的过程中容易发生囊袋撕裂,而且 MCE 由 5-0 prolene 固定在巩膜上,不容易发生断裂。

(9)Assia 囊袋锚(capsular anchor):2007 年,以色列的 Assia 医生设计了一款新的用于晶状体不全脱位的囊袋张力装置——囊袋锚(capsular anchor)。如图 6-1-14 所示,囊袋锚是一款由 PMMA 材料制成的单平面回形针样装置,有两个侧柄用于抓住撕囊口,中心柱远端和近端分别有一个直径 0.4mm 的孔用于穿线,基部还有侧臂,囊袋锚大小为 3.05mm×2.48mm×0.20mm,可以通过 3.0mm 角膜切口植入。

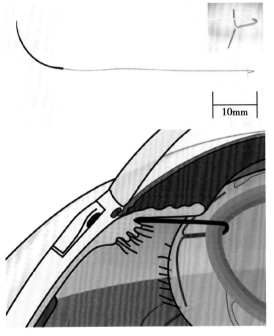

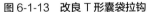

图 6-1-13　改良 T 形囊袋拉钩

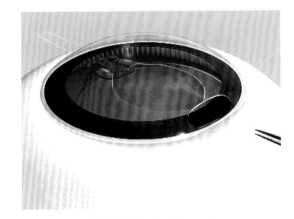

图 6-1-14　Assia 囊袋锚

2009 年,Assia 医生首次将囊袋锚用于临床晶状体不全脱位手术。常规准备工作完成后,做 3.0mm 的角膜切口,然后行 CCC,根据悬韧带病变的情况,选定巩膜固定的位置,带双直针的 9-0 或 10-0 的聚丙烯缝线一头从巩膜穿入,在对侧 27G 针引导下从角膜切口穿出,缝线环绕囊袋锚的中心柱远端或穿过远端的小孔,再原路返回穿出巩膜,接下来进行水分离松解前囊膜与皮质,将缝线往回收,夹持囊袋锚通过角膜切口送入前房,将两个侧柄置于撕囊口前囊后方,中心柱置于前囊前方,侧柄钝性前端接触囊袋赤道部,调整缝线松紧使囊袋居中,固定缝线,然后进行超声乳化,植入人工晶状体等后续步骤。

囊袋锚可以在 CCC 完成后的任意步骤植入,即超声乳化前后或 IOL 植入前后都可以植入囊袋锚。另外,在植入前,可以在靠近侧柄处的小孔穿一根安全缝线,以防囊袋锚在植入过程中滑脱掉落,甚至通过缺损的悬韧带间隔掉入玻璃体腔。Assia 医生在 4 例晶状体不全脱位患者中应用囊袋锚,手术均成功,1 年后随访 IOL 仍稳定居中,视力均达到 20/25 以上。囊袋锚应用的远期效果及并发症还有待更长时间的随访观察。

(10)囊袋辅助装置的联合使用:与 CTS 类似,囊袋锚不能对囊袋提供环形支撑,Assia 建议囊袋锚也可以和 CTR 联合使用,既提供对囊袋的环形支撑,又可以将囊袋与巩膜相固定。即可行囊袋锚或 CTS 通过缝线固定于巩膜来稳定囊袋,同时囊袋内可植入标准 CTR,对于先天性晶状体脱位的患儿可能是一个更加安全有效的手术方法,操作上有一定优势,但总体价格较高。

(六)囊袋张力装置巩膜固定的缝线断裂问题

目前,MCTR 和 CTS 巩膜固定最常用的方法是缝线固定,最常用的缝线是聚丙烯缝线,10-0 和 9-0 的都有使用。Cionni 的研究显示,MCTR 治疗晶状体不全脱位随访 1 年以上的病例中,10% 出现远期 10-0 聚丙烯缝线断裂,其中 67% 出现了有症状的 IOL 不全脱位,出现脱位的平均时间为术后 17.84 个月。在 Li 统计的 320 例病例中,有 11 例出现缝线断裂,其中 9 例是 10-0 聚丙烯缝线,2 例是 9-0 聚丙烯缝线。Vote 等人一项平均随访时间为 6 年的研究显示,用于眼科手术的 10-0 聚丙烯缝线断裂率为 27.9%,Asadi 和 Kheirkhah 的一项类似研究中发现,10-0 聚丙烯缝线断裂率为 24.0%,平均随访时间 7 年。

Price 等人对 5 例晶状体脱位 IOL 植入术后再脱位的患者进行了研究,这些患者再脱位的时间为 7~14 年不等,首次不全脱位手术时都使用 10-0 聚丙烯缝线将人工晶状体固定在巩膜上。将缝线取出后在光学显微镜下观察,发现线结均未松开,脱位是由于缝线断裂造成,嵌入巩膜组织部分的缝线表面可以观察到材料的降解和断裂。Drews 使用扫描电镜观察曾用于虹膜固定的聚丙烯缝线,可见缝线表面出现裂纹与剥落,时间越长,这种变化越明显,且当聚丙烯缝线包埋在代谢活跃的组织当中时,降解速度明显加快。

缝线相关的炎症及远期发生断裂引起的 IOL 偏中心甚至 IOL 脱位一直是一个公认的问题。学者们为了解决这一难题作出了各种尝试。

1. 9-0 聚丙烯缝线 Cionni 建议所有 MCTR 使用强度更大的 9-0 聚丙烯缝线或 8-0 Gore-Tex 缝线固定。

2. Gore-Tex 缝线

(1)Gore-Tex 缝线安全性:Gore-Tex(聚四氟乙烯)缝线在眼科中属于超适应证应用,但在之前 Gore-Tex 缝线在心脏瓣膜手术和血管外科手术中已经有很多年的应用经验,多年随访也证实了 Gore-Tex 缝线是一种不可生物降解、耐用、弹性良好的材料。Khan 等人对 85 例使用 Gore-Tex 缝线进行 IOL 巩膜固定的病例进行随访,平均随访时间 1 年,未发现 Gore-Tex 缝线断裂及缝线相关的持续的术后炎症反应。Gore-Tex 缝线应用于巩膜固定的远期效果和安全性还有待更长时间的观察。

（2）一种新的 Gore-Tex 缝线巩膜固定的方法：使用 Gore-Tex 缝线依然存在困难，它的带针直径过粗，弯曲弧度过大，针本身又很小，在巩膜固定时很难使用。2018 年，Chee 设计了一种缝线圈套技术来固定 Gore-Tex 缝线。

如图 6-1-15 所示，首先将 1ml 注射器的针头取下，将 10cm 的 7-0 Gore-Tex 缝线一端穿入针芯内，从针尖穿出，再将针头套回注射器，将针头从中段折弯，备用。这就是一个自制的圈套器。将 CTS 或 MCTR 植入后，固定孔眼上已经穿上 Gore-Tex 缝线，根据晶状体不全脱位的方向确定巩膜固定的位置，在该处角巩膜缘外 1.75mm 处做 Hoffman 巩膜袋，将圈套器针头扎入，用一个线钩从主切口位置进入，将针芯中的线钩出主切口外，形成一个圈套环，将一端缝线穿过圈套环，对侧注射器拔出，通过圈套环将缝线一端从巩膜切口带出，重复操作，将另一端 Gore-Tex 缝线也从巩膜切口带出，调整缝线松紧使囊袋居中，接下来将 MCTR 或 CTS 所带的缝线在巩膜外打结固定，用巩膜瓣覆盖，再完成其他操作。这种缝线圈套技术可以避开使用针进行巩膜固定。

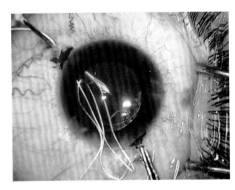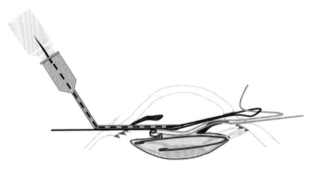

图 6-1-15　Gore-Tex 缝线巩膜固定法

3. 使用纤维蛋白胶无缝线固定的方法

（1）一种新的囊内半环装置：2012 年，Jacob 设计了一款用于晶状体不全脱位手术的囊内半环段，类似于 CTS，但不使用缝线进行巩膜固定，而是用纤维蛋白胶固定在巩膜上。该装置用 IOL 襻材料（聚偏氟乙烯，polyvinylidene fluoride，PVDF）制成，如图 6-1-16 所示，是一个由一段 PVDF 材料折叠而成的有两个圆轴、一个长环和两端长线组成的一个半环装置。同样可在撕囊完成后任意时机植入，半环放置在囊袋穹隆处，一端经撕囊口前方，从巩膜切口用镊子取出，插入 26GA 针制作的巩膜隧道中，再用纤维蛋白胶闭合巩膜瓣。Jacob 将该装置用于 4 名脱位患者，随访 5 周均取得良好效果。

（2）CTR 联合囊袋拉钩无缝线固定：2014 年，Jacob 又发明了一种 CTR 联合囊袋拉钩治疗晶状体不全脱位的手术方法，同样使用纤维蛋白胶进行巩膜固定，注意该方法中囊袋拉钩是永久保留在眼内不取出的。固定方法类似于其之前发明的囊内半环装置的固定方法。如图 6-1-17，根据脱位情况选定巩膜固定位置，做巩膜切口，囊袋拉钩从巩膜切口植入，超声乳化和吸除完成后植入 CTR,将囊袋拉钩调整到合适位置,修剪到合适长度后插入巩膜隧道,然后用纤维蛋白胶闭合巩膜瓣。Jacob 将该方法用于 7 例患者,随访 4 个月效果良好,无严重并发症。由于囊袋拉钩可以提供的张力有限,当脱位比较严重时,需要多个囊袋拉钩才能维持囊袋的居中。

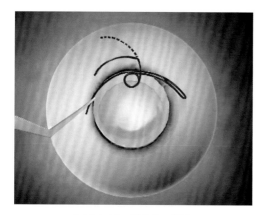

图 6-1-16　囊内半环装置

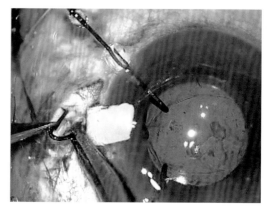

图 6-1-17　CTR 联合囊袋拉钩无缝线固定

4. 一种用 IOL 襻进行巩膜固定的方法　2017 年,Canabrava 发明了一种新的无须缝合的 MCTR 和 CTS 的巩膜固定方法。如图 6-1-18 所示,将三片式人工晶状体的襻(3-0 聚丙烯缝线)取下,将襻的一端加热熔成一个粗的头端,另一端穿过 CTS 或 MCTR 固定钩上的孔眼,做成一个 CTS/MCTR- 襻复合体,将复合体小心植入囊袋内悬韧带病变位置,在该处角巩膜缘后 2mm 处穿入一根 30G 的针作引导针,用 23G 的镊子将襻的另一端放入针芯内,将针抽出,同时将襻带出到巩膜外,调整好位置后将襻剪断,断端用相同的热熔方法熔成一个膨大的头端,用镊子将襻的头端插入巩膜内。Canabrava 已经将该方法用于临床晶状体不全脱位手术,患者术后随访 3 个月未出现并发症。其远期效果还有待观察。该方法无须缝合,巩膜固定用的 IOL 襻强度足够,是一种新的尝试。

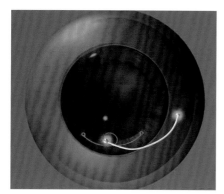 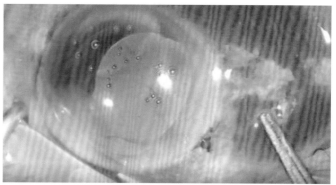

图 6-1-18　用 IOL 襻进行巩膜固定法

(七) 小结

晶状体不全脱位手术从单纯的晶状体摘除到今天在各种囊袋辅助装置帮助下完成的保留囊袋的后房型人工晶状体植入术,术后效果大幅提高,并发症明显减少。囊袋辅助装置巩膜缝线固定远期出现的缝线断裂导致的人工晶状体不全脱位依然是目前难以解决的问题,学者们提出的创新的方式方法还有待更长时间的随访来证明。相信未来会有更多装置和手术方法的创新使得晶状体不全脱位手术更加安全有效。

综上所述,随着手术方法的日新月异,各种囊袋辅助装置的发展和应用,晶状体不全脱位的手术治疗将变得更加安全和可靠。眼科医生应根据术前的临床评估结果和患者的年龄特点等选择手术方法,把握各种方法的优缺点,权衡利弊,以期获得最佳的治疗效果。

第二节　晶状体不全脱位的手术策略

晶状体不全脱位常因先天发育异常、外伤和炎症变性牵拉引起,临床上以前两者居多。传统治疗主要为晶状体摘除、前段玻璃体切除联合人工晶状体(intraocular lens,IOL)巩膜、虹膜缝线固定或虹膜夹 IOL 植入术,但玻璃体视网膜并发症较高。近年来,改进的焦点集中在最大限度保留和重塑囊袋悬韧带隔,以减少玻璃体视网膜相关并发症的发生。随着手术技术的提高和囊袋辅助器械如囊袋拉钩、囊袋张力环、囊袋张力带、囊袋锚以及飞秒激光辅助的超声乳化白内障手术的应用,晶状体不全脱位手术更加微创和可控,术中、术后并发症逐渐减少,患者的视功能不断提高。

1. 术前评估

(1)全身情况评估:先天性晶状体不全脱位需要注意是否伴有全身系统发育异常。在婴幼儿中以代谢性疾病为主,稍大儿童与成人则以马方综合征常见。马方综合征是一种常染色体显性遗传性结缔组织病,除眼部特征性表现外,骨骼系统表现主要包括身材瘦长、脊柱侧弯、细长指(趾)、胸壁畸形(漏斗胸或鸡胸)、蜘蛛脚样指(趾)、韧带松弛、异常关节运动等;心血管系统表现主要有主动脉根部及升主动脉进行性扩张所导致的主动脉瓣关闭不全及夹层主动脉瘤,二尖瓣关闭不全、脱垂及主动脉瓣反流等。易与马方综合征混淆的是同型胱氨酸尿症,该病除马方综合征表现外,常伴有骨质疏松和全身血栓形成趋势、智力缺陷、癫痫等。眼部表现为双侧对称性晶状体脱位,以鼻下方多见,可合并先天性白内障、视网膜脱离和无虹膜症等病变。尿液硝普盐试验及氨基酸自动分析仪测定血中同型胱氨酸含量可以明确诊断。晶状体不全脱位围术期有引起心脏意外甚至死亡的报道。因此,此类患者需要重视全身情况对于眼科手术的影响,防止发生手术意外。

(2)眼部评估:伴有眼部其他发育异常的晶状体不全脱位常伴有小球形晶状体、晶状体缺损、虹膜缺损或无虹膜症、瞳孔异位等病变；外伤性晶状体不全脱位一般有明确的外伤史，多为单侧，且常伴有外伤性白内障、虹膜根部离断、房角后退、继发性青光眼或视网膜震荡伤等其他眼部外伤病变；自发性晶状体不全脱位炎症引起者见于眼内炎或全眼球炎，长期慢性虹膜睫状体炎；变性引起常见于视网膜色素变性、视网膜脱离、高度近视、过熟期白内障、假性囊膜剥脱综合征、铁或铜锈症；机械性拉长见于牛眼、葡萄肿或眼球扩张；也可见于其他眼内病变的牵拉或推拉，如睫状体炎症粘连、永存性原始玻璃体增生症、玻璃体条索、眼内肿瘤等。

（3）晶状体不全脱位程度评估：药物瞳孔散大后，脱位占瞳孔面积的 1/4 以下为轻度，1/4~1/2 为中度，1/2 以上为重度。

（4）影响手术疗效的危险因素评估：重度晶状体不全脱位、玻璃体脱入前房、继发性青光眼、进展性晶状体不全脱位、晶状体向眼后部脱位、伴有眼前后段其他损伤等情况往往预示手术复杂、术后疗效欠佳。

（5）晶状体不全脱位病变性质评估：根据晶状体不全脱位病变性质，一般分为静止性和进展性。马方综合征、假性剥脱综合征等疾病引起的晶状体不全脱位属于悬韧带进展性病变，随时间延长而逐渐加重，除非病变较轻，原则上应使用改良囊袋张力环（modified capsular tension ring；MCTR）植入，以获得长期的晶状体囊袋固定。

（6）晶状体悬韧带离断部位和范围的判断：①前囊附着悬韧带松弛或离断：患眼往往出现前房变浅、晶状体前移、晶状体增厚、闭角型青光眼、晶状体前曲率大、近视加深、IOL 植入后近视漂移；②后囊附着悬韧带松弛或离断：患眼往往出现前房加深、晶状体后移、远视加深、虹膜囊膜粘连、虹膜后移成角皱褶、虹膜晶状体震颤、IOL 植入后远视漂移；③局限性的悬韧带松弛或离断：患眼往往出现晶状体源性近视散光、扩瞳后晶状体赤道部折光、发暗或发亮弧线、较大的晶状体慧差；④广泛的悬韧带松弛或离断：患眼往往出现自然瞳孔下晶状体虹膜震颤、大瞳减弱、晶状体厚度大直径减小、前囊皱褶加压明显、调节力下降、前囊穿刺皱褶、散光、前囊纤维化皱褶、悬韧带拉长断裂、囊袋完好飘动性大、后囊皱褶容易被 I/A 头吸住；⑤术中悬韧带离断的判断：往往出现在过度术中器械操作，或转核后核又回到原位，或钩核或吸引核或皮质注吸出现清晰透亮边缘，或多重囊袋边缘皱褶，或小核块或皮质出现在后囊下。

2. 手术设计 保留和重塑囊袋悬韧带隔，必须保证有一个完整的环形撕囊、术中良好的囊袋固定、恰当的核去除方式、术后长期有效的囊袋固定。

（1）环形撕囊：完整的大小合适的环形撕囊是完成晶状体吸除、囊袋张力环（capsular tension ring；CTR）或 MCTR 联合 IOL 囊袋内植入术的关键。如环形撕囊失败，囊袋便无法获得长期稳定。晶状体不全脱位的撕囊非常具有挑战性，尤其在婴幼儿和儿童患者，首先黏弹剂适当充填前房，过多晶状体向后移位，不便操作，过少容易裂向周边，其次必须用锋利的针头划开前囊膜，如囊袋无张力，可用两个 1ml 注射器针头对冲法刺开囊膜，再在显微玻璃体镊的帮助下完成撕囊。如晶状体混浊明显,可用锥虫蓝等进行囊膜染色,但不能常规前房注射,以免因染色剂渗入玻璃体腔,影响可视性,可在黏弹剂下注入几滴染色剂做囊膜染色,但可能染色不太均匀。对于晶状体脱位侧向移位不太严重病例,飞秒激光辅助的白内障手术也许是非常理想的,飞秒激光前囊切开利用微等离子爆破效应切开囊膜,并不依赖于囊袋的张力,而且大小和位置可以调节,成功率高。

(2)囊袋术中稳定:囊袋拉钩、囊袋张力环、囊袋张力带、囊袋锚术中植入,可起到稳定囊袋并相对居中的作用。

虹膜拉钩可钩住撕囊口、囊袋拉钩更有撑起晶状体囊袋的作用,同时提供了良好的手术视野和操作空间,减少小瞳孔的影响,使晶状体吸除、CTR 植入和 IOL 植入等操作更为简便和安全。还可维持术中晶状体囊袋居中,避免悬韧带进一步损伤,减小术中对玻璃体的扰动,避免玻璃体脱出,减少术中和术后并发症。悬韧带断裂 <90° 用 1~2 个拉钩,90°~120° 用 2~3个拉钩,120°~180° 用 3~4 个拉钩。虹膜拉钩辅助完成白内障超声乳化,效果良好,晶状体脱位范围小者更安全,但由于虹膜拉钩弧度大、拉钩臂短且末端锋利,手术技巧欠熟练的医生有可能在术中因虹膜拉钩而使囊膜撕裂。而囊袋拉钩臂长且末端膨大钝圆,对于晶状体脱位范围大者更合适。近来使用的 MST 囊袋拉钩、改良 T 形囊袋扩张器则效果更好,但操作略复杂。

囊袋张力带(capsular tension segment,CTS)是由 PMMA 材料制成的一个 120° 开环,环中有柄,柄头有孔,可由该孔通过缝线固定于巩膜。它对晶状体囊袋赤道部的张力比 CTR 小。囊袋锚由 PMMA 材料制成,是由一支主柄以及"四肢"构成的如同锚一样的辅助器械。囊袋锚通过与主柄平行的"两肢"钩住撕囊口(与撕囊口内侧相贴),主柄从上方压住前囊膜(与撕囊口外侧相贴),再通过缝线绕过与主柄平行的"两肢",固定于巩膜,从而在悬韧带松弛或离断处稳定囊袋,部分代替悬韧带的作用。

(3)囊袋长期稳定:囊袋张力环作为独立于人工晶状体之外的一种晶状体囊袋内植入物,最早出现于 1991 年。随着张力环的不断改进,CTR 在白内障超声乳化术中发挥越来越重要的作用。标准 CTR:德国 Morcher 环,镊子植入;荷兰 Ophtec 环或奥地利 Croma 环,注入器植入;MCTR 为传统张力环上加 1 个或 2 个 PMMA 的巩膜固定钩,钩从环中央向前伸出形成第二平面并转向周边,环的末端预置一孔眼可绕过囊袋边缘行巩膜固定,不破坏囊袋完整性。

CTR 或 MCTR 植入后,优点是对于局限性悬韧带松弛患者,可帮助重新分配机械压力,如刻槽时把压力分布到悬韧带较强的区域,使超声乳化手术安全实施;对于悬韧带广泛松弛患者,可维持囊袋的轮廓,产生向外周扩张的张力,并对抗囊袋收缩产生的向心性牵引力,有助于术后保持 IOL 位置长期稳定,同时也有一定的后囊膜混浊预防作用。CTR 适用于虹膜晶状体震颤、90° 或 120° 以下晶状体悬韧带断裂患者。MCTR 适用于 120° 以上较为严重或进展性晶状体悬韧带病变、晶状体不全脱位患者。

术中CTR植入时机极为重要,如术前发现有悬韧带脆弱松弛,晶状体和虹膜震颤,在囊膜划开或撕囊时,前囊膜出现明显皱褶或晶状体轻度移位,如核较软,估计手术进展顺利,可在超声乳化后或皮质注吸后植入CTR,否则建议撕囊或水分离后植入;如发现晶状体不全脱位,可用拉钩固定囊袋下直接超声乳化或超声乳化前先CTR或MCTR植入再手术,双钩MCTR植入由于有2个突出的固定钩,一定程度上会影响晶状体乳化等眼内操作,单钩MCTR相对方便些。对于放射状前或后囊膜撕裂则禁忌植入CTR,存在可能脱位以及玻璃体脱出的风险。

晶状体不全脱位手术也可行CTS或囊袋锚通过缝线固定于巩膜稳定囊袋,同时囊袋内植入标准CTR,操作上有一定优势,国内目前CTS或囊袋锚尚未批准使用。

巩膜固定缝线国内多采用10-0聚丙烯缝线,但5~10年后有降解断裂风险,建议采用单针双股10-0或9-0聚丙烯缝线套结固定,国外多采用9-0聚丙烯缝线或7-0聚四氟乙烯缝线,稳定性更好。

(4)超声乳化:伴有松弛囊袋的晶状体超声乳化是极为困难的,少量的多次水分离或水分层,甚至注入弥散性黏弹剂分离是必要的,年轻患者核及皮质可以直接I/A吸除,软核如能倾斜甚至脱出囊袋最为理想,直接倾斜翻转法超声乳化吸除;较硬核最好使用劈核技术,减少对晶状体悬韧带的损伤。劈核技术比刻槽或分核技术更有优势,因为它施加在晶状体悬韧带上的压力更小。超声乳化的参数设置为较高能量、低流量、低灌注、低负压。皮质注吸有时也对悬韧带产生较大的威胁,无晶状体核支撑的囊袋抽吸皮质的力量可使脆弱的悬韧带断裂,推荐对皮质行切线方向的牵引注吸,而非向心性的拉扯。部分病例可在CTR/MCTR植入以后吸皮质,囊袋会更加稳固,但CTR/MCTR植入后皮质注吸会比较困难。

3. 飞秒激光辅助手术 飞秒激光在撕囊、制作角膜切口和裂解晶状体核方面有显著的优势,比传统超声乳化吸除术有更高的精密度。对于悬韧带病变如马方综合征、假性剥脱综合征,外伤导致悬韧带离断的患者,手术中撕囊是最具有挑战性的一个步骤,可能会进一步导致悬韧带损伤,如撕囊失败,术中囊袋辅助装置无法应用。飞秒激光撕囊不依赖于悬韧带的支持,而通过微等离子体爆破创造一个圆形切开口,明显降低悬韧带损伤的风险。有研究报道飞秒激光辅助白内障术中和后囊膜发生并发症的风险和手术的安全性与传统超声乳化吸除术相当,也有研究报道飞秒激光辅助手术并发症更少。飞秒激光辅助的碎核技术使核的乳化较手工劈核更安全。但对于瞳孔难于散大、前房极浅、晶状体严重倾斜或移位患者禁忌使用。

随着手术技术的提高,各种囊袋辅助器械、飞秒激光辅助的超声乳化白内障手术以及新型功能性人工晶状体的应用,晶状体不全脱位手术将变得更加容易、安全。对于各种治疗手段,术者应根据眼部具体情况个性化地加以选择,以期获得最佳的治疗效果,最大限度恢复患者的视功能。

第三节　各类晶状体不全脱位的手术治疗

一、先天性晶状体不全脱位

先天性晶状体不全脱位一般分为单纯性晶状体不全脱位、伴有眼部其他发育异常的晶状体不全脱位和伴有全身系统发育异常的晶状体不全脱位。不管什么原因,晶状体不全脱位手术的原则基本相同,但需要注意合并的眼部其他情况或全身情况对手术造成的影响,比如:伴有眼部其他发育异常的晶状体不全脱位患者可能瞳孔很小,无法散大,需要术中加用药物散瞳或机械散瞳;马方综合征患者全麻有潜在的心血管意外风险,需要麻醉科医生关注;口服抗凝药物的患者需要术前调整抗凝药物的使用,术中术者要小心患者凝血障碍导致的出血过多。

(一) 非手术治疗

对晶状体尚透明、未引起严重并发症的晶状体不全脱位或玻璃体腔脱位者,可密切随访。晶状体源性屈光不正可通过框架眼镜或角膜接触镜矫正,以获得部分有用视力。

但必须和患者及家属解释:先天性晶状体不全脱位大多属进展性悬韧带疾病,晶状体不全脱位往往随时间延长而逐渐加重,理论上讲,越早手术安全性越大,但毕竟手术有一定的不确定性及并发症概率。因此,何时手术必须斟酌患者及术者情况,权衡利弊,作出决定。

(二) 手术治疗

根据脱位范围及性质不同,晶状体位置异常可细分为晶状体全脱位与不全脱位,或先天性与后天性,静止性与进展性,其手术处理方法也相应有所不同。因此,术前仔细询问病史,充分扩瞳后行裂隙灯检查,借助超声生物显微镜发现晶状体脱位范围及有无玻璃体脱出等情况,有助于手术方式的选择。一般手术适应证为:①因晶状体位置异常导致视力严重下降,无法戴镜矫正,且伴有晶状体混浊;②因晶状体位置异常导致瞳孔阻滞性青光眼;③小瞳孔和扩瞳下最佳矫正视力 <0.3,或虽矫正视力 >0.3,但因高度散光无法戴镜;④双眼晶状体不全脱位程度不一,出现严重的屈光参差。

1. 无核或软核的先天性晶状体不全脱位手术　首选方法:超声乳化白内障吸除联合改良囊袋张力环(modified capsular tension ring,MCTR)植入术。

术前常规复方托吡卡胺滴眼液扩瞳,儿童全麻,成人 2% 利多卡因球后注射麻醉联合表面麻醉。行 2.6mm 透明角膜切口,5~5.5mm 左右连续环形撕囊,2~4 个囊袋拉钩钩住撕囊边缘,尽量使晶状体囊袋居中,水分离,I/A 吸除核及皮质,黏弹剂充填,带 10-0 聚丙烯缝线双弯针固定在 MCTR 的 1 个或 2 个固定钩上,植入 MCTR,并调整其位置,缝线固定于角膜缘后 1.5~2mm 巩膜层间,来回潜行 4~5 次,拉紧缝线,使囊袋位置居中,囊袋内植入 IOL,吸除黏弹剂,BSS 形成前房,切口缝合(图 6-3-1)。部分晶状体不全脱位比较明显的患者,在连续环形撕囊或核乳化后直接植入 MCTR,以减少手术操作对悬韧带的进一步损伤。

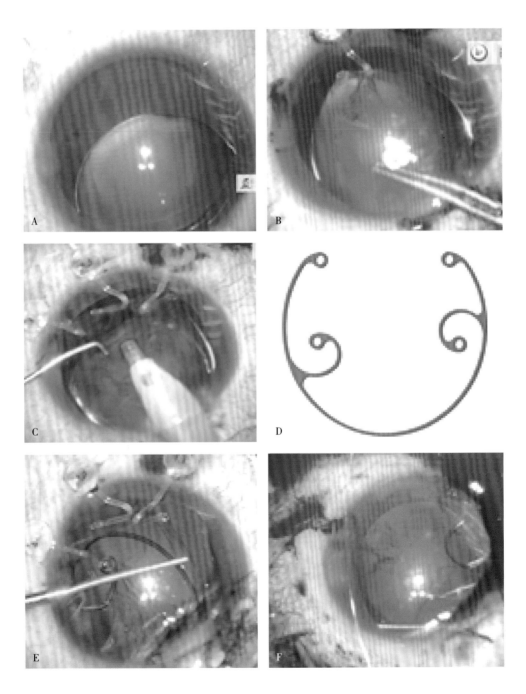

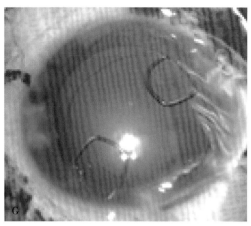
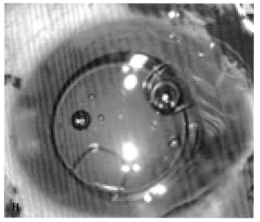
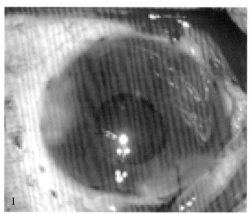

图 6-3-1　马方综合征晶状体不全脱位手术术中照片

A. 左眼鼻上方 230° 晶状体不全脱位,悬韧带拉长松弛;B. 囊袋拉钩辅助下行脱位晶状体前囊膜环形撕囊;C. 三个囊袋拉钩支撑下行晶状体核及皮质吸除;D. 术中拟植入的 Morcher 2L 型 MCTR;E. 皮质吸出后囊袋内植入 MCTR;F. MCTR 植入囊袋后,巩膜 10-0 聚丙烯缝线固定;G. 拉紧巩膜固定的 MCTR,囊袋居中;H,I. 手术结束,MCTR 及 IOL 位置居中,缩瞳

　　改良囊袋张力环(MCTR)植入术的巩膜瓣制作方法:于晶状体不全脱位相应处角巩膜缘剪开球结膜,角膜缘后 2mm 处做一个三角形的板层巩膜瓣,聚丙烯缝线穿过板层巩膜、虹膜后方,经瞳孔缘从角膜隧道切口出针,剪断缝线,用此聚丙烯缝线结扎在囊袋张力环的固定钩,囊袋张力环植入囊袋后,将板层巩膜端聚丙烯缝线拉紧至囊袋居中并结扎固定缝线于板层巩膜上,巩膜瓣复位,用 10-0 尼龙缝线缝合巩膜 1 针。

　　注意事项:①撕囊口的连续性较为重要,任何导致囊袋口撕裂、锯齿形成、囊袋过度损伤的因素都可能造成手术失败或术后人工晶状体和 MCTR 脱位,非连续环形撕囊的病例禁止植入 MCTR;②先天性晶状体不全脱位大多属于晶状体悬韧带进展性病变,原则上应使用 MCTR 植入来固定晶状体囊袋;③彻底的水分离非常重要,可减少在乳化核及吸出皮质时因粘连而致的悬韧带断裂范围扩大;④ MCTR 与标准 CTR 相比,可更好地维持晶状体囊袋居中和人工晶状体囊袋内稳定性,并可避免进行性加重的晶状体悬韧带异常导致的术后人工晶状体明显脱位,同时可更好地抵抗晶状体囊袋纤维化、皱缩以及晶状体上皮细胞增生移行引起的

CTR 移位,更适用于年少患者。标准无缝合固定钩的 CTR 治疗进行性悬韧带病变的晶状体不全脱位,虽然可能取得较好的近期效果,但远期效果仍有待证实,需根据脱位范围谨慎应用,以免引起远期囊袋 -CTR- 人工晶状体复合体偏位,甚至完全脱位于玻璃体腔,除非用聚丙烯缝线预先固定于标准 CTR,再穿过晶状体囊袋赤道部固定于睫状沟,但手术中易发生晶状体囊袋撕裂,裂至后囊膜,且 CTR 的受力可能不均,对术者技术要求较高,除特殊情况外,一般不推荐应用。

【典型病例手术视频】

视频 6-3-1~6-3-3 : 先天性晶状体不全脱位。

手术方式:晶状体吸除 + 单钩 MCTR 联合 IOL 植入术。

手术视频关注要点:囊袋拉钩辅助下小心 CCC;单钩 MCTR 植入;聚丙烯缝线 Z 字形巩膜层间固定。

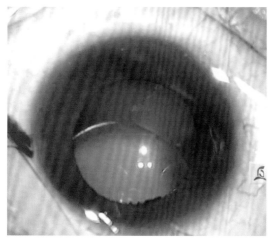

视频 6-3-1　先天性晶状体不全脱位

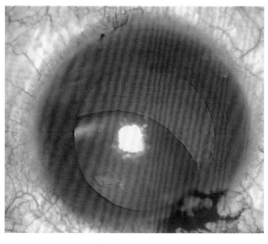

视频 6-3-2　先天性晶状体不全脱位

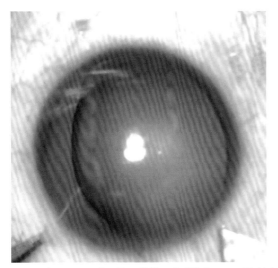

视频 6-3-3　先天性晶状体不全脱位（CCC 后先植入 MCTR）

视频 6-3-4,6-3-5：先天性晶状体不全脱位。

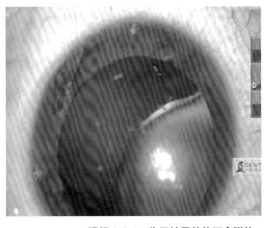

视频 6-3-4　先天性晶状体不全脱位

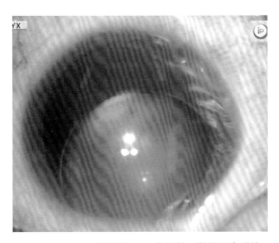

视频 6-3-5　先天性晶状体不全脱位

手术方式：囊袋拉钩下晶状体吸除＋双钩 MCTR 联合 IOL 植入术

手术视频关注要点：由于脱位范围较大，CCC 是关键；双钩 MCTR 植入；聚丙烯缝线巩膜层间固定。

视频 6-3-6：重度先天性晶状体不全脱位。

手术方式：囊袋拉钩下晶状体吸除＋单钩 MCTR+IOL 植入术。

手术视频关注要点：残存悬韧带力量强；囊袋拉钩下环形撕囊；单钩 MCTR 植入；聚丙烯缝线巩膜层间固定（植入双钩 MCTR 也许更好，但此囊袋植入较困难，操作复杂）。

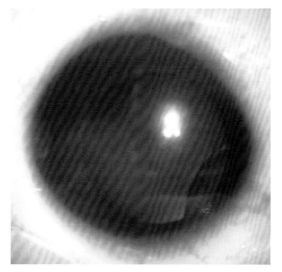

视频 6-3-6　重度先天性晶状体不全脱位

视频 6-3-7~6-3-9：合并眼部异常的先天性晶状体不全脱位。

视频 6-3-7：伴无虹膜的先天性晶状体不全脱位。

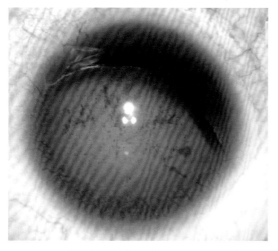

视频 6-3-7　伴无虹膜的先天性晶状体不全脱位

手术方式：囊袋拉钩下晶状体吸除 + 单钩 MCTR+IOL 植入术。

手术视频关注要点：先天性晶状体不全脱位伴无虹膜患者；角膜透明性略差；囊袋拉钩下环形撕囊；单钩 MCTR 植入；聚丙烯缝线巩膜层间固定。

视频 6-3-8：伴小角膜的先天性晶状体不全脱位。

手术方式：囊袋拉钩下晶状体吸除 + 单钩 MCTR+IOL 植入术。

手术视频关注要点：先天性晶状体不全脱位伴小角膜患者；瞳孔中等度散大；囊袋拉钩下扩大瞳孔，再环形撕囊；单钩 MCTR 植入；聚丙烯缝线巩膜层间固定。

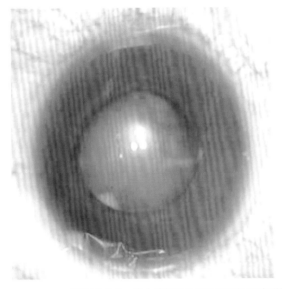

视频 6-3-8　伴小角膜的先天性晶状体不全脱位

视频 6-3-9：伴瞳孔移位的先天性晶状体不全脱位。

手术方式：囊袋拉钩下晶状体吸除 + 单钩 MCTR+IOL 植入术。

手术视频关注要点：伴瞳孔移位的先天性晶状体不全脱位患者；环形撕囊，囊袋拉钩下晶状体吸除；单钩 MCTR 植入；聚丙烯缝线巩膜层间固定。

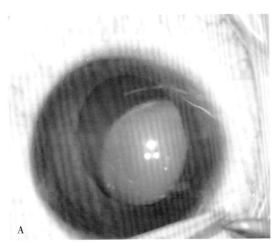
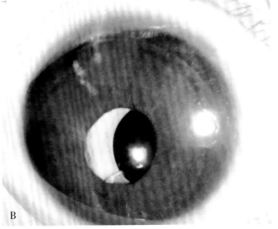

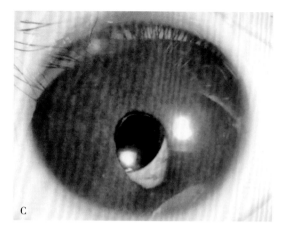

视频 6-3-9　伴瞳孔移位的先天性晶状体不全脱位
（图 A 为术前眼前节照片，B、C 为术后双眼眼前节照片）

次选方法：经睫状体平坦部的晶状体切除术。

（1）适应证：35 岁以下晶状体核较软的患者。

（2）手术方式：行睫状体平坦部 10 点及 2 点钟位处分别做巩膜穿刺口，分别安放玻璃体切割头和灌注针，也可角膜缘灌注，穿刺刀平行于虹膜面刺入晶状体赤道部，玻璃体切割头将晶状体皮质和软核切除抽吸干净。

（3）优点：切口小，前房相对稳定，术后散光小。

（4）缺点：术中晶状体皮质易落入玻璃体腔，人工晶状体常需巩膜或虹膜固定，视网膜并发症相对多。

【典型病例手术视频】

视频 6-3-10：先天性晶状体不全脱位。

手术方式：经睫状体平坦部的晶状体切除 + 前部玻璃体切除 +IOL 悬吊术。

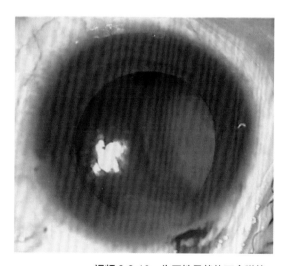

视频 6-3-10　先天性晶状体不全脱位

手术视频关注要点：晶状体侧方和后方移位明显，玻璃体前界膜破，晶状体切除 + 前部玻璃体切除 +IOL 悬吊术。

视频 6-3-11：先天性晶状体不全脱位。

手术方式：囊袋拉钩下晶状体吸除 + 囊袋切除 + 前部玻璃体切除 +IOL 悬吊术。

手术视频关注要点：先 CCC；核及皮质吸除，后囊破，玻璃体脱出；囊袋切除 + 前部玻璃体切除 +IOL 悬吊术。

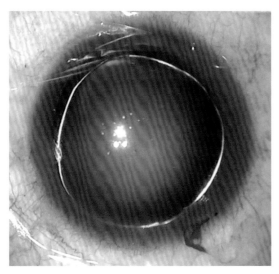

视频 6-3-11　先天性晶状体不全脱位

2. 较硬核或硬核的先天性晶状体不全脱位手术　首选白内障超声乳化联合 MCTR 及 IOL 植入：采用表面麻醉及球后麻醉。2.6mm 透明角膜隧道切口，前房注入黏弹剂，5.5~6mm 连续环形撕囊，必要时锥虫蓝或 ICG 前囊膜涂抹染色，2~4 个囊袋拉钩钩住撕囊边缘，尽量使晶状体囊袋居中，水分离，采用 stop and chop 或 phaco chop 技术超声乳化晶状体核，自动灌吸系统吸出残留皮质，注入黏弹剂，用 1 根或 2 根带 9-0 聚丙烯缝线双弯针固定在 MCTR 的 1 个或 2 个固定钩上，植入 MCTR，缝线缝合固定于角膜缘后 1.5~2mm 巩膜层间，拉紧缝线，调整囊袋位置居中，补充黏弹剂，植入折叠式 IOL，彻底清除前房内及 IOL 后黏弹剂，BSS 形成前房，水密切口或切口缝 1 针，轻压确认无渗漏。

【典型病例手术视频】

视频 6-3-12：先天性晶状体不全脱位。

手术方式：白内障超声乳化联合 MCTR 及 IOL 植入。

手术视频关注要点：晶状体不全脱位悬韧带拉长松弛下改良的 Schepherd 原位四分法劈核。

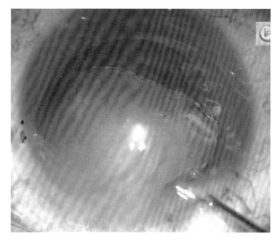

视频 6-3-12　先天性晶状体不全脱位

3. 硬核的先天性晶状体不全脱位 ECCE 手术　可选白内障囊外摘除联合 CTR 及 IOL 植入：采用表面及球后麻醉。采用上方 6~10mm 巩膜隧道切口，前房注入黏弹剂，6mm 左右连续环形撕囊，必要时锥虫蓝或 ICG 前囊膜涂抹染色，2~4 个囊袋拉钩钩住撕囊边缘，尽量使晶状体囊袋居中，水分离，将核脱出囊袋到前房，扩大切口圈套器圈套或钩核出核法取出晶状体核，缝合切口，吸出残留皮质，注入黏弹剂，用 1 根或 2 根带 9-0 聚丙烯缝线双弯针固定在 MCTR 的 1 个或 2 个固定钩上，植入 MCTR，缝线缝合固定于角膜缘后 1.5~2mm 巩膜层间，拉紧缝线，调整囊袋位置居中，补充黏弹剂，植入折叠式 IOL，彻底清除前房内及 IOL 后黏弹剂，BSS 形成前房，水密切口或切口缝 1 针，轻压确认无渗漏。

【**典型病例手术视频**】

视频 6-3-13：先天性晶状体不全脱位。

手术方式：白内障囊外摘除联合 CTR 及 IOL 植入。

手术视频关注要点：ECCE 切口和撕囊口足够大；娩核时不要伤及囊袋。

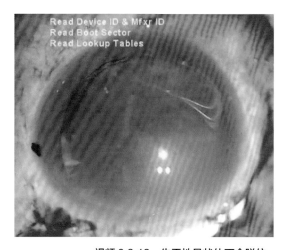

视频 6-3-13　先天性晶状体不全脱位

4. 硬核的先天性晶状体不全脱位 ICCE 手术　可选白内障囊内摘除联合前段玻璃体切除及 IOL 巩膜缝线固定术：采用表面麻醉及球后注射浸润麻醉或全麻。如晶状体核硬，做以穹隆部为基底的结膜瓣，上方 6~10mm 足够大的巩膜隧道切口，前房注入黏弹剂，扩大切口圈套出晶状体，切口缝合 3~5 针，前段玻璃体切除联合 IOL 巩膜缝线固定植入，彻底清除前房内及 IOL 后黏弹剂，BSS 形成前房，切口至水密。术中根据眼部情况也可选择前房虹膜夹持型 IOL 植入术、周边虹膜缝线固定后房型 IOL 植入术或 Yamane 式巩膜层间无缝线后房型 IOL 固定术，也可Ⅰ期不植入人工晶状体，待眼部情况稳定后择期行Ⅱ期无囊膜支撑的人工晶状体植入术。

【典型病例手术视频】

视频 6-3-14：先天性晶状体不全脱位。

手术方式：白内障囊内摘除联合前段玻璃体切除及 IOL 巩膜缝线固定术。

手术视频关注要点：足够大巩膜隧道切口，圈套器圈出晶状体，前段玻璃体切除，IOL 巩膜缝线固定。

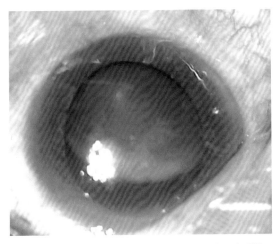

视频 6-3-14　先天性晶状体不全脱位

二、外伤性晶状体不全脱位

眼外伤尤其是眼球钝挫伤是引起晶状体脱位最主要的原因。患者常有明确的外伤史，多为单侧，常伴有外伤性白内障、虹膜根部离断、房角后退、继发青光眼、视网膜震荡或挫伤等其他眼部的外伤病变。脱位的晶状体可脱入前房或玻璃体腔；也可嵌顿在虹膜区；若伴有眼球破裂时，可脱出至球结膜下。

手术适应证：晶状体悬韧带断裂 <1 个象限，晶状体偏位不明显，稳定性佳，视力无明显下降，无其他并发症如眼压升高等，可临床观察，不必手术干预；而对于晶状体悬韧带断裂 >2 个象限,晶状体明显偏位,可见晶状体赤道部位于瞳孔区,晶状体稳定性差或见明显虹膜震颤,晶状体混浊或有其他严重并发症如房角粘连,造成眼压升高等情况下,必须手术治疗。

1. 软核的外伤性晶状体不全脱位手术 首选方法:超声乳化白内障吸除联合 CTR 或 MCTR 植入术。

术前常规扩瞳,儿童全麻,成人 2% 利多卡因球后注射麻醉联合表面麻醉。行 2.6mm 透明角膜切口,5.5mm 左右连续环形撕囊,2~4 个囊袋拉钩钩住撕囊边缘,尽量使晶状体囊袋居中,水分离,Flip 法吸除晶状体核,I/A 吸除皮质,黏弹剂充填,植入 CTR 或带 10-0 聚丙烯缝线双弯针固定在 MCTR 的 1 个或 2 个固定钩上,植入 MCTR,并调整其位置,缝线固定于角膜缘后 1.5~2mm 巩膜层间,拉紧缝线,使囊袋位置居中,囊袋内植入 IOL,吸除黏弹剂,BSS 形成前房,切口缝合(图 6-3-2)。部分晶状体不全脱位比较明显的患者在连续环形撕囊或核乳化后直接植入 MCTR,以减少手术操作对悬韧带的进一步损伤。改良囊袋张力环的固定方法同先天性晶状体不全脱位手术方法。

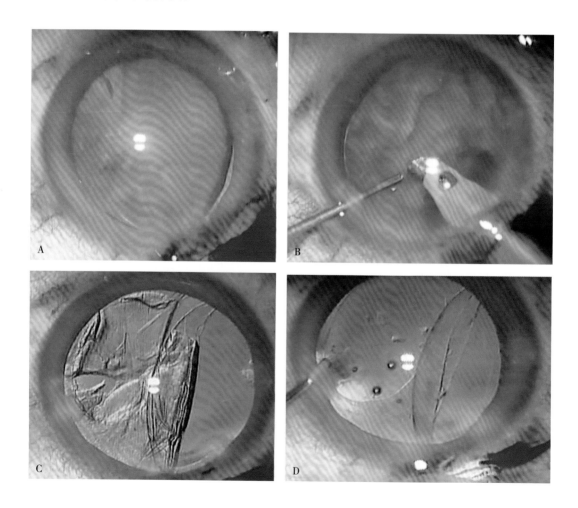

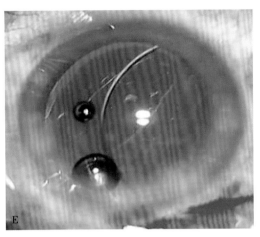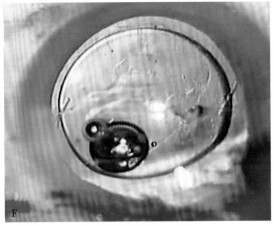

图 6-3-2　外伤性晶状体不全脱位行晶状体超声乳化 + 标准囊袋张力环及人工晶状体植入术

手术步骤：A. 晶状体不全脱位，行连续环形撕囊；B. 晶状体超声乳化术；C. 超声乳化完成后见脱位晶状体赤道部囊袋翻卷；D. 皮质吸除，注入黏弹剂撑开囊袋；E. 植入标准囊袋张力环；F. 植入三片式人工晶状体，晶状体位置正

【典型病例手术视频】

视频 6-3-15：外伤性晶状体不全脱位（软核）。

手术方式：晶状体吸出 + 虹膜拉钩固定囊袋 +CTR 及人工晶状体植入术。

手术视频关注要点：虹膜拉钩固定囊袋，皮质注吸前植入 CTR。

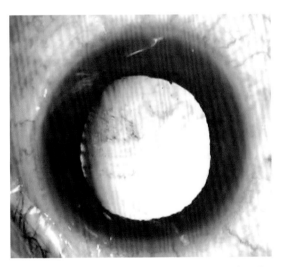

视频 6-3-15　外伤性晶状体不全脱位

视频 6-3-16：误诊为急性闭角型青光眼外伤性晶状体不全脱位。

手术方式：晶状体吸出 +CTR 及人工晶状体植入 + 黏弹剂房角分离术。

手术视频关注要点：误诊为急性闭角型青光眼，撕囊时发现晶状体不全脱位，IOL 植入后黏弹剂房角分离。

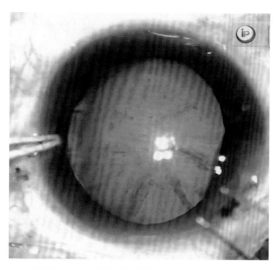

视频 6-3-16　误诊为急性闭角型青光眼外伤性晶状体不全脱位

视频 6-3-17：外伤性晶状体不全脱位。

手术方式：晶状体超声乳化吸出 + 双钩 MCTR 及 IOL 植入术。

手术视频关注要点：近全周悬韧带断裂，双钩 MCTR 鱼尾状植入。

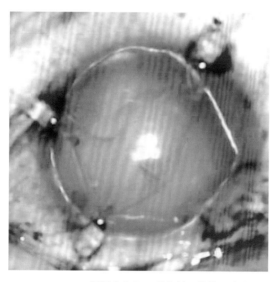

视频 6-3-17　外伤性晶状体不全脱位

视频 6-3-18：外伤性晶状体不全脱位。

手术方式：飞秒激光辅助晶状体超声乳化吸出 +MCTR 及人工晶状体植入术。

手术视频关注要点：随脱位调整飞秒激光 CCC 位置，平坦部玻璃体切除处理前房和晶状体赤道部玻璃体。

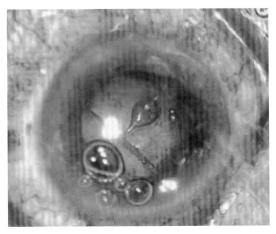

视频 6-3-18 外伤性晶状体不全脱位

2. 较硬核或硬核的外伤性晶状体不全脱位手术 首选白内障超声乳化联合 CTR 或 MCTR 及 IOL 植入：采用表面麻醉及 2% 利多卡因球后麻醉。2.6mm 透明角膜隧道切口，前房注入黏弹剂，5.5~6mm 连续环形撕囊，必要时锥虫蓝或 ICG 前囊膜涂抹染色，2~4 个囊袋拉钩钩住撕囊边缘，尽量使晶状体囊袋居中，水分离，采用 stop and chop 或 phaco chop 技术超声乳化晶状体核，自动灌吸系统吸出残留皮质，注入黏弹剂，用显微镊将标准 MCTR 一端经角膜隧道切口及环形撕囊口植入囊袋赤道部，缓慢旋转直至 MCTR 末端全部进入囊袋。MCTR 植入：环行撕囊水分离或核乳化后，用带 10-0 或 9-0 聚丙烯缝线双弯针固定在 MCTR 的 1 个或 2 个固定钩上，植入 MCTR，缝线缝合固定于角膜缘后 1.5~2mm 巩膜层间，拉紧缝线，调整囊袋位置居中，再行核乳化或皮质注吸，植入折叠式 IOL，彻底清除前房内及 IOL 后黏弹剂，BSS 形成前房，水密切口，轻压确认无渗漏，切口不缝或缝 1 针。如发生后囊膜破裂及玻璃体脱出，改行前段玻璃体切除联合 IOL 巩膜缝线固定术。

【典型病例手术视频】

视频 6-3-19：外伤性晶状体不全脱位硬核。

手术方式：晶状体超声乳化吸出 +MCTR 及人工晶状体植入术。

手术视频关注要点：做好大范围晶状体不全脱位 CCC，处理好脱出的玻璃体。

次选方法：经睫状体平坦部的晶状体切除术。

(1)手术方式：睫状体平坦部 10 点及 2 点钟位处分别做巩膜穿刺口，分别安放玻璃体切割头和灌注针，也可角膜缘灌注，穿刺刀平行于虹膜面刺入晶状体赤道部，玻璃体切割头将晶状体皮质和软核切除抽吸干净。

(2)优点及缺点同先天性晶状体不全脱位手术。

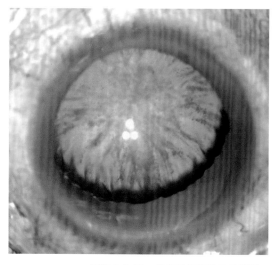

视频 6-3-19　外伤性晶状体不全脱位

【典型病例手术视频】

视频 6-3-20：外伤性晶状体不全脱位软核。

手术方式：经睫状体平坦部的晶状体切除术。

手术视频关注要点：经睫状体平坦部的晶状体切除，掉到视网膜前的晶状体核块要处理干净，三切口套管针要顶压下切干净针口处玻璃体，360°睫状体平坦部顶压检查锯齿缘及周边视网膜，有裂孔等需要术中及时眼内激光等处理。

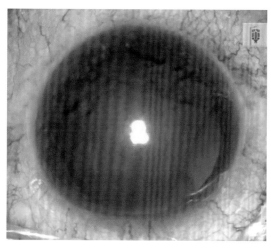

视频 6-3-20　外伤性晶状体不全脱位

3. 硬核的外伤性晶状体不全脱位 ECCE 或 ICCE 晶状体摘除手术　如晶状体不全脱位范围较大、玻璃体脱出明显、晶状体核硬，估计术中操作困难，有核入玻璃体腔危险者，为安全起见，可选择 ECCE 或 ICCE 晶状体摘除联合前段玻璃体切除。术中根据眼部情况选择Ⅰ期植入前房或后房型人工晶状体巩膜缝线固定术，或Ⅱ期植入人工晶状体。

（1）硬核的外伤性晶状体不全脱位 ECCE 手术：采用表面麻醉及 2% 利多卡因球后麻醉。上方 6~10mm 巩膜隧道切口，前房注入黏弹剂，6mm 左右连续环形撕囊，必要时锥虫蓝或 ICG 前囊膜涂抹染色，2~4 个囊袋拉钩钩住撕囊边缘，尽量使晶状体囊袋居中，水分离，将核脱出囊袋到前房，扩大切口圈套器圈套或钩核出核法取出晶状体核，缝合切口，吸出残留皮质，注入黏弹剂，植入 CTR 或用 1 根或 2 根带 9-0 聚丙烯缝线双弯针固定在 MCTR 的 1 个或 2 个固定钩上，植入 MCTR，缝线缝合固定于角膜缘后 1.5~2mm 巩膜层间，拉紧缝线，调整囊袋位置居中，补充黏弹剂，植入折叠式 IOL，彻底清除前房内及 IOL 后黏弹剂，BSS 形成前房，水密切口或切口缝 1 针，轻压确认无渗漏。

【典型病例手术视频】

视频 6-3-21：外伤性晶状体不全脱位（硬核）。

手术方式：外伤性晶状体不全脱位 ECCE+MCTR+IOL 植入术。

手术视频关注要点：大切口外伤性晶状体不全脱位 ECCE，撕囊口和切口要足够大，娩核不要进一步伤及悬韧带，MCTR 囊袋固定后，小心皮质注吸及 IOL 植入。

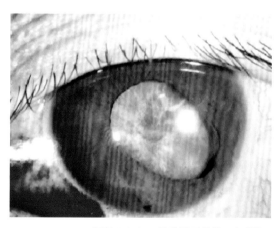

视频 6-3-21　外伤性晶状体不全脱位

（2）硬核的外伤性晶状体不全脱位 ICCE 手术：白内障囊内摘除联合前段玻璃体切除及 IOL 巩膜缝线固定术：采用表面麻醉及 2% 利多卡因球后注射浸润麻醉或全麻。如晶状体核硬，做以穹隆部为基底的结膜瓣，上方 6~10mm 足够大的巩膜隧道切口，前房注入黏弹剂，扩大切口圈套出晶状体，切口缝合 3~5 针，前段玻璃体切除联合 IOL 巩膜缝线固定植入，彻底清除前房内及 IOL 后黏弹剂，BSS 形成前房，切口至水密。术中根据眼部情况也可选择前房虹膜夹持型 IOL 植入术、周边虹膜缝线固定后房型 IOL 植入术或 Yamane 式巩膜层间无缝线后房型 IOL 固定术，也可Ⅰ期不植入人工晶状体，待眼部情况稳定后择期行Ⅱ期无囊膜支撑的人工晶状体植入术。

【典型病例手术视频】

视频 6-3-22：外伤性晶状体不全脱位。

手术方式：外伤性硬核晶状体不全脱位 ICCE 手术。

手术视频关注要点：大切口外伤性晶状体不全脱位 ICCE 术，脱出玻璃体处理干净后，IOL 巩膜缝线固定。

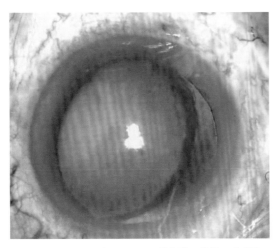

视频 6-3-22　外伤性晶状体不全脱位

三、自发性晶状体不全脱位

自发性晶状体脱位的原因是炎症和变性引起的悬韧带变薄弱或是眼内病变引起的悬韧带机械性伸长。

炎症破坏晶状体悬韧带使其发生溶解，可见于眼内炎或全眼球炎，长期慢性睫状体炎也可出现同样的病理过程。悬韧带变性或营养不良如原发性视网膜色素变性、陈旧性脉络膜或睫状体炎、视网膜脱离、高度近视、过熟期白内障、假性剥脱综合征等是自发性脱位的最常见原因，患者常伴有玻璃体的变性与液化；铁或铜锈沉着症也可使悬韧带逐渐变性分解。发生变性的悬韧带可因轻微的外伤甚至用力咳嗽而引起断裂；也可因晶状体自身的重力发生断裂。

悬韧带机械性伸长可见于牛眼、葡萄肿或眼球扩张等；也可见于其他眼内病变的牵拉或推拉，如睫状体炎症粘连、玻璃体条索、眼内肿瘤等。

治疗原则：首先明确自发性晶状体不全脱位的可能病因。如果是眼内肿瘤推拉晶状体引起的，必须按眼内肿瘤原则处理原发病；如果是永存增生性原始玻璃体在晶状体后白色斑块牵拉睫状突引起，应交由玻璃体视网膜医生处理原发病。如果是先天性青光眼角巩膜葡萄肿或眼球扩张引起，需先降眼压处理。自发性晶状体不全脱位若需要处理晶状体，其手术原则同外伤性晶状体不全脱位，但往往因为局部或全周悬韧带病变更重，手术难度更大。如遇向下方的自发性晶状体不全脱位，必须更加警惕，提示可能合并重力影响下的 360° 悬韧带松弛，有时环形撕囊无法成功或超声乳化时出现坠核，术前要做好 ICCE 联合前段玻璃体切除的准备。

【典型病例手术视频】

视频 6-3-23：自发性晶状体不全脱位（RP）。

手术方式：白内障超声乳化联合 CTR 及 IOL 植入。

手术视频关注要点：RP 患者晶状体悬韧带松弛明显，自发性晶状体不全脱位，小心操作，白内障超声乳化联合 CTR 及 IOL 植入，必要时 MCTR 植入。

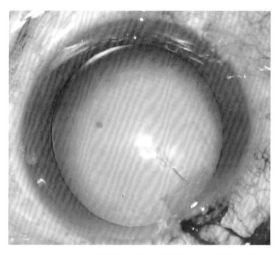

视频 6-3-23 自发性晶状体不全脱位

视频 6-3-24：自发性晶状体不全脱位（先天性青光眼术后牛眼）。

手术方式：白内障超声乳化联合 CTR 囊袋内植入。

手术视频关注要点：术中尽量避免眼内压波动，以防暴发性脉络膜上腔出血发生；超高度近视未 IOL 植入。

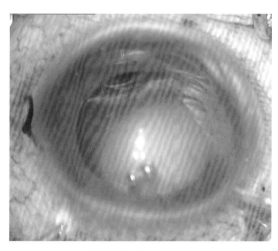

视频 6-3-24 自发性晶状体不全脱位

视频 6-3-25：自发性晶状体不全脱位（葡萄膜炎）。

手术方式：拟白内障超声乳化联合 IOL 植入术。

手术视频关注要点：术前瞳孔粘连显著，无法评估悬韧带情况，术中悬韧带下方离断，无法植入 MCTR，改大切口圈套晶状体核，前段玻璃体切除，未植入 IOL。

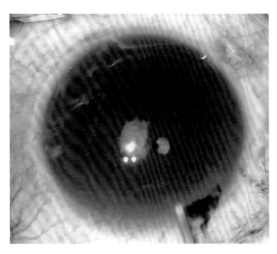

视频 6-3-25　葡萄膜炎自发性晶状体不全脱位

四、球形晶状体

球形晶状体（spherophakia），又称小球形晶状体（microspherophakia），是指晶状体区别于正常双凸面的形态，呈现前后径增加的球形形状。该病最早由 Hartridge 于 1886 年报道，1934 年，Shapira 对其进一步总结描述。它可以独立发病，称特发性球形晶状体，也可合并或继发其他系统性疾病，如 Weil-Marchesani 综合征、马方综合征等。球形晶状体的发生与胚胎时期中胚层的异常发育有关。晶状体在胚胎 5~6 个月为球形，之后，由于中胚层的睫状体和悬韧带的发育，晶状体逐渐发育成双凸面的形状。球形晶状体则因中胚层和悬韧带的发育异常，始终维持球形形状。

球形晶状体有以下临床特征：①常双眼发病；②晶状体前后径增加；③晶状体源性高度近视；④常合并晶状体悬韧带松弛或晶状体不全脱位；⑤常合并继发性闭角型青光眼。

晶状体不全脱位发生机制是由于悬韧带和睫状体的发育异常，悬韧带呈现低张力的薄弱状态。继发性闭角型青光眼的发生机制是由于球形晶状体高度前凸的晶状体前表面和松弛的悬韧带引发的晶状体前移造成瞳孔阻滞，可进一步发展成虹膜前周围粘连；同时，长期慢性瞳孔阻滞会导致不可逆的小梁网结构和功能破坏。球形晶状体继发的晶状体悬韧带松弛、晶状体不全脱位和闭角型青光眼会导致严重的屈光不正、视神经损伤，视力降低甚至丧失。

（一）球形晶状体继发的晶状体悬韧带松弛和晶状体不全脱位治疗

轻度的球形晶状体，常以晶状体悬韧带松弛为主，屈光不正往往以曲率性超高度近视为主，可先选择验光配镜进行视力的矫正，但矫正效果常比轴性近视差。

当发生下列症状时考虑手术治疗：①晶状体不全脱位严重影响视力，戴镜不能矫正；②小瞳或扩瞳下的最佳矫正视力<0.3，或虽>0.3，但晶状体源性散光严重，患者难以接受；③进行性前房变浅，有进一步发展成继发性青光眼的可能。

1. 首选方法　超声乳化晶状体吸除联合双钩 MCTR 植入术。

手术步骤：术前常规复方托吡卡胺滴眼液扩瞳，儿童全麻，成人2%利多卡因球后注射麻醉联合盐酸奥布卡因滴眼液表面麻醉。透明角膜切口，5mm 左右连续环形撕囊，4个囊袋拉钩分别于2点、4点、8点、10点钩住撕囊边缘，尽量使晶状体囊袋居中，水分离，超声乳化仪超声乳化吸除或 I/A 吸除晶状体核，皮质吸除，黏弹剂充填，带 9-0 聚丙烯缝线双弯针固定在 MCTR 的2个固定钩上，植入 MCTR，并调整其位置，缝线固定于角膜缘后1.5~2mm巩膜层间，拉紧缝线，使囊袋位置居中，囊袋内植入 IOL，吸除黏弹剂，BSS 形成前房，切口缝合。

现代球形晶状体手术，术中各种辅助器械使用越来越广。囊袋内植入改良囊袋张力环，一方面，有助于减少非对称性囊袋张力，帮助恢复晶状体囊袋的正常生理位置，维持术中术后囊袋的稳定，从而保证后房型人工晶状体囊袋内的良好居中性和稳定性，另一方面，有助于保留完整后囊膜，稳定玻璃体前界膜，减少对眼后段的扰动，最大限度降低了术中术后眼后节并发症。而术中囊袋拉钩的使用更有助维持术中囊袋的稳定，便利于张力环的植入。

球形晶状体术中原则上应植入巩膜缝线固定的改良囊袋张力环。因为大部分情况下，标准囊袋张力环已经无法重新分布悬韧带的张力，若勉强植入，其一，术后可能在玻璃体压力推顶下，囊袋-张力环-人工晶状体复合体逐渐往前移位，日后会发生继发性瞳孔阻滞或房角粘连，发生继发性青光眼；其二，日后玻璃体液化，发生囊袋-张力环-人工晶状体复合体的移位和偏心，严重者甚至落入玻璃体腔。

近年来，我们使用超声乳化晶状体吸除联合双钩 MCTR 植入术治疗球形晶状体取得了较好的效果。如果前房变浅明显或 UBM 或房角镜检查发现房角粘连，则最好联合房角分离术。

此外，需要注意的是，张力环或张力带术中植入时需要较高的手术技巧，首先需要完整的居中连续环形撕囊，操作也相对标准张力环复杂，术中可能存在张力环无法植入囊袋，甚至前、后囊膜的撕裂需进一步行张力环取出，此时鱼尾法植入 MCTR 或可解决此问题。

术后也存在一定的并发症，如人工晶状体偏中心或倾斜，聚丙烯缝合线降解或断裂致人工晶状体脱位，反复虹膜炎发作，眼压升高，恶性青光眼等，发生率较低。

【典型病例手术视频】

视频 6-3-26：球形晶状体。

手术方式：晶状体吸除联合双钩 MCTR 及 IOL 植入术。

手术视频关注要点：CCC 谨慎操作，直径不宜太大，缓慢 MCTR 植入，不要刺破囊袋。

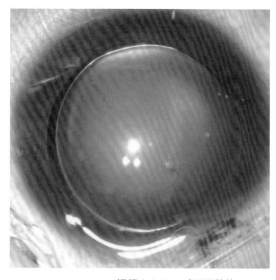

视频 6-3-26　球形晶状体

视频 6-3-27：球形晶状体（成年人程度较轻；无继发青光眼）。

手术方式：晶状体吸除联合 CTR 植入术。

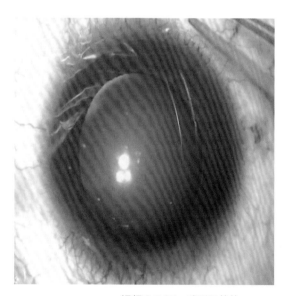

视频 6-3-27　球形晶状体

视频 6-3-28：球形晶状体入前房（无继发性青光眼）。

手术方式：晶状体吸除联合双钩 MCTR 植入术。

手术视频关注要点：球形晶状体入前房时 CCC 较难，谨慎操作。

视频 6-3-29：球形晶状体。

手术方式：晶状体吸除联合双钩 MCTR 植入术。

手术视频关注要点：球形晶状体 MCTR 直接旋转推送植入困难，改鱼尾样植入。

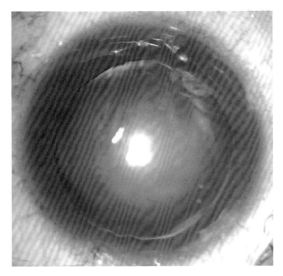

视频 6-3-28　球形晶状体

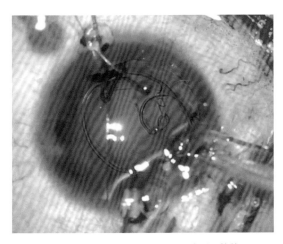

视频 6-3-29　球形晶状体

2. 次选方法　晶状体摘除 + 前段玻璃体切除 + 经巩膜缝线固定的后房型人工晶状体悬吊术。

球形晶状体不全脱位,尤其是对于晶状体脱位严重,估计 CCC 无法完成而难于保留完整囊袋的患者,手术治疗也可选择晶状体摘除 + 前段玻璃体切除的手术方式,摘除方式包括超声乳化吸出术或者晶状体切除术。晶状体摘除后没有后囊膜的支撑,最常见的后房人工晶状体植入方式为经巩膜缝线固定的后房型人工晶状体悬吊术。术中行前段玻璃体切除可减少术后玻璃体相关并发症的发生,降低囊性黄斑水肿的发生率。Sujata Subbiah 和 Lim 的报道表明,对球形晶状体患者行晶状体切除 + 巩膜缝线固定式 IOL 植入术,短期疗效良好。IOL 固定也可以选择虹膜夹持型 IOL 植入、周边虹膜缝线固定后房型 IOL 植入或后房型 IOL 植入巩膜层间固定。

当然,巩膜缝线固定的后房型人工晶状体悬吊术也存在一定并发症,包括玻璃体积血、术后低眼压、孔源性视网膜脱离、巩膜腐蚀、缝线断裂至 IOL 脱位等。因此,建议球形晶状体脱位尽量选择超声乳化晶状体吸除 + 改良囊袋张力环 + 人工晶状体植入术。如术中 CCC 失败或裂开,仍可以使用晶状体切除、前部玻璃体切除 + 巩膜缝线固定式 IOL 植入术;也可以保留囊袋,在囊袋上行巩膜缝线固定式 IOL 植入术,这样玻璃体前界膜不破,不会发生玻璃体脱出,但术后应 2~4 周行 YAG 激光后囊切开,以免发生视轴区混浊或囊袋收缩综合征。

【典型病例手术视频】

视频 6-3-30 : 球形晶状体。

手术方式:超声乳化晶状体吸除 + 囊袋上巩膜缝线固定式 IOL 植入术。

手术视频关注要点:CCC 裂开累及后囊膜,玻璃体前界膜未破,囊袋上巩膜缝线固定式 IOL 植入。

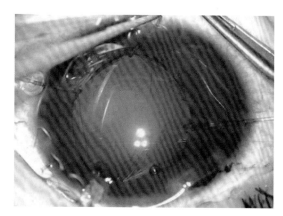

视频 6-3-30　球形晶状体

(二)球形晶状体继发的闭角型青光眼治疗

虽然球形晶状体的发病机制主要在于晶状体和悬韧带病变,但继发性青光眼却是导致视力丧失的主要原因。Senthil 研究中发现,球形晶状体继发的青光眼治疗中,只可以控制部分患者的眼压,最终仍有 20%~30% 的患者致盲。

1. 药物及激光虹膜周切治疗　不同于原发型闭角型青光眼,球形晶状体导致的青光眼称为"反像型或逆药性青光眼",在青光眼大发作时使用缩瞳剂会进一步加重球形晶状体导致的瞳孔阻滞,致使眼压的持续升高。因此,药物使用中应选择睫状肌麻痹剂而非缩瞳剂。激光虹膜周切术也是解除球形晶状体继发的瞳孔阻滞的一种治疗方式。Joseph Sowka 即通过药物及虹膜激光周期良好地控制了球形晶状体继发的高眼压。但由于球形晶状体中晶状体的前移或脱位,激光虹膜周切后房角关闭仍会进一步加重,因此,中长期疗效甚微。

2. 手术治疗　由于球形晶状体导致的青光眼发病机制复杂,并不仅仅单纯是瞳孔阻滞,因此,单纯的药物或激光治疗中仍有 60% 的患者不能有效控制眼压,最终仍需进一步的手术干预。

(1)单纯抗青光眼手术:早年,Chadndler 建议虹膜周切术是一种安全有效的选择。虹膜周切术常用于解除瞳孔阻滞,但在球形晶状体的患者中,由于玻璃体表面失去了周边晶状体和悬韧带的保护,玻璃体的脱出成了该术式最常见的手术并发症。

小梁切除术对于球形晶状体合并继发性青光眼可以取得较好的疗效。研究显示,其术后6个月成功率为86%,1~7年为77%,8年为61%,但其也存在浅前房、恶性青光眼等严重的并发症。同时,在小梁切除术后出现浅前房的患者中,术前都存在轻微的晶状体不全脱位。因此,虽然小梁切除术后可以控制眼压,但由于球形晶状体可能存在进行性悬韧带松弛的倾向,必须对患者进行密切的跟踪随访,以观察晶状体的稳定性。

眼内引流装置的植入在治疗球形晶状体继发的闭角型青光眼尽管也取得较好的降压疗效,但其同样存在术后浅前房、引流管位置调整等并发症,对于联合晶状体摘除患者可能比较合适,如有玻璃体脱出,足够深度的玻璃体切除对于保持眼内引流装置的通畅至关重要。

(2)联合晶状体手术问题:由于单纯抗青光眼手术,并没有从发病机制上解决球形晶状体导致的前房拥挤问题。研究表明,大约45%的患者在小梁切除术后均需进一步的晶状体手术。Willoughby和Senthil也均报道了小梁切除术后需进一步晶状体切除术控制眼压。因此单纯小梁切除术不适用于治疗合并晶状体不全脱位的球形晶状体患者。

但也有学者认为单纯的晶状体切除术无法良好地控制眼压。Cagatay C报道晶状体手术术后眼压控制不佳,需进一步小梁切除术。分析原因,与术前长期晶状体不全脱位导致的房角关闭、长时间的虹膜前粘连致小梁功能的不可逆损伤或原先就已存在的小梁功能发育不良有关。

(3)青白联合手术:对于已经有继发性闭角型青光眼,特别是单纯或2~3种降眼压药物或已行LPI仍无法控制眼压者,应行青光眼手术联合白内障手术治疗。

手术方法选用超声乳化晶状体吸除、双钩MCTR和IOL植入术联合小梁切除或express植入术,术中须使用抗代谢药物。手术短期疗效不错,但遗憾的是,球形晶状体患者往往是儿童和青少年发病,结膜下成纤维细胞增殖致术后结膜下瘢痕增生,滤过手术失败率高。

近年来,我们对按照以往有青白联合手术适应证的球形晶状体继发青光眼患者,如术前房角镜检查房角粘连或关闭范围比较广,手术方法选用超声乳化晶状体吸除、双钩MCTR和IOL植入术联合直视下机械房角分离术,取得了良好的效果,避免了儿童和青少年患者外滤过手术后结膜下成纤维细胞增殖致术后结膜下瘢痕增生,滤过手术失败问题,但远期效果需要进一步评价。需要考虑的问题是发生虹膜粘连的小梁在房角分离术后是否还有滤过功能。

我们在对球形晶状体患者的治疗过程中发现,许多患者就诊时病情已发展至晚期青光眼,视功能损伤严重。此时,任何治疗也无法挽回已损失的视功能。因此,临床上表现为眼轴正常的高度近视(晶状体源性高度近视),合并闭角型青光眼的患者,需进一步行UBM检查,避免球形晶状体的漏诊或原发性闭角型青光眼的误诊。

对于早期未出现眼压升高的球形晶状体患者,需密切随访前房深度。如进行性变浅,需尽早行晶状体手术。一旦出现眼压升高,如为瞳孔阻滞或短时间继发性闭角型青光眼,可行超声乳化晶状体吸除、双钩 MCTR 和 IOL 植入术联合房角分离术；对于已经继发性闭角型青光眼，特别是单纯药物或已行 LPI 仍无法控制眼压者，应行青白联合手术治疗。

【典型病例手术视频】

视频 6-3-31：球形晶状体脱位于前房继发青光眼。

手术方式：大切口 ICCE 晶状体摘出术。

手术视频关注要点：球形晶状体入前房，继发青光眼，角巩膜葡萄肿趋势，上方切口极薄，取出球形晶状体。对侧眼球形晶状体继发青光眼、并发性白内障已失明，角巩膜葡萄肿。

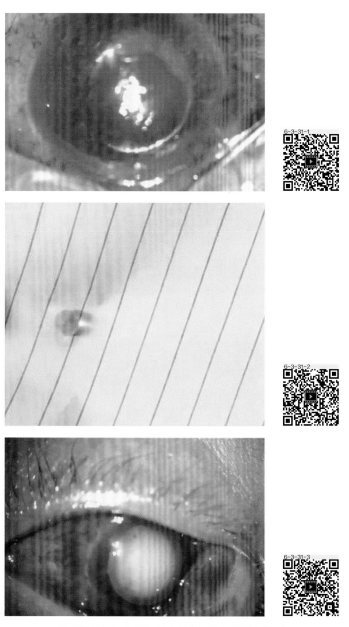

视频 6-3-31　球形晶状体脱位于前房继发青光眼

【典型病例手术视频】

视频 6-3-32：球形晶状体继发青光眼。

手术方式：超声乳化晶状体吸除联合双钩 MCTR+express 植入术。

手术视频关注要点：谨慎 CCC，超声乳化晶状体吸除联合双钩 MCTR 植入，前房加深，express 植入。

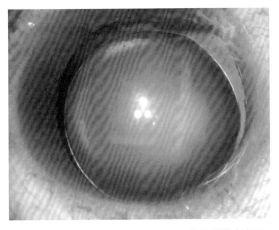

视频 6-3-32　球形晶状体继发青光眼

视频 6-3-33：球形晶状体继发青光眼。

手术方式：超声乳化晶状体吸除联合双钩 MCTR+ 前房角分离术。

手术视频关注要点：间接房角镜下机械前房角分离术。

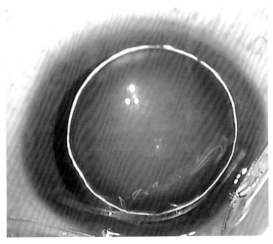

视频 6-3-33　球形晶状体继发青光眼

综上所述，球形晶状体的治疗方式复杂且多样。单一的治疗晶状体不全脱位或单一的治疗继发型青光眼并不一定取得良好的疗效。往往，部分单纯晶状体术后的患者需一种或两种抗青光眼药物控制眼压，甚至仍需进一步抗青光眼手术，而单纯抗青光眼术后的患者也往往需要进一步晶状体手术的治疗。手术者需要在评估每一个患者的实际情况后,再进一步决定手术方案。更多新治疗方案的研究和长期疗效的评估仍在进行,我们相信,手术技术及方式的进步,将指导我们寻求最佳的治疗方式。

五、晶状体缺损

晶状体缺损临床少见,一般分为两种类型。原发晶状体缺损是指晶状体周边出现楔形缺口,多单独存在。继发缺损由睫状体或悬韧带异常引起的晶状体周边的楔形缺损,通常位于下方,且伴有色素层的缺损。晶状体缺损可伴有附近皮质混浊、囊膜增厚、相应区域悬韧带缺失。

晶状体缺损多为单眼,也可为双眼。临床表现为晶状体下方偏内赤道部有切迹样缺损,形状大小不等,常为缺损处向心方向凹陷,故与晶状体不全脱位形态相反。缺损处晶状体悬韧带减少或缺如。晶状体各方向屈光力不等,呈近视散光。而晶状体表面脐状缺损较少见。

晶状体缺损一个明显的特征是晶状体缺损处悬韧带缺失,但其邻近的悬韧带基本正常,所以除了重度的晶状体缺损,需要用 MCTR 依靠巩膜缝线来补偿悬韧带力量外,其余可用标准 CTR 顶压即可,但植入时需要注意 CTR 的方向,必须使其开口位于悬韧带缺失的对侧。

【典型病例手术视频】

视频 6-3-34:先天性晶状体缺损。

手术方式:CTR 植入。

手术视频关注要点:谨慎 CCC,晶状体缺损范围不大,标准 CTR 顶压即可,植入时需要注意 CTR 的方向,必须使其开口位于悬韧带缺失的对侧。

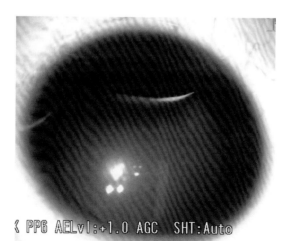

视频 6-3-34　先天性晶状体缺损

视频 6-3-35:先天性晶状体缺损。

手术方式:单钩 MCTR 植入。

手术视频关注要点：晶状体缺损范围较大，单钩 MCTR 顶压。

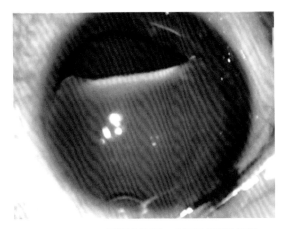

视频 6-3-35　先天性晶状体缺损

六、医源性晶状体不全脱位

白内障手术医源性晶状体不全脱位部分存在于高龄或晶状体悬韧带脆弱患者术中，但常发生于过度或粗暴器械操作：①撕囊口较小，在劈核、转核和吸皮质时容易误伤松弛的悬韧带。②超声乳化头刻槽时应该先启动超声能量，超声乳化掉前面的核物质，顺势无阻力往前推进。像刨子刨木头一样一层层切削，如果在没有启动超声能量，即先开始推核就可能使反方向的悬韧带离断。③水分离不彻底，劈核钩用力在囊袋中转核也会使悬韧带扇形离断。如出现以下征象需要特别注意：①转核后核又回到原位或反复转不动核；②钩核或吸引核或皮质注吸出现清晰透亮边缘或多重囊袋边缘皱褶；③多次反复吸住后囊，不易松开；④小核块或皮质出现在后囊下。

因此，必须及时意识到悬韧带断裂的发生并避免对悬韧带的进一步损伤。可前房注入弥散性黏弹剂，如 Viscoat 注入悬韧带离断区域以阻止玻璃体脱出。根据与处理后囊膜破裂相似的原则，所有器械的作用力方向要指向悬韧带薄弱的象限，避免"拉开"邻近完好的悬韧带。如有必要，及时植入囊袋张力环。

当松弛的囊袋不能提供对抗力时，撕囊、吸除晶状体核及抽吸皮质都会变得很困难。在这些病例中，最好借助虹膜拉钩、囊袋拉钩或囊袋张力环来稳定囊袋，以便于吸除晶状体核和皮质。在抽吸皮质时，由于松弛的囊袋很容易被吸住，需频繁使用脚踏板的回吐功能或一手及时捏住负压管道解除负压。此外，术者也可行晶状体皮质"干吸"，用弥散性黏弹剂扩大囊袋，然后用水分离或泪道冲洗针头进行抽吸。悬韧带离断区的皮质应尽量留到最后清除。操作中应避免沿放射状子午线吸除皮质，而要沿着与离断区呈切线的方向吸除皮质。如果皮质紧贴在囊袋上，可先用黏弹剂使两者分离。不必过分强调皮质彻底吸除，所谓"适可而止或见好就收"，有时过度尝试清除所有残余皮质会有导致更大范围悬韧带断裂的风险。为避免发生玻璃体脱出,需要用黏弹剂充盈囊袋,同时避免前房变浅。

如果玻璃体通过悬韧带离断处脱出,则需要在低灌注流量或无灌注下使用双手前段玻璃体切除器械加以处理。从睫状体平坦部入路进行玻璃体切除,能避免越来越多的玻璃体持续向前脱出,或先缝合主切口,再做一个侧切口进行切除。

一旦前段的玻璃体被清除,较小范围的悬韧带离断(小于90°),可将三片式人工晶状体襻的顶端置于离断中心的位置,即将 IOL 垂直于悬韧带离断方位植入。IOL 襻与悬韧带离断区所在的径线垂直放置,能抵抗术后导致 IOL 偏中心的囊膜收缩,当然,植入标准囊袋张力环是最安全正确的方法;大于90°的离断应常规考虑使用囊袋张力环。标准的囊袋张力环是末端开口的PMMA 环,囊袋内植入可扩张囊袋,在悬韧带断裂区域提供支持。囊袋张力环可用预装式植入器植入,或者用镊子直接置入囊袋。囊袋张力环的植入可以在水分离后,将囊袋和晶状体组织分离后植入囊袋中,也可以在核或者皮质吸除后植入囊袋中。大多数学者倾向于后者:一是可以避免在悬韧带断裂和松弛广泛病例,术中医源性损伤进一步加重悬韧带断裂范围,造成囊袋和囊袋张力环一起坠入玻璃体腔;二是也可以避免皮质嵌顿造成皮质吸除困难。如果悬韧带离断严重,必须使用单钩甚至双钩 MCTR,将囊袋张力环缝线固定在悬韧带离断区,使囊袋张力环可以通过其上小钩永久地缝合固定于睫状沟,而同时张力环本身则位于囊袋内。

在国外,可供选择的囊袋辅助固定装置还有囊袋张力带(capsule tension segment,CTS)和囊袋锚(capusular anchor)。将松弛的囊袋重新撑开并固定在巩膜上,然后将 IOL 植入囊袋。

对于悬韧带断裂范围超过3个象限,不必强求囊袋内植入后房型人工晶状体,悬吊式人工晶状体、虹膜固定人工晶状体等都可根据病情选择。

【典型病例手术视频】

视频 6-3-36:医源性晶状体不全脱位(手术劈核损伤悬韧带)。

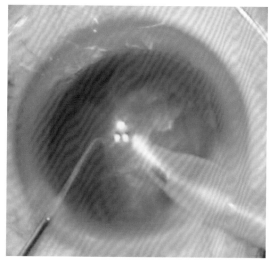

视频 6-3-36　医源性晶状体不全脱位

手术方式:CTR 植入。

手术视频关注要点:CTR 吸皮质前植入,开口背对悬韧带离断处,植入后吸皮质要谨慎,尽量切线方向注吸,避免进一步损伤悬韧带。

视频 6-3-37 : 医源性晶状体不全脱位(玻璃体切除术后并发性白内障)。

手术方式:MCTR 植入处理晶状体不全脱位。

手术视频关注要点:皮质注吸时发现囊袋像一团皱纸吸入 I/A,注入黏弹剂,打开囊袋,囊袋拉钩固定下,植入 MCTR,脱位范围不大,一般单钩 MCTR 固定即可。

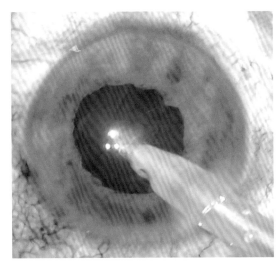

视频 6-3-37　医源性晶状体不全脱位

七、前部巨眼

前部巨眼(anterior megalophthalmos),又称 X 连锁大角膜(X-linked megalocornea),是一种罕见的先天性眼前节发育不良疾病。90% 前部巨眼患者为男性。前部巨眼的特征是角膜直径异常增大、深前房与睫状环增大,易合并早发白内障及晶状体不全脱位。其悬韧带病变及囊袋增大为白内障手术及人工晶状体的选择带来极大挑战。

1. 病因与发病机制

(1)病因:前部巨眼的发生主要与遗传相关。前部巨眼有三种不同的遗传方式:X 连锁隐性遗传、常染色体隐性遗传及散发性隐性遗传。X 连锁隐性遗传是主要遗传方式,占前部巨眼患者的 50%,遗传位点定位在 X 染色体长臂 Xq12~q26 区域;常染色体遗传占 40%,其余 10% 患者为散发性隐性遗传。*CHRDL1* 基因可能是前部巨眼的相关基因。马方综合征、21 三体综合征、Apert 综合征等遗传病也与前部巨眼存在联系。

(2)发病机制:前部巨眼的发病机制尚不完全明了,可能与先天性虹膜发育不良和角膜发育不良有关。胚胎发育时视杯前末端前移,导致角膜发育空间过大或全身胶原合成异常增多而造成角膜过大。

2. 临床表现 前部巨眼可为单眼或双眼发生,多为静止性。患者出生后角膜即出现明显异常。前部巨眼临床表现主要涉及眼前节、眼后节病变与全身表现。

(1)眼前节异常(图 6-3-3)

1)角膜及前房深度异常:角膜水平直径均超过 12mm,角膜厚度无明显异常或稍变薄。角膜透明且角膜内皮与细胞形态均正常,无明显组织学异常。前房极深,但眼压常正常。

2)瞳孔及虹膜异常:前部巨眼患者可出现虹膜萎缩、虹膜透光、瞳孔缩小及瞳孔不易散大等虹膜发育不良症状。偶出现角膜后色素沉着,易引起继发性青光眼。

3)早发白内障:前部巨眼常合并白内障,白内障常在 30~50 岁出现,多为核性白内障,是前部巨眼损害视力的主要原因。

4)晶状体悬韧带异常:由于睫状环变大导致悬韧带松弛拉长或全部断裂。严重时可出现晶状体不全脱位或全脱位。

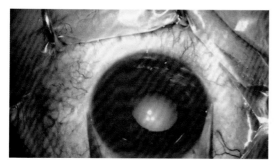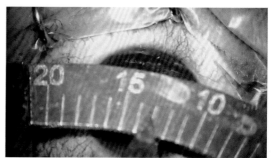

图 6-3-3 前部巨眼
角膜水平直径 13.2mm,前房极深并伴有瞳孔散大困难,并发白内障

(2)眼后节异常:前部巨眼眼后节异常包括玻璃体液化、视网膜周边变性、自发性玻璃体腔出血、视网膜周边部新生血管、视网膜裂孔及视网膜脱离等。视神经无明显异常。

(3)全身表现:全身表现包括 Apert 综合征、马方综合征、21 三体综合征、成骨不全及大角膜智障综合征。

3. 诊断 根据角膜横径超过 13mm,纵径超过 12mm 并伴有深前房;虹膜萎缩,瞳孔缩小;早发核性白内障及晶状体不全脱位或全脱位。眼压正常,且可伴有全身系统性疾病。根据角膜直径、眼压及全身疾病可以作出明确诊断。

4. 鉴别诊断 前部巨眼需与先天性青光眼、球形角膜相鉴别,鉴别要点见表 6-3-1。

(1)先天性青光眼:先天性青光眼(congenital glaucoma)俗称“水眼”,是一种以双眼不对称的进行性眼压增高为共同特征的疾病,多为常染色体隐性遗传。患者常出现畏光、流泪、眼痛等典型症状。先天性青光眼常有角膜雾状混浊,重者后弹力层有条状混浊及裂纹,眼压升高,晚期可出现青光眼性视盘凹陷,并有相应的视野缺损。可通过眼压、角膜透明度及眼底改变与前部巨眼鉴别。

（2）球形角膜:球形角膜（keratoglobus）是一种以双眼先天性全角膜变薄,球形扩张为特征的罕见疾病,遗传类型不明确,多为常染色体隐性遗传。常见临床症状为近视、不规则散光,可合并蓝色巩膜。患者角膜整体变薄,以周边部为重,但角膜直径无明显异常。可通过角膜厚度及角膜直径与前部巨眼相鉴别。

表 6-3-1　前部巨眼鉴别诊断要点

体征	前部巨眼	先天性青光眼	球形角膜
病因	多为 X 连锁隐性遗传	多为常染色体隐性遗传	多为常染色体隐性遗传
对称性	多对称	不对称	对称
角膜	角膜透明,角膜直径 >12mm,角膜厚度无异常或稍变薄	角膜雾状混浊、角膜直径进行性增大	角膜透明且极薄,以周边部为重
前方深度	极深	深	深或极深
虹膜及瞳孔	虹膜萎缩、脱色素;瞳孔缩小	无明显异常	无明显异常
晶状体及悬韧带	早发白内障及晶状体不全脱位	无明显异常	无明显异常
眼底	无明显异常	典型青光眼视盘改变	无明显异常
合并系统性疾病	马方综合征、21 三体综合征、Apert 综合征等	Sturge-Weber 综合征等	Ehlers-Danlos 综合征等

5. 治疗　前部巨眼患者无症状时无须特殊治疗。患者出现白内障及晶状体不全脱位时,在排除继发性青光眼等手术禁忌证后,应及时行手术治疗。

前部巨眼患者白内障手术难度大,合并症多。由于前部巨眼患者前房极深,眼前节结构比例异常常给术者手术中操作带来极大困难;悬韧带病变以及晶状体囊袋的异常增大极易在手术中出现后囊破裂、玻璃体脱出等并发症;与此同时,晶状体囊袋与睫状环的增大也会导致 IOL 无法稳定支撑,在囊袋中而出现 IOL 移位。术中应注意:前部巨眼患者角膜可能变薄,易造成角膜切口渗漏,可通过巩膜切口进入并缝合或充分水合来避免术后角膜切口的渗漏。术中可使用锥虫蓝对囊袋进行染色来解决深前房带来的术中定位问题。

为了避免 IOL 在囊袋中移位,有多种手术方案可供选择,例如:吸除白内障后,不放置 IOL,通过术后配镜获得清晰视力;根据囊袋大小定制 IOL（常为直径 16~18mm 的 IOL）,但其价格昂贵,难以实现;植入虹膜夹持型 IOL;或 IOL 悬吊术等。近年来,我们通过囊袋拉钩牵拉小瞳孔,CCC,囊袋拉钩固定囊袋,倾斜翻转超声乳化技术白内障超声乳化,吸除皮质后直接囊袋上悬吊 IOL 植入,取得了较好的临床效果,详见视频 6-3-38。

对于前部巨眼患者来说,术前可以通过 UBM 来估测囊袋的实际大小,根据囊袋的大小来选择合适的 IOL。对于部分无明显囊袋过大的患者,普通 IOL 即可;对于囊袋异常,但无虹膜萎缩的患者,可以选择前房型虹膜夹持型 IOL;而存在虹膜萎缩且囊袋过大的患者,瞳孔后固定虹膜夹持型 IOL 可能是一个更好的选择。瞳孔后固定虹膜夹持型 IOL 可以完美地解决囊袋过大以及虹膜萎缩的问题;减少术中将 IOL 缝合至前囊或虹膜的手术操作;同时,瞳孔后固定 IOL 可以避免前房型 IOL 导致的角膜内皮细胞丢失问题。考虑到 ACD 与 WTW 数值异常,可使用 Holladay Ⅱ公式来计算合适的 IOL 度数。

前部巨眼手术难度大,术后并发症多。对于白内障及晶状体脱位手术而言,合适的 IOL 选择是手术的关键问题。术后患者应定期随访,尤其应注意观察患者眼底情况。

【典型病例手术视频】

视频 6-3-38:前部巨眼白内障。

手术方式:Phaco+ 囊袋上悬吊 IOL 植入术。

手术视频关注要点:囊袋拉钩牵拉小瞳孔,CCC,囊袋拉钩固定囊袋,倾斜翻转超声乳化技术白内障超声乳化,吸净皮质,囊袋上悬吊 IOL 植入。

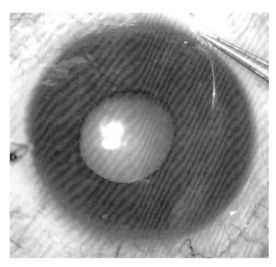

视频 6-3-38 前部巨眼白内障手术

八、假性剥脱综合征

假性剥脱综合征(pseudoexfoliation syndrome,PEX)是一种与年龄相关的全身性细胞外基质疾病,主要表现为弹性蛋白变性。

在我国,PEX 高发于新疆维吾尔族人群,其特征为多部位过度形成细胞外纤维剥脱物质,进行性地累积在眼内和眼外组织中。眼部主要累及角膜、虹膜、小梁网、晶状体、悬韧带和睫状体等,常并发青光眼、白内障和晶状体不全脱位等。当病变累及悬韧带和睫状体时,可使睫状体和晶状体间附着的悬韧带松弛,引起晶状体震颤或晶状体不全脱位。松弛的悬韧带在白内障术中易断裂而引发晶状体不全脱位、后囊膜破裂。术后易发生前囊收缩综合征、人工晶状体移位甚至坠入玻璃体腔等并发症。

1. 剥脱综合征眼部表现 PEX 的病程非常缓慢,可长达 10~20 年。眼前节具有许多极轻微而又重要的改变,需在裂隙灯下仔细检查,才能识别。

(1)结膜:一般情况下结膜无明显异常进行性病例,荧光血管造影可显示规则性的边缘血管缺损和新生血管区。可表现有前睫状血管充血。

(2)角膜:内皮层后面有弥散的簇状或片状细小的碎屑状剥脱物沉着,偶呈 Krukenberg 梭状沉着。有的角膜内皮改变较轻,包括细胞计数下降、多形性改变,这种损害在双眼均可出现,与伴发青光眼的严重程度和病程无关。

(3)虹膜和瞳孔:虹膜前表面有粗大颗粒状色素沉着区,很少虹膜震颤。虹膜血管造影异常,包括血管数量减少、正常放射状走行丢失、新生血管丛和荧光渗漏。虹膜括约肌上有特殊的色素沉着而虹膜周边部少见是其特征。近瞳孔缘区的括约肌,经虹膜透照法检查呈不规则"蛾食"状或"漩涡"状的色素脱失斑块,多在下方。瞳孔缘呈现具有诊断性的灰白色碎屑小片,如图 6-3-4 所示,多数在未扩瞳时可查见。

(4)前房及房角:未扩瞳时偶见前房内少量色素浮游,扩瞳后色素性漂游物明显增加,而前房深度与正常眼多无区别,房角的小梁网色素沉着分布不均匀,在 Schwalbe 线上方有时出现一色素线称 Sampaolesis 线,但此线不如色素播散综合征者明显。房角内可有少量分散状态的碎屑状剥脱物。前房角镜检查可见宽角,前房角可见灰白色头皮屑样物质沉积,如图 6-3-5。前房内的色素性漂游物是由虹膜摩擦晶状体表面的剥脱物使其脱落所致,这也是 PEX 的特征性表现,小梁网色素倾向于参差不齐、斑点状、轮廓不清,这些是早期诊断的特点。小梁网色素沉着与眼压升高关系密切,伴 PEX 的正常眼压性青光眼患者,这种色素沉着很少见。

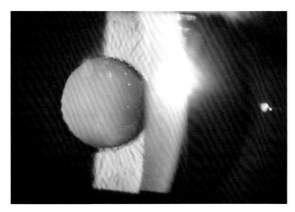 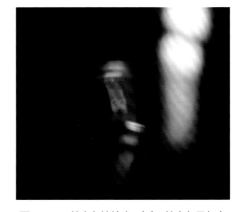

图 6-3-4 瞳孔缘见大小不等灰白色头皮屑样物质沉积　　图 6-3-5 前房角镜检查:宽角,前房角见灰白色头皮屑样物质沉积

(5)晶状体:经扩瞳后见晶状体表面的病变分为三区:如图 6-3-6 所示,即半透明的中央区、颗粒状的周边区及中间的透明区。中央区直径 1~2.5mm,边界清楚,其边缘有剥脱碎屑

物,18%~20% 的患者无中心盘区。边缘的剥脱物常向前翻卷中间的透明区是由瞳孔的生理活动在晶状体表面由虹膜摩擦而产生的。周边区始终存在,可能在其周边呈颗粒状,而中央则呈雾状白色和放射状条纹,后者常可见到。周边的颗粒层即未受破坏的剥脱物堆集。在缩瞳治疗中,中央盘区可能发展为颗粒状表现,连接着中心区与周边区的中间带偶见桥状剥脱物。晶状体上剥脱物早期的表现可为均匀一致的毛玻璃状或草席样外观,或有模糊的放射状非颗粒样条纹环,分布在虹膜后晶状体前囊的中 1/3,这些体征用窄光带以 45° 角聚焦在晶状体表面,容易发现。随着时间发展,条纹加宽和融合,形成了一条连续齿线。用 Scheimbflug 照相技术有助于 PEX 的早期发现。

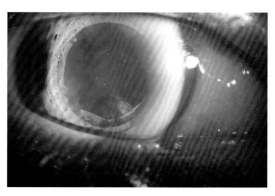

图 6-3-6　扩瞳后见瞳孔中央区晶状体表面圆盘状半透明膜样物质沉积,周边部环状灰白色颗粒样混浊带,两者之间为透明区

关于剥脱物的来源有以下两种学说:沉着物学说认为剥脱物来自晶状体前囊下的上皮细胞综合而成,继而沉着于晶状体表面。但在白内障囊内摘除术后,剥脱物仍继续存在,说明晶状体在形成剥脱物中不是主要的。亦有人提出剥脱物来自虹膜。因虹膜的前界膜、色素上皮层及血管壁上均有剥脱物。局部产生学说认为剥脱物为晶状体囊膜的退行性变,或是晶状体上皮细胞异常代谢的产物。随着年龄老化,晶状体上皮层的剥脱物逐渐经囊膜移向其表面。也有人持剥脱与沉着同时发生的观点。

(6)睫状体及悬韧带:采用视野镜(cycloscope)检查,在晶状体中纬线区、悬韧带及睫状突上可有剥脱物积聚。悬韧带受累常常很严重,可被剥脱物完全覆盖或替代,因脆性增加可断裂出现晶状体不全脱位或完全脱位。在 PEX 白内障囊外摘除术时,因悬韧带病变使术后并发症大大增加。

(7)玻璃体:前玻璃体膜上有剥脱物积聚,在玻璃体纤维上也发现有剥脱物存在。有报道发现,在白内障囊内摘除后数年,玻璃体上的剥脱物仍继续增多,进一步说明剥脱物还来自除晶状体囊膜外的其他组织。

2. PEXC 及悬韧带异常临床诊断

(1)PEXC 诊断标准:患眼晶状体混浊且有以下临床特征:①瞳孔缘部出现灰白色剥脱物质沉积;②扩瞳晶状体前囊中央可见密集粉尘状灰白色膜样小盘或周边部有锯齿状、花边样灰白色颗粒样混浊环带；③小梁网色素沉着增多，瞳孔缘虹膜色素花边部分或全部脱失。

　　PEXC 的临床分期：PEXC 的临床分期主要根据 Emery 核硬度分级，同时结合视力、瞳孔缘及晶状体前囊剥脱物质沉积程度分为早期、中期、晚期三期：早期（图 6-3-7 A）为Ⅱ级核，视力多在 0.1~0.5 之间，瞳孔缘及晶状体前囊剥脱物质轻度沉积；中期（图 6-3-7 B）为Ⅲ级核，视力多在 0.02~0.1 之间，瞳孔缘及晶状体前囊剥脱物质沉积多；晚期（图 6-3-7 C）为Ⅳ级核，视力在光感至 0.02 之间，瞳孔缘及晶状体前囊剥脱物沉积较多。

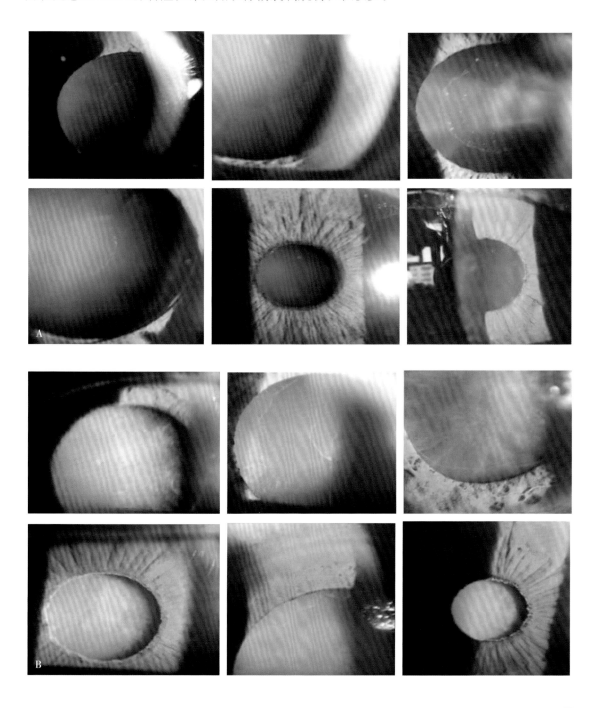

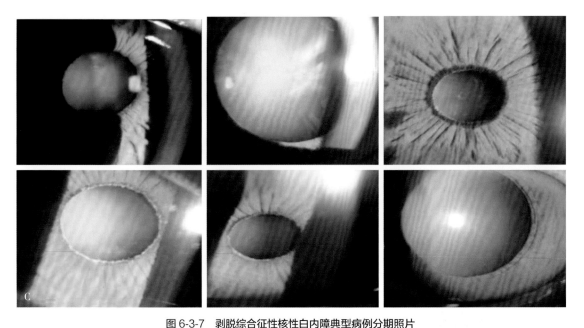

图 6-3-7　剥脱综合征性核性白内障典型病例分期照片
A. 早期：核混浊度 II 级，晶状体表面和瞳孔缘少量剥脱样物质沉积；B. 中期：核混浊度 II 级，
晶状体表面和瞳孔缘中量剥脱样物质沉积；C. 晚期：核混浊度 IV~ V 级，晶状体表面和瞳孔缘大量剥脱样物质沉积

（2）PEXC 悬韧带异常分型（图 6-3-8）：PEXC 悬韧带异常分为晶状体震颤和晶状体不全脱位两型。①晶状体震颤型：裂隙灯检查发现虹膜及晶状体轻度震颤，可伴有前房变浅或加深，扩瞳后虹膜及晶状体震颤减轻甚至消失；②晶状体不全脱位型：扩瞳后可见部分晶状体赤道部，常向下脱位，拉长或断裂的晶状体悬韧带常有灰白色头皮屑样剥脱物质沉积，可伴有前房不等深。

（3）假性囊膜剥脱综合征的鉴别诊断

1）色素播散综合征：是一种自发性疾病，主要见于 30~40 岁近视患者，在男性患者更易伴发青光眼，而女性少见，两者之比为 2∶1~3∶1。从虹膜释放的色素颗粒较小，不弥散于虹膜表面，而是堆积在虹膜皱褶内。常有角膜后 Krukenberg 梭形色素沉着。透照法检查在虹膜中周部有裂隙状、放射状色素缺失。小梁网上的色素带常比 PEX 更为致密，在老年人鉴别较困难，色素带则较平滑，紧贴在小梁网的后带，而 PEX 的色素带呈明显的沙砾状。一些色素播散综合征的患者可发展为 PEX，双侧青光眼也易出现。因色素播散综合征几乎是双侧对称性的，一个伴有双侧色素播散综合征和单眼眼压高的老年患者，应怀疑有 PEX 的可能。

2）真性晶状体囊膜剥脱症：本病见于眼外伤、重度葡萄膜炎及暴露于高温作业者等。裂隙灯检查见晶状体前囊有透明的伴有卷曲边缘的薄片，与本病的剥脱物呈霜样不同，且常不伴有青光眼。异物如铜、铁眼外伤也可出现晶状体剥脱，但十分少见。

3. 剥脱综合征白内障和悬韧带病变治疗

（1）剥脱综合征并发白内障治疗：手术治疗为首选。并发性白内障可按照视力、核混浊、晶

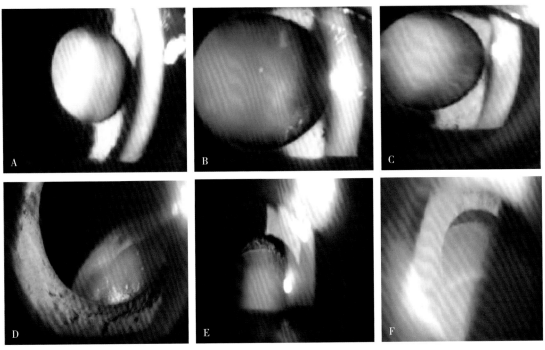

图 6-3-8　剥脱综合征性晶状体悬韧带病变分型
A~C. 晶状体震颤;D~F. 晶状体不全脱位

状体囊膜剥脱物等分早、中、晚三期,可行 Phaco/ECCE+IOL 植入术,由于剥脱综合征是进行性晶状体悬韧带病变,建议可同时植入囊袋张力环,早、中期白内障手术疗效好,并发症少。

PEXC 是进行性进展疾病,越到后期其瞳孔更不易扩大、核越硬、悬韧带更脆弱,甚至脱位或并发青光眼。此时手术,晶状体悬韧带离断、后囊破裂、玻璃体丢失和 IOL 移位的发生率更高。我们证实晶状体核较软(Ⅱ~Ⅲ级)时即早、中期 PEXC 手术,手术成功率高,术中并发症少,术后视力恢复好,而晶状体核较硬(Ⅳ级)即晚期 PEXC 时再行手术,术中术后并发症明显增多,差异有统计学意义。因此,随着超声乳化联合 IOL 植入技术的进一步提高,尽早对 PEXC 进行手术是可行和安全的。

要提高 PEXC 手术成功率,需注意以下情况的处理:①小瞳孔:术中瞳孔不易扩大时,可先试用 1:10 000~1:50 000 的肾上腺素稀释液前房冲洗扩瞳。如无效,可以用瞳孔缘虹膜切除术、虹膜拉钩以及选择性使用多点半宽度括约肌切开术来进行瞳孔扩大。②撕囊:理想撕囊口最好为 5.5~6mm 大小。这样术后囊膜纤维化、囊膜皱缩的机会较小,晶状体混浊明显患者可用锥虫蓝或 ICG 染色,以提高撕囊成功率。③水分离:务必轻柔,可用多点注水分离皮质,使晶状体松解,转核要非常小心,以免脆弱的悬韧带断裂。④超声乳化:最好使用劈核技术,减少对晶状体悬韧带的损伤。劈核技术比刻槽或分核技术在 PEXC 患者中更有优势,因为它施加在晶状体悬韧带上的压力更小。水平劈核无论是刻蚀还是劈核过程中,皆有均衡相反的力作用于晶状体,最终施加在晶状体悬韧带上的力是手术中任一时刻作用于晶状体上的各向矢状力的合力。在做刻蚀时,超声乳化头埋入晶状体内由切口方向往前推,而劈核钩则从晶状体周边部朝切口方向拉,这样矢状力可相互抵消,使施加在悬韧带上的力中和。劈核时,超声乳化头被推向一边,同时劈核钩移向对侧,作用力又再次中和。这点和刻槽技术恰成鲜明对照,刻槽时各向矢状力都由切口方向施加,缺乏与之中和的力,这最终会对切口下方的悬韧带增加额外的压力,易致悬韧带离断。⑤皮质注吸:PEXC 患者吸除皮质有时也是对悬韧带较大的威胁,无晶状体核支撑的囊袋抽吸皮质的力量可使脆弱的悬韧带断裂,推荐对皮质行切线方向的牵引注吸,而非向心性的拉扯。部分病例可放在 IOL 植入以后吸皮质,因为有 IOL 支撑的囊袋会更加稳固,残余皮质的吸除也更安全。⑥标准囊袋张力环植入:由于剥脱综合征是进行性进展疾病,手术并不能阻止该疾病的进展。有术后 IOL 囊袋复合体,甚至囊袋张力环 IOL 囊袋复合体坠入玻璃体腔的报道,故我们建议早期病例即使术中晶状体悬韧带情况较好,有条件的尽量植入囊袋张力环;中、晚期患者,常规植入囊袋张力环甚至改良囊袋张力环。囊袋张力环有作用于囊袋赤道部的连续压力,可对剩余晶状体悬韧带起支持作用,并可抵抗囊袋变性纤维化所致的收缩力,同时也有助于减少后囊膜混浊的发生率。

(2)剥脱综合征并发悬韧带病变及白内障治疗:根据不同的悬韧带异常分型、不同的核分级选择不同的手术方式,Ⅱ级或Ⅲ级核伴晶状体震颤选用白内障超声乳化联合标准囊袋张力环(capsular tension ring,CTR)或改良囊袋张力环(modified capsular tension ring,MCTR)植入;Ⅳ级或Ⅴ级核伴晶状体震颤选用白内障囊外摘除联合 CTR 植入。Ⅱ级或Ⅲ级核伴晶状体不全脱位选用白内障超声乳化技术联合 MCTR 植入;Ⅳ级或Ⅴ级核伴晶状体不全脱位选用白内障囊内摘除联合前段玻璃体切除及 IOL 巩膜缝线固定术。

白内障超声乳化联合 CTR 或 MCTR 及 IOL 植入:采用 0.3% 爱尔凯因滴眼液表面麻醉。2.6mm 透明角膜隧道切口,前房注入黏弹剂,5.5~6mm 连续环形撕囊,必要时锥虫蓝前囊膜染色,水分离,使用超声乳化仪,采用 straight phaco chop 技术超声乳化晶状体核,自动灌吸系统吸出残留皮质,注入黏弹剂,用显微镊将标准 CTR 一端经角膜隧道切口及环形撕囊口植入囊袋赤道部,缓慢旋转直至 CTR 末端全部进入囊袋。MCTR 植入,环形撕囊水分离或核乳化后,用 2 根带 10-0 聚丙烯缝线双弯针固定在 MCTR 的 2 个固定钩上,植入 MCTR,缝线缝合固定于角膜缘后 1.5~2mm 巩膜层间,拉紧缝线,调整囊袋位置居中,再行核乳化或皮质注吸,植入折叠式 IOL,彻底清除前房内及 IOL 后黏弹剂,BSS 形成前房,水密切口,轻压确认无渗漏,切口不缝。如术中意外发生后囊膜破裂及玻璃体脱出,改行前段玻璃体切除联合 IOL 巩膜缝线固定术。

白内障囊外摘除联合 CTR 及 IOL 植入:采用 0.3% 爱尔凯因滴眼液表面麻醉及 2% 利多卡因结膜下注射浸润麻醉。采用上方 6~10mm 巩膜隧道切口,前房注入黏弹剂,6~6.5mm 连续环形撕囊,水分离将核脱出囊袋,扩大切口圈套出晶状体核,自动灌吸系统吸出残留皮质,注入黏弹剂,植入 CTR 及折叠式 IOL,彻底清除前房内及 IOL 后黏弹剂,BSS 形成前房,切口不缝或缝合 2~3 针至水密。如术中意外出现大范围晶状体悬韧带离断及玻璃体脱出,改行前段玻璃体切除联合 IOL 巩膜缝线固定术。

白内障囊内摘除联合前段玻璃体切除及 IOL 巩膜缝线固定术:采用 0.3% 爱尔凯因滴眼液表面麻醉及 2% 利多卡因球后注射浸润麻醉。上方 6~10mm 巩膜隧道切口,前房注入黏弹剂,扩大切口圈套出晶状体,切口缝合 3~5 针,前段玻璃体切除联合 IOL 巩膜缝线固定植入,彻底清除前房内及 IOL 后黏弹剂,BSS 形成前房,切口至水密。

由于 PEX 为进展性悬韧带异常疾病,悬韧带松弛、虹膜晶状体震颤、晶状体不全脱位、晶状体全脱位是其悬韧带病变的"四部曲"。因此,及时发现并恰当处理伴有悬韧带病变的 PEXC 非常重要,尽管我们发现晚期 PEXC 超声乳化联合 IOL 植入其悬韧带断裂、后囊膜破裂、玻璃体脱出的并发症并不明显多于早中期手术,但我们曾经研究入组的手术患者均为核硬度小于 V 级、排除悬韧带病变。

一般认为前房过浅或过深、高龄、硬核、瞳孔散不大是 PEXC 伴有悬韧带病变的高危因素。仔细的扩瞳检查也许会发现虹膜与晶状体前表面的间隙增宽、核偏心、局部虹膜震颤、晶状体震颤、向周边注视时可见晶状体赤道部是较为直接的晶状体悬韧带病变证据。术前 UBM 或眼前节 OCT 检查非常必要,可以及时发现悬韧带病变是否存在及程度如何。眼轴正常但前房过浅或晶状体大范围下方脱位,往往预示较为严重的或重力影响下 360° 的悬韧带病变,需谨慎处理。

我们根据 PEXC 不同的悬韧带异常分型、不同的核分级而选择不同的手术方式,术中尽可能行 CTR 或 MCTR 植入,取得了较为满意的效果。囊袋张力环植入对于 3mm 以下切口完成手术有重要的意义,可维持人工晶状体的生理解剖位置,稳定晶状体虹膜隔,减少手术对玻璃体的扰动,有利于术后视功能较好地恢复及减少玻璃体后脱离、黄斑囊样水肿等术后并发症。缺点是植入 CTR 或 MCTR 过程中可能进一步损伤悬韧带,妨碍术中皮质注吸。在 PEXC 中,CTR 适用于虹膜晶状体震颤患者,MCTR 适用于较为严重晶状体悬韧带松弛、晶状体不全脱位患者。

术中 CTR 植入时机极为重要,如术前发现有悬韧带脆弱松弛,晶状体和虹膜震颤,在囊膜划开或撕囊时,前囊膜出现明显皱褶或晶状体轻度移位,如核较软,估计手术进展顺利,可在超声乳化后或皮质注吸后植入 CTR,否则建议撕囊或水分离后植入;如扩瞳后即可见晶状体不全脱位,建议撕囊或水分离后植入 MCTR。撕囊与水分离后植入 CTR 的区别是:撕囊后植入,皮质尚无干扰,视野清晰,但皮质与囊膜粘连相对紧,植入会有一定阻力,有可能进一步加重晶状体悬韧带损伤;水分离后植入 CTR 由于皮质因水化作用而变混浊,视野欠清晰,但皮质与囊膜已分离,CTR 植入往往较为顺畅,如植入前预先超声乳化头吸除前囊口下的皮质,视野会比较清晰,较易植入 CTR。对于放射状前或后囊膜撕裂则禁忌植入 CTR,存在可能脱位以及玻璃体脱出的风险。

由于 PEXC 存在 360° 晶状体悬韧带脆弱情况,120° 以上晶状体不全脱位或伴Ⅳ级或Ⅴ级核不建议采用 MCTR 植入联合超声乳化白内障摘除术,而改用晶状体囊内圈套摘除、前段玻璃体切除联合 IOL 巩膜缝线固定植入术。由于 PEX 患者常有虹膜收缩力减弱,虹膜色素上皮脱失、萎缩,因此也不建议采用虹膜夹型 IOL 或 IOL 中周部虹膜缝合固定术,以防虹膜进一步萎缩或缝线松脱导致 IOL 脱位。

PEXC 病变会逐渐进展,越到后期瞳孔越不易散大、核更硬、悬韧带更脆弱,甚至发生晶状体脱位。此时手术,晶状体悬韧带离断、后囊膜破裂、玻璃体脱出和 IOL 移位的发生率更高。我们之前的研究也证实,晶状体核较软时手术,成功率高,术中、术后并发症少,而晶状体核较硬时再行手术,术中、术后并发症明显增多,两者差异有显著性。而伴有悬韧带病变的 PEXC 的疗效更差,术中、术后并发症及术后矫正视力未脱残的比例更高。因此,较年龄相关性白内障,PEXC 可适当提前行白内障手术。

除悬韧带病变外,小瞳孔和硬核是手术中经常遇到的两大障碍。瞳孔不易散大时,可以使用虹膜拉钩、瞳孔扩张环或选择性使用多点半宽度括约肌切开术,尽可能使瞳孔扩大到 6mm 以上,以便获得较好的手术视野、理想的撕囊口及超声乳化手术的顺利进行。为提高撕囊成功率,晶状体混浊明显患者可用锥虫蓝或 ICG 染色。如遇晶状体不全脱位患者,可用囊袋拉钩固定囊袋或超声乳化前直接 CTR 或 MCTR 植入再手术,双钩 MCTR 植入由于有 2 个突出的固定钩及其预置的聚丙烯缝线,一定程度上会影响晶状体乳化等眼内操作,单钩 MCTR 相对方便些。超声乳化推荐使用 Straight Phaco Chop 直接劈核技术、倾斜翻转法或截囊针辅助预劈核技术,可减少对晶状体悬韧带的进一步损伤。如采用飞秒激光辅助的白内障超声乳化术,则撕囊、碎核更安全。

伴有进展性悬韧带异常的 PEXC,手术复杂,并发症多、疗效较差。术前仔细自然瞳孔及扩瞳检查确定悬韧带异常类型、选择合适的手术时机及方式是手术成功的关键。

(3)剥脱综合征并发青光眼治疗:合并青光眼的假性剥脱综合征患者,多由于眼压控制不佳而失去手术时机,可根据患者眼压情况,选择药物降眼压治疗、激光治疗以及滤过手术治疗。药物降眼压及激光治疗长期效果不佳,需行滤过手术。眼压的控制对于手术前准备而言较为重要,而且对患者视神经以及视力预后均有重要意义。

合并并发性白内障及继发性开角型青光眼,可选择青光眼白内障联合手术。

【典型病例手术视频】

视频 6-3-39:假性剥脱综合征白内障超声乳化手术。

手术方式:Phaco+CTR+IOL 植入术。

手术视频关注要点:水分离后,马上植入 CTR,对稳定晶状体大有裨益,但植入有一定难度,尽量避免植入时进一步损伤悬韧带。

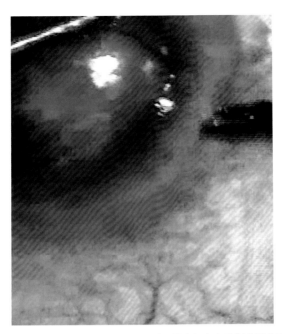

视频 6-3-39　假性剥脱综合征白内障超声乳化手术

视频 6-3-40：假性剥脱综合征白内障超声乳化手术。

手术方式：Phaco+CTR+IOL 植入术。

手术视频关注要点：超声乳化后皮质注吸前植入 CTR。

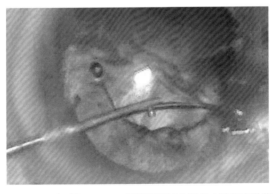

视频 6-3-40　假性剥脱综合征白内障超声乳化手术

视频 6-3-41：假性剥脱综合征白内障超声乳化手术。

手术方式：Phaco+CTR+IOL 植入术。

手术视频关注要点：皮质注吸后植入 CTR。

视频 6-3-42：假性剥脱综合征白内障伴晶状体不全脱位超声乳化手术。

手术方式：Phaco+MCTR+IOL 植入术。

手术视频关注要点：超声乳化后皮质注吸前植入 MCTR，晶状体混浊明显，可视度差。

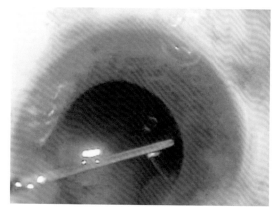

视频 6-3-41　假性剥脱综合征白内障超声乳化手术

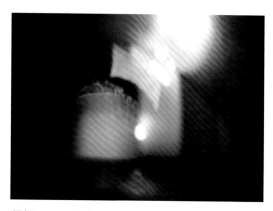

视频 6-3-42　假性剥脱综合征白内障伴晶状体不全脱位超声乳化手术

视频 6-3-43：假性剥脱综合征白内障超声乳化手术。

手术方式：Phaco+ 预防性 CTR+ IOL 植入术。

手术视频关注要点：皮质注吸后预防性植入 CTR。

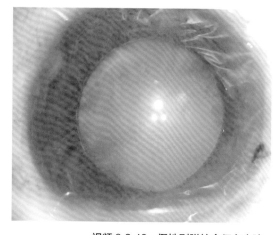

视频 6-3-43　假性剥脱综合征白内障

第四节 囊袋张力环及 IOL 选择与应用

（一）囊袋张力环

CTR 或 MCTR 植入后优点是对于局限性悬韧带松弛患者,可帮助重新分配机械压力如刻槽时把压力分布到悬韧带较强的区域,使超声乳化手术安全实施;IOL 植入后通过压力再分配,弥补悬韧带牵拉力的不足,以保持囊袋及 IOL 相对正位。对于悬韧带广泛松弛患者,可维持囊袋的轮廓,产生向外周扩张的张力,并对抗囊袋收缩产生的向心性牵引力,有助于术后保持 IOL 位置长期稳定,同时也有一定的后囊膜混浊预防作用。

1. CTR 的种类 一般有预装式和手动植入式两种。国内预装式 CTR 代表为博士伦 ACPi-11 一次性预装式 PMMA CTR,可以方便地推注式植入;手动植入以 Morcher CTR 为例,有三种型号:14 型(10.0~12.3mm;指闭合时直径为 10mm,充分展开时,直径为 12.3mm,见图 6-4-1,以下类推);14C 型(11.0~13.0mm);14A 型(12.0~14.5mm)。MCTR 有五种类型(图 6-4-2):1G(11.0~12.3mm),1L(11.0~13.0mm),2L(11.0~13.0mm),2S(11.0~13.0mm),2C(11.0~13.0mm)。

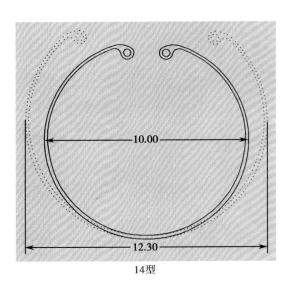

图 6-4-1 Morcher CTR 14 型

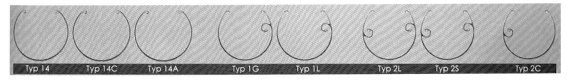

图 6-4-2 Morcher CTR

事实上,在先天性晶状体不全脱位患者中,大部分是儿童和青少年。目前,大部分现有的改良囊袋张力环的直径为 11mm,经巩膜缝合固定后其直径可扩展到 13mm,这种改良囊袋张力环适用于囊袋直径为 9~10mm 的正常成年人,符合正常成年人的晶状体囊袋解剖生理结构。但是,现有的改良囊袋张力环的型号对于儿童患者来说其直径过大,特别是小球形晶状体的儿童患者,其囊袋比正常囊袋偏小。另外,现有的单钩改良囊袋张力环也存在缺点,其巩膜固定钩位于改良囊袋张力环的边缘,在术中固定时未能充分用力拉紧,术后未能充分发挥支撑囊袋的作用力量。我们发明了一种适用于儿童晶状体不全脱位患者的新型囊袋辅助装置,见图 6-4-3,可用于维持囊袋的轮廓,产生向外周扩张的张力,并对抗囊袋收缩产生的向心性牵引力,有助于术后保持人工晶状体位置的长期稳定,使患者获得更好的视觉质量。此改良囊袋张力环的直径为 8mm,经巩膜固定后其直径可扩展到 10mm,适合植入囊袋直径较小的儿童患者。另外,单钩位于改良囊袋张力环的中间部位,手术中可调整钩子位于晶状体脱位最严重的方向,可发挥最大的调节和稳定的力量。

　　儿童型改良囊袋张力环适用于 270° 以下脱位范围的伴有悬韧带松弛或断裂的晶状体不全脱位的儿童患者。采用透明或蓝色的聚甲基丙烯酸甲酯(PMMA)材料制成过半圆的圆弧环整体结构,圆弧环两端制有手术夹持定位孔。在改良囊袋张力环的中间部位增加一个由 PMMA 材料制成的巩膜固定钩,钩子从环中央向前伸出形成第二平面并转向周边,其末端预置一孔眼可绕过囊袋边缘行巩膜固定,不破坏囊袋的完整性。蓝色的改良囊袋张力环具有更高的识别度,术中小钩预留缝线更加清晰可见。

　　此儿童型改良囊袋张力环与其他改良囊袋张力环相比具有以下优点:

　　(1)与直径 11mm 的改良囊袋张力环相比:直径 11mm 的改良囊袋张力环适用于囊袋直径大小为 9~10mm 的成年人,可提供适当的支撑囊袋的力量。而本改良囊袋张力环对于囊袋直径较小的儿童晶状体不全脱位或小球形晶状体患者具有更合适的大小,术中更便于植入和调节,术后起到更大的支撑和稳定的作用。

　　(2)与单钩位于边缘的改良囊袋张力环相比:单钩位于改良囊袋张力环的中间部位,术中可根据具体情况将钩子置于晶状体脱位最严重的方向,改良囊袋张力环的两端均衡扩张,经巩膜固定后晶状体囊袋的稳定性更好,可发挥最大的支撑作用。

　　目前已经获得国家新型实用专利批准,中国专利号:ZL2018.21532303.8,希望量产应用后能使广大儿童晶状体不全脱位患者获益。

　　2. CTR 类型选择　CTR 适用于治疗轻

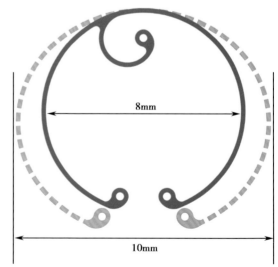

图 6-4-3　儿童型改良囊袋张力环,中国专利号:ZL2018.21532303.8

度晶状体悬韧带松弛或离断。如轻度虹膜晶状体震颤,小于 90°~120° 静止性悬韧带松弛或离断;MCTR 适用于 120° 以上较为严重晶状体悬韧带松弛或离断或进展性晶状体悬韧带病变、晶状体不全脱位患者。一般单钩 MCTR 适用于 120°~210° 悬韧带离断或进展性病例;双钩 MCTR 适用于 180° 或更大范围悬韧带离断或进展性病例或 360° 悬韧带松弛。

3. CTR 直径选择 囊袋的大小决定 CTR 的直径。如果植入的 CTR 末端孔眼互相重叠,此时 CTR 支撑囊袋的力量最大。正常眼轴眼可以通过角膜白到白距离来预估囊袋的大小,从而作为 CTR 直径选择的依据;而异常眼轴眼除了通过角膜白到白距离来预估囊袋的大小外,眼轴作为依据更为重要,尤其是高度近视眼,其解剖改变主要是眼球后 2/3 变长为主。预防和治疗性 CTR 植入一般要求略大于囊袋为好。使用较大的 CTR 可以保证其两端孔眼互相重叠或交叉重叠一部分,支撑囊袋力量达到最大,但植入有时会有些困难。

4. 术中 CTR 植入时机 国外 Ken Rosenthal 教授建议:"As late as you can,but as early as you must",我们的经验也是如此。相对来说,CTR 或 MCTR 越晚植入,越容易,但是否越安全不一定。因为提前植入 CTR 或 MCTR,理论上超声乳化和皮质注吸越安全,但也存在植入时可能进一步损伤囊袋和悬韧带,皮质注吸困难,一旦术中前囊撕裂或后囊破裂则 CTR 或 MCTR 被迫取出等问题。如术前发现有悬韧带脆弱松弛,晶状体和虹膜震颤,在囊膜划开或撕囊时,前囊膜出现明显皱褶或晶状体轻度移位,如核较软,估计手术进展顺利,可在超声乳化后或皮质注吸后植入 CTR,否则建议撕囊或水分离后植入;如发现晶状体不全脱位,可用拉钩固定囊袋下直接超声乳化或超声乳化前先 CTR 或 MCTR 植入再手术,双钩 MCTR 植入由于有 2 个突出的固定钩,一定程度上会影响晶状体乳化等眼内操作,单钩 MCTR 相对方便些。对于放射状前或后囊膜撕裂则禁忌植入张力环,因为存在张力环植入进一步囊膜撕裂,可能出现玻璃体脱出、张力环脱位、损伤视网膜等风险。

需要特别指出的是:有些单位没有 MCTR,而晶状体不全脱位范围较大或进展性脱位,标准 CTR 无法支撑术后囊袋正位,可以先植入 CTR(预装式或手动植入式均可,一般规格 11.0mm/13.0mm),再植入 1~2 个或更多 5-0 聚丙烯缝线可植入式囊袋拉钩固定撕囊口,调整拉钩和囊袋位置,再行 IOL 植入,也是非常不错的手术方式选择,具体方法请参考本书第七章第三节相关内容。

【典型病例手术视频】

视频 6-4-1:外伤性晶状体不全脱位。

手术方式:Phaco+ 预先 MCTR+ IOL 植入术。

手术视频关注要点:CCC 后水分离前先植入 MCTR,巩膜缝合固定 MCTR 时,注意把 MCTR 小钩置于前囊上方。

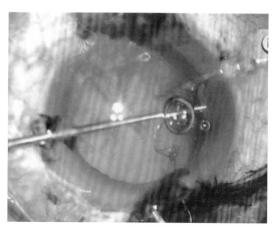

视频 6-4-1　外伤性晶状体不全脱位先植入 MCTR

【典型病例手术视频】

视频 6-4-2：先天性晶状体不全脱位。

手术方式：晶状体不全脱位术中 CTR 联合可植入式囊袋拉钩植入。

手术视频关注要点：先植入 CTR 再可植入式囊袋拉钩囊袋固定。

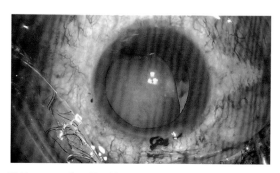

视频 6-4-2　先天性晶状体不全脱位术中 CTR 联合可植入式囊袋拉钩植入

【典型病例手术视频】

视频 6-4-3：外伤性晶状体不全脱位。

手术方式：晶状体不全脱位术中 CTR 联合可植入式囊袋拉钩植入。

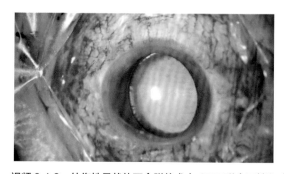

视频 6-4-3　外伤性晶状体不全脱位术中 CTR 联合可植入式囊袋拉钩植入

手术视频关注要点：先植入 CTR 再可植入式囊袋拉钩囊袋固定，如有玻璃体脱出，需要前段玻璃体切除。

（二）IOL 的选择与应用

晶状体不全脱位手术如果通过 CTR 或 MCTR 固定囊袋，其抗牵拉、抗推顶和抗旋转的能力也十分脆弱。因此，IOL 选择比较重要。

1. **IOL 种类选择** IOL 囊袋内固定植入：首选一片式两襻可折叠 IOL，IOL 光学部与襻的连接较窄，最好植入后使两襻折叠在光学部上，此时，IOL 调位钩轻轻一压光学部，IOL 可以顺势植入囊袋中，两襻自然展开，不需要过大过多的力量作用于囊袋，以免造成晶状体悬韧带进一步损伤或 MCTR 巩膜缝线松弛。如果 IOL 植入采用其他固定方法：①前房虹膜夹持型 IOL 植入术：选择 Artisan IOL；②后房型 IOL 经巩膜缝线固定术：尽量选择 IOL 襻上有固定孔的硬性或可折叠式 IOL；③中周边虹膜缝线固定后房型 IOL 植入术：选择三片式可折叠 IOL，襻常由 PMMA 材料制成，代表有 Tecnis 三片式 IOL；④巩膜内 IOL 襻固定或胶粘术：选择三片式可折叠 IOL，襻常由 PMMA 材料制成，代表有 Tecnis 三片式 IOL。前房型 IOL 因术后长期随访发现易致角膜内皮失代偿、继发性青光眼等严重并发症，同时前房型 IOL 手术室一般也不会备用很多，其屈光度很难更换，因此不建议使用。

2. **IOL 功能选择** 合适的 IOL 植入对于晶状体不全脱位手术患者远期并发症避免具有非常重要的意义。一个完整的环形撕囊、良好的囊袋固定，一片式 IOL 也许是比较理想的。临床上目前大量使用非球面 IOL，对于晶状体不全脱位手术患者考虑到术后有可能发生不对称性的囊袋收缩、悬韧带进展性断裂、固定缝线早期松动或晚期降解断裂等情况，IOL 可能发生轻度的倾斜和偏心，尽量选择襻柔软的零球差非球面 IOL 或者使用术前球差测定指导下选择非球面 IOL 比较合适，以术后角膜球差为 0 或 +0.1μm 合适。HOYA iSert® 251 预装式 IOL 拥有非球面平衡曲线设计（ABC 设计），在纠正 0.18μm 球差的前提下，可以一定程度上提高在 0.4~0.5mm 视觉质量，减少由于 IOL 偏位造成的彗差，提高对比敏感度，有一定的应用价值。Zeiss 非恒定球差非球面人工晶状体（Zeiss ZO）在光学部直径 5mm 对角膜正像差 0.14μm 矫正，而在边缘部零像差设计。中央部可有效抵消角膜正球差，提高成像质量，改善对比敏感度而边缘部零球差设计可降低对 IOL 偏心和倾斜的敏感度，防止产生新的高阶像差，有利于实现优良的视觉质量。

晶状体不全脱位的成年患者对中、近距离阅读要求较迫切，调节型 IOL 禁忌植入；老视型 IOL 仅限于囊袋居中性良好、固定确切的患者；对于不能植入患者，在征得患者同意的情况下，可以采用预留一定近视度数的方法加以解决；对于大角膜散光患者，不推荐可矫正散光的人工晶状体（Toric IOL）植入，尽管国外有个案成功报道，但晚期囊袋收缩可能会导致 IOL 旋转，日后的 IOL 调位会比较麻烦且效果不确切，术后角膜散光可采用角膜弧形切开或激光角膜手术解决。

3. IOL 屈光度选择　术中若是出现后囊破裂,要根据不同的情况选择合适的 IOL 植入方式,并选择相应的 IOL 屈光度计算。后囊膜破裂但玻璃体前界膜未破的,或者后囊破裂后用撕囊镊将裂口改成环形撕囊口且不伴有玻璃体脱出的,原型号可折叠 IOL 仍可小心植入囊袋内。后囊膜破裂后估计囊袋内植入 IOL 有风险的,或是前囊撕囊口小于 IOL 光学面直径的,可考虑将 IOL 植入睫状沟,其光学面夹持在前囊口下(此时 IOL 光学部位置较囊袋内固定略靠前,其屈光度可较原 IOL 略减小,一般在 0.5D 以内);若不能夹持,IOL 植入睫状沟,如果仍植入原度数的 IOL,由于 IOL 的位置较囊袋内前移,比预期会增加一定程度的近视。因此,对于 IOL 屈光度为 +17.50~+27.00D 的患者,植入睫状沟的 IOL 应比原来减少约 1.0D;对于 IOL 屈光度为 +9.50~+17.00D 的患者,应比原来减少 0.5D;对于 IOL 屈光度为 +27.50~+35.00D 的患者,应比原来减少 1.5D;对于 IOL 屈光度为 −5.00~+9.00D 的患者,IOL 屈光度保持不变。值得注意的是,一片式折叠 IOL 总长较三片式 IOL 略短,因此,推荐三片式折叠 IOL 植入睫状沟,IOL 屈光度选择时应注意 IOL 类型改变,相应的 A 常数也会改变,IOL 屈光度也应做相应改变。

有时,后囊破裂同时伴有前囊撕裂或悬韧带离断,IOL 需要睫状沟悬吊固定,此时 IOL 屈光度选择可以参照睫状沟植入原则。对于正视眼患者,植入睫状沟的 IOL 应比原来减少 0.5~1.0D;近视眼患者,应比原来减少 0.5D;远视眼患者,应比原来减少 1.0~1.5D。悬吊 IOL 术后屈光度有时因 IOL 倾斜,偏中心、过于偏前或偏后缝合固定而与术前设计有一定偏差,总体把握一个原则:术后屈光状态宁近勿远。

先天性晶状体不全脱位近年来主要通过囊袋辅助器械如囊袋拉钩、囊袋张力环的使用,最大限度保留和重塑囊袋悬韧带隔,这使得囊袋内植入 IOL 成为可能。一个完整的环形撕囊、良好的囊袋固定,一片式 IOL 也许是比较理想的。考虑到术后有可能发生不对称性的囊袋收缩、悬韧带进行性断裂、固定缝线晚期降解断裂等情况,IOL 可能发生轻度的倾斜和偏中心,尽量选择襻柔软的零球差非球面 IOL。

先天性晶状体不全脱位大都发生在儿童及中青年患者。这些患者对中、近距离阅读要求也较迫切,老视型 IOL 仅限于囊袋居中性良好、固定确切的成年患者。

【典型病例手术视频】

视频 6-4-4:马方综合征连续视程 IOL 植入。

手术方式:Phaco+MCTR+Symfony 连续视程 IOL 植入术。

手术视频关注要点:谨慎 CCC,瞳孔偏小时,囊袋拉钩虹膜拉开增加可视度,Symfony 连续视程 IOL 植入。

图 6-4-4　示双眼术后 1 个月离焦曲线。在眼镜平面,双眼 0.5 以上小数视力(相当于 Snellen 视力 20/40,logMAR 0.3)的离焦范围达到 2.5D。这一结果换算为裸眼的理论阅读距离为眼前 5m 到 40cm,表明双眼都有不错的全程视力。

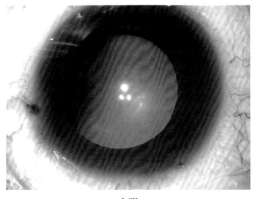

右眼

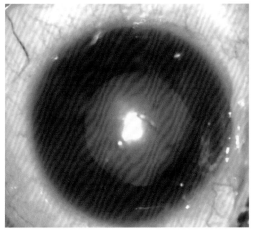

左眼

视频 6-4-4 马方综合征连续视程 IOL 植入

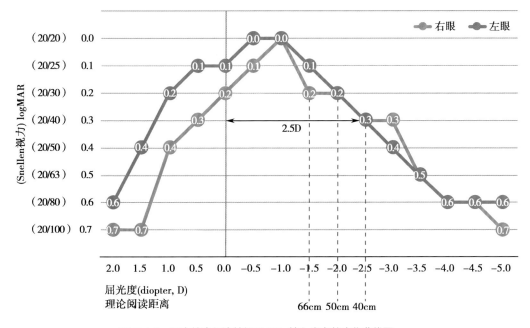

图 6-4-4 马方综合征连续视程 IOL 植入患者的离焦曲线图

由于成长过程中因眼轴增长会存在近视漂移现象,眼科医生比较认同:儿童一般欠矫植入 IOL 度数,年龄越小,眼轴越短,欠矫越多。先天性晶状体不全脱位手术比较复杂,手术大都在 4 岁以上实施,所以一般 4~6 岁欠矫 1~3D,7 岁以上保持正视状态。但缺点是视近必须使用老视镜,对于儿童及中青年患者特别不方便。

近年来,我们在征得患者或家属同意的情况下,根据不同年龄采用正视矫正或预留一定近视度数的方法加以解决。4 岁留 +1D,5 岁一般正视矫正,6 岁留 -1D,7 岁以上留 -2D,8 岁以上及成年患者根据其工作学习状态保留 -2~-4D 近视,基本满足患者视近需求,取得了满意的效果。马方综合征晶状体不全脱位患者需要考虑将来有可能眼轴进一步增长的可能,近视保留可以适当少一些。

(郑佳蕾　陈佳惠　张旻　陈天慧　蒋永祥)

【参考文献】

1. HOFFMAN R S, SNYDER M E, DEVGAN U, et al. Management of the subluxated crystalline lens [J]. J Cataract Refract Surg, 2013, 39: 1904-1915.

2. LI B, WANG Y, MALVANKAR-MEHTA M S, et al. Surgical indications, outcomes, and complications with the use of a modified capsular tension ring during cataract surgery [J]. J Cataract Refract Surg, 2016, 42: 1642-1648.

3. WEBER C H, CIONNI R J. All about capsular tension rings [J]. Curr Opin Ophthalmol, 2015, 26: 10-15.

4. JARRETT W H. Dislocation of the lens: A study of 166 hospitalized cases [J]. Arch Ophthalmol, 1967, 78: 289-291.

5. KANSKI J J. Closed intraocular microsurgery in ocular trauma [J]. Trans Ophthalmol Soc U K, 1978, 98: 51-54.

6. FRANCOIS J, VERBRAEKEN H. Traumatic luxation of the crystallin lens and vitrectomy [J]. Bull Mem Soc Fr Ophtalmol, 1980, 92: 173-177.

7. GIRARD L J. Pars plana lensectomy for subluxated and dislocated lenses [J]. Ophthalmic Surg, 1981, 12: 491-495.

8. MATTHAUS W. Results of cryoextraction of dislocated and severely subluxated lenses [J]. Klin Monbl Augenheilkd, 1984, 185: 253-258.

9. ZAIDMAN G W. The surgical management of dislocated traumatic cataracts [J]. Am J Ophthalmol, 1985, 99: 583-585.

10. DEMELER U, SAUTTER H. Surgery in (sub-) luxated lenses in adults [J]. Dev Ophthalmol, 1985, 11: 162-165.

11. PLAGER D A, PARKS M M, HELVESTON E M, et al. Surgical treatment of subluxated lenses in children [J]. Ophthalmology, 1992, 99: 1018-1021.

12. HAKIN K N, JACOBS M, ROSEN P, et al. Management of the subluxed crystalline lens [J]. Ophthalmology, 1992, 99: 542-545.

13. BEHKI R, NOEL L P, CLARKE W N. Limbal lensectomy in the management of ectopia lentis in children [J]. Arch Ophthalmol, 1990, 108: 809-811.

14. MERRIAM J C, ZHENG L. Iris hooks for phacoemulsification of the subluxated lens [J]. J Cataract Refract Surg, 1997, 23: 1295-1297.

15. MACKOOL R J. Capsule stabilization for phacoemulsification [J]. J Cataract Refract Surg, 2000, 26: 629.

16. YAGUCHI S, YAGUCHI S, ASANO Y, et al. Repositioning and scleral fixation of subluxated lenses using a T-shaped capsule stabilization hook [J]. J Cataract Refract Surg, 2011, 37: 1386-1393.

17. NISHIMURA E, YAGUCHI S, NISHIHARA H, et al. Capsular stabilization device to preserve lens capsule integrity during phacoemulsification with a weak zonule [J]. J Cataract Refract Surg, 2006, 32: 392-395.

18. MCCLUSKEY P, HARRISBERG B. Long-term results using scleral-fixated posterior chamber intraocular lenses [J]. J Cataract Refract Surg, 1994, 20: 34-39.

19. HAYASHI K, HAYASHI H, NAKAO F, et al. Intraocular lens tilt and decentration, anterior chamber depth, and refractive error after trans-scleral suture fixation surgery [J]. Ophthalmology, 1999, 106: 878-882.

20. MENEZO J L, MARTINEZ M C, CISNEROS A L. Iris-fixated Worst claw versus sulcus-fixated posterior chamber lenses in the absence of capsular support [J]. J Cataract Refract Surg, 1996, 22: 1476-1484.

21. GUELL J L, VERDAGUER P, ELIES D, et al. Secondary iris-claw anterior chamber lens implantation in patients with aphakia without capsular support [J]. Br J Ophthalmol, 2014, 98: 658-663.

22. HARA T, HARA T, YAMADA Y. "Equator ring" for maintenance of the completely circular contour of the capsular bag equator after cataract removal [J]. Ophthalmic Surg Lasers, 1991, 22: 358-359.

23. NAGAMOTO T, BISSENMIYAJIMA H. A ring to support the capsular bag after continuous curvilinear capsulorhexis [J]. J Cataract Refract Surg, 1994, 20: 417-420.

24. NAGAMOTO T. Origin of the capsular tension ring [J]. J Cataract Refract Surg, 2001, 27: 1710-1711.

25. GIMBEL H V, SUN R, HESTON J P. Management of zonular dialysis in phacoemulsification and IOL implantation using the capsular tension ring [J]. Ophthalmic Surg Lasers, 1997, 28: 273-281.

26. AHMED I I, CIONNI R J, KRANEMANN C, et al. Optimal timing of capsular tension ring implantation: Miyake-Apple video analysis [J]. J Cataract Refract Surg, 2005, 31: 1809-1813.

27. HENDERSON B A, KIM J Y. Modified capsular tension ring for cortical removal after implantation [J]. J Cataract Refract Surg, 2007, 33: 1688-1690.

28. SCHILD A M, ROSENTRETER A, HELLMICH M, et al. Effect of a capsular tension ring on refractive outcomes in eyes with high myopia [J]. J Cataract Refract Surg, 2010, 36: 2087-2093.

29. WEBER M, HIRNSCHALL N, RIGAL K, et al. Effect of a capsular tension ring on axial intraocular lens position [J]. J Cataract Refract Surg, 2015, 41: 122-125.

30. MASTROPASQUA R, TOTO L, VECCHIARINO L, et al. Multifocal IOL implant with or without capsular tension ring: study of wavefront error and visual performance [J]. European journal of ophthalmology, 2013, 23: 510-517.

31. RASTOGI A, KHANAM S, GOEL Y, et al. Comparative evaluation of rotational stability and visual outcome of toric intraocular lenses with and without a capsular tension ring [J]. Indian journal of ophthalmology, 2018, 66: 411-415.

32. ZHAO Y, LI J, YANG K, et al. Combined special capsular tension ring and toric iol implantation for management of astigmatism and high axial myopia with cataracts [J]. Seminars in ophthalmology, 2018, 33: 389-394.

33. GROVE K, CONDON G, ERNY B C, et al. Complication from combined use of capsule retractors and capsular tension rings in zonular dehiscence [J]. J Cataract Refract Surg, 2015, 41: 2576-2579.

34. NISHI O, NISHI K, MENAPACE R, et al. Capsular bending ring to prevent posterior capsule opacification: 2 year follow-up [J]. J Cataract Refract Surg, 2001, 27: 1359-1365.

35. DICK H B. Closed foldable capsular rings [J]. J Cataract Refract Surg, 2005, 31: 467-471.

36. CIONNI R J, OSHER R H. Management of profound zonular dialysis or weakness with a new endocapsular ring designed for scleral fixation [J]. J Cataract Refract Surg, 1998, 24: 1299-1306.

37. CIONNI R J, OSHER R H, MARQUES D M V, et al. Modified capsular tension ring for patients with congenital loss of zonular support [J]. J Cataract Refract Surg, 2003, 29: 1668-1673.

38. MALYUGIN B. The results of cataract surgery in patients with Marfan's syndrome with the new

CTR [J]. Zdravniski Vestnik-Slovenian medical journal, 2012, 81: I61-I66.

39. SINGH M K, AMBATI B K, CRANDALL A S. New capsular tension segment with 2-point fixation for zonular weakness [J]. J Cataract Refract Surg, 2017, 43: 590-592.

40. TON Y, MICHAELI A, ASSIA E I. Repositioning and scleral fixation of the subluxated lens capsule using an intraocular anchoring device in experimental models [J]. J Cataract Refract Surg, 2007, 33: 692-696.

41. ASSIA E I, TON Y, MICHAELI A. Capsule anchor to manage subluxated lenses: initial clinical experience [J]. J Cataract Refract Surg, 2009, 35: 1372-1379.

42. VOTE B J, TRANOS P, BUNCE C, et al. Long-term outcome of combined pars plana vitrectomy and scleral fixated sutured posterior chamber intraocular lens implantation [J]. Am J Ophthalmol, 2006, 141: 308-312.

43. ASADI R, KHEIRKHAH A. Long-term results of scleral fixation of posterior chamber intralocular lenses in children [J]. Ophthalmology, 2008, 115: 67-72.

44. PRICE M O, PRICE F W, WERNER L, et al. Late dislocation of scleral-sutured posterior chamber intraocular lenses [J]. J Cataract Refract Surg, 2005, 31: 1320-1326.

45. DREWS R C. Quality control, and changing indications for lens implantation. The Seventh Binkhorst Medal Lecture-1982 [J]. Ophthalmology, 1983, 90: 301-310.

46. RIM Y, LAING S T, MCPHERSON D D, et al. Mitral valve repair using ePTFE sutures for ruptured mitral chordae tendineae: a computational simulation study [J]. Annals of biomedical engineering, 2014, 42: 139-148.

47. KHAN M A, GUPTA O P, SMITH R G, et al. Scleral fixation of intraocular lenses using Gore-Tex suture: clinical outcomes and safety profile [J]. Br J Ophthalmol, 2016, 100: 638-643.

48. CHEE S-P, CHAN N S-W. Suture snare technique for scleral fixation of intraocular lenses and capsular tension devices [J]. Br J Ophthalmol, 2018, 102: 1317-1319.

49. JACOB S, AGARWAL A, AGARWAL A, et al. Glued endocapsular hemi-ring segment for fibrin glue-assisted sutureless transscleral fixation of the capsular bag in subluxated cataracts and intraocular lenses [J]. J Cataract Refract Surg, 2012, 38: 193-201.

50. JACOB S, AGARWAL A, AGARWAL A, et al. Glued capsular hook: Technique for fibrin glue-assisted sutureless transscleral fixation of the capsular bag in subluxated cataracts and intraocular lenses [J]. J Cataract Refract Surg, 2014, 40: 1958-1965.

51. CANABRAVA S, BERNARDINO L, BATISTELI T, et al. Double-flanged-haptic and capsular tension ring or segment for sutureless fixation in zonular instability [J]. Int Ophthalmol, 2018, 38: 2653-2662.

52. WRIGHT R E. Megalophthalmus and microphthalmus [J]. Br J Ophthalmol, 1922, 6: 35-37.

53. PFIRRMANN T, EMMERICH D, RUOKONEN P, et al. Molecular mechanism of CHRDL1-mediated X-linked megalocornea in humans and in Xenopus model [J]. Hum Mol Genet, 2015, 24: 3119-3132.

54. AGRAWAL P, PATEL C, ABIDI N, et al. Walker Warburg syndrome associated with microphthalmos and megalophthalmos: A rare combination [J]. Oman J Ophthalmol, 2013, 6: 134-135.

55. HO C L, WALTON D S. Primary megalocornea: clinical features for differentiation from infantile glaucoma [J]. J Pediatr Ophthalmol Strabismus, 2004, 41: 11-17.

56. KRAFT S P, JUDISCH G F, GRAYSON D M. Megalocornea: a clinical and echographic study of an autosomal dominant pedigree [J]. J Pediatr Ophthalmol Strabismus, 1984, 21: 190-193.

57. AHMADIEH H, BANAEE T, JAVADI MA, et al. Vitreoretinal disorders in anterior megalophthalmos [J]. Jpn J Ophthalmol, 2006, 50: 515-523.

58. RAO A, VIDEKAR C. Hereditary anterior megalophthalmos with posterior vitreoretinopathy: a surgical challenge [J/OL]. BMJ Case Rep, 2014: bcr2013202212 (2014-03-14). https://doi. org/10. 1136/bcr-2013-202212.

59. MASTROPASQUA L, CARPINETO P, CIANCAGLINI M, et al. In vivo confocal microscopy in primary congenital glaucoma with megalocornea [J]. J Glaucoma, 2002, 11: 83-89.

60. NEUMANN A C. Anterior megalophthalmos and intraocular lens implantation [J]. J Am Intraocul Implant Soc, 1984, 10: 220-222.

61. KWITKO S, BELFORT JUNIOR R, OMI C A. Intraocular lens implantation in anterior megalophthalmus. Case report [J]. Cornea, 1991, 10: 539-541.

62. VAZ F M, OSHER R H. Cataract surgery and anterior megalophthalmos: custom intraocular lens and special considerations [J]. J Cataract Refract Surg, 2007, 33: 2147-2150.

63. LEE G A, HANN J V, BRAGA-MELE R. Phacoemulsification in anterior megalophthalmos [J]. J Cataract Refract Surg, 2006, 32: 1081-1084.

64. SHARAN S, BILLSON F A. Anterior megalophthalmos in a family with 3 female siblings [J]. J Cataract Refract Surg, 2005, 31: 1433-1436.

65. ZARE M A, ESHRAGHI B, KIARUDI M Y, et al. Application of ultrasound biomicroscopy in the planning of cataract surgery in anterior megalophthalmos [J]. Indian J Ophthalmol, 2011, 59: 400-402.

66. GALVIS V, TELLO A, MIOTTO G, ET A L. Artisan aphakic lens for cataract surgery in anterior megalophthalmos [J]. Case Rep Ophthalmol, 2012, 3: 428-433.

67. MOHR A, HENGERER F, ECKARDT C. Retropupillary fixation of the iris claw lens in aphakia. 1 year outcome of a new implantation techniques [J]. Ophthalmologe, 2002, 99: 580-583.

68. RIJNEVELD W J, BEEKHUIS W H, HASSMAN E F, et al. Iris claw lens: anterior and posterior iris surface fixation in the absence of capsular support during penetrating keratoplasty [J]. J Refract Corneal Surg, 1994, 10: 14-19.

69. JAIN A K, NAWANI N, SINGH R. Phacoemulsification in anterior megalophthalmos: rhexis fixation technique for intraocular lens centration [J]. Int Ophthalmol, 2014, 34: 279-284.

70. WANG Q W, XU W, ZHU Y N, et al. Misdiagnosis induced intraocular lens dislocation in anterior megalophthalmos [J]. Chin Med J (Engl), 2012, 125: 3180-3182.

71. DE LA PARRA-COLIN P, BARRIENTOS-GUTIERREZ T, MIAN S I. Axial length's role in intraocular lens power calculation error in X-linked megalocornea: a case-series analysis [J]. Ophthalmic Genet, 2014, 35: 180-183.

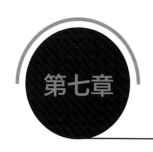

第七章 人工晶状体脱位的原因及手术治疗

人工晶状体（intraocular lens, IOL）脱位（dislocation）分为囊袋外脱位（out-of-the-bag IOL dislocation）和囊袋内脱位（in-the-bag IOL dislocation）。常见脱位的人工晶状体包括后房型人工晶状体（posterior chamber IOL），睫状沟植入或悬吊式植入的人工晶状体（transscleral-sutured IOL），虹膜夹式人工晶状体（iris-clawed IOL），可植入式接触镜（implantable collamer lens, ICL）以及前房型人工晶状体（anterior chamber IOL）等几类。因为植入位置的异常或眼内解剖结构的改变，人工晶状体可在术中、术后早期（植入术后 3 个月内）、术后晚期（植入术后 3 个月后）发生位置异常。本章将分析各种类型人工晶状体脱位的原因及手术治疗。

第一节　IOL 囊袋外脱位

（一）折叠式人工晶状体睫状沟内植入

1. 原因

（1）单片式丙烯酸酯人工晶状体（single-piece acrylic intraocular len, SPA IOL）睫状沟内植入：白内障术中后囊膜破裂，术者常将原计划囊袋内植入的折叠式人工晶状体于睫状沟植入。然而，SPA IOL 的直径和光学面直径小，材料软，SPAIOL 容易发生偏位或脱位。人工晶状体偏位时，其光学边缘在瞳孔区易导致眩光症状的产生；人工晶状体襻较大，与光学面位于同一平面，反复与虹膜摩擦可发生虹膜摩擦综合征（posterior iris-chafing syndrome），表现为色素播散（pigment dispersion）、继发青光眼、虹膜睫状体炎、黄斑水肿，更严重者可继发葡萄膜炎 - 青光

眼 - 前房出血综合征（uveitis-glaucoma-hyphema syndrome，UGH）。

（2）三片式人工晶状体睫状沟植入时，仍有可能发生上述并发症。

2. 预防 可用于睫状沟植入的折叠式人工晶状体应具备如下特征：三片式，总直径为12.5~13mm，光学面直径为 6.5~7mm，细长型 C 襻，光学面与襻有倾斜角度，光学面边缘为圆边，以增强人工晶状体在睫状沟植入的稳定性并避免其与虹膜的摩擦。

3. 治疗 进行略小于人工晶状体光学面的前囊膜连续环形撕囊（continuous curvilinear capsulorhexis，CCC），首选人工晶状体光学面夹持（optic capture）睫状沟固定技术；无足够囊膜支撑时，采用人工晶状体缝线巩膜悬吊术。对于聚丙烯或 Teflon 材料襻的人工晶状体，可以尝试巩膜层间固定术。无法复位原人工晶状体时，行人工晶状体置换术。

（二）悬吊式人工晶状体脱位

1. 原因 因 10-0 聚丙烯缝线生物降解，巩膜缝线悬吊式人工晶状体可在植入数年后发生脱位。

2. 预防 改用 8-0 聚丙烯线或 GoreTex 缝线。

3. 治疗 人工晶状体复位并再次巩膜缝线悬吊；无法巩膜缝线悬吊者行人工晶状体置换术。

（三）巩膜层间固定的人工晶状体（intrascleral IOL fixation）脱位

1. 原因 人工晶状体无缝线巩膜层间固定术由 Gabor 和 Pavlidis 在 2007 年首次提出，10 年来经历了各种改良和发展，比较有代表性的是采用生物胶巩膜层间固定人工晶状体技术和 Yamane 等报道的凸缘襻式人工晶状体巩膜层间固定技术。然而，由于太硬或较滑等不合适的人工晶状体襻材料，巩膜层间固定的人工晶状体术后可发生脱位。另外，人工晶状体襻变形，巩膜隧道大小不合适，以及前后节联合手术中玻璃体腔气体顶压或术后体位的变化，都可导致人工晶状体位置的偏移。

2. 预防 聚丙烯或 Teflon 材料襻的人工晶状体可行巩膜层间固定，需制作大小、形状、弯曲度适合的巩膜隧道。该技术须谨慎应用于前后节联合手术中。18 岁以下患者的巩膜较薄，不建议应用该技术。

3. 治疗 人工晶状体复位或置换术。

（四）其他人工晶状体脱位

ICL 脱位：ICL 植入后常有轻微的偏位，无须治疗；外伤暴力致脱位，瞳孔夹持或脱入前房，需手术复位。

虹膜夹式人工晶状体脱位：其发生率接近人工晶状体巩膜缝线悬吊术后脱位的发生率，需手术复位或人工晶状体置换术。

第二节　IOL 囊袋内脱位

（一）后囊膜破裂

1. **原因**　人工晶状体植入后偏斜下沉。

2. **预防**　术中保护后囊。

3. **治疗**　人工晶状体光学面夹持睫状沟植入，单纯睫状沟植入或人工晶状体巩膜缝线悬吊术。

（二）后囊膜完整

1. **原因**　人工晶状体襻或光学面植入不到位，或植入的人工晶状体襻无法在较小的囊袋内完全展开，或前囊口过大未遮盖光学面边缘，术毕因前房浅，光学面在前囊口或瞳孔区夹持。

2. **预防**　根据个体化选择合适的人工晶状体；撕囊口应覆盖人工晶状体光学面边缘；术毕需形成前房。

3. **治疗**　人工晶状体调位术或取出置换术。

（三）囊袋收缩综合征（CCS）

囊袋收缩综合征（capsular contraction syndrome，CCS）指人工晶状体囊袋内植入后晶状体囊袋赤道部直径缩小，伴有前囊纤维化和撕囊口缩小的临床征象。

1. **原因**　高度近视、视网膜色素变性、闭角型青光眼、葡萄膜炎、假性剥脱综合征患者为高危人群。人工晶状体可皱缩、异位，严重者可发生人工晶状体囊袋复合体脱位和睫状体脱离。聚甲基丙烯酸甲酯（polymethylmethacrylate，PMMA），硅胶（silicone）和丙烯酸材料（acrylic）的人工晶状体均可发生。亲水性丙烯酸酯的人工晶状体较疏水性丙烯酸酯更容易发生 CCS。

2. **预防**　前囊口大小适中；清除晶状体上皮细胞；抗炎。

3. **治疗**　较轻脱位者用 YAG 放射状切开前囊，较重脱位者需手术切除部分前囊，联合人工晶状体复位。

（四）人工晶状体囊袋复合体脱位（IOL-capsular bag complex dislocation）

1. **原因**　高度近视、视网膜色素变性、闭角型青光眼、葡萄膜炎、假性剥脱综合征患者为高危人群，眼钝挫伤常为诱因。

2. **预防**　白内障摘除术中注意保护晶状体悬韧带。

3. **手术治疗**

（1）去除晶状体囊袋，直接复位人工晶状体。

（2）取出复合体，更换人工晶状体。

（3）保留并复位复合体。

第三节　可植入式囊袋拉钩治疗人工晶状体囊袋复合体脱位

目前,人工晶状体囊袋复合体复位的手术方法较多,笔者近年使用可植入式囊袋拉钩将脱位的人工晶状体囊袋复合体固定于巩膜。该方法创伤小,远期疗效稳定,特介绍其应用和效果。

(一)囊袋拉钩的设计

各种临时或永久眼内植入的囊袋拉钩或固定器的一端在前囊口下支撑固定晶状体囊袋,一端固定在巩膜层间,来复位人工晶状体囊袋复合体。比较有代表性的永久眼内植入的囊袋拉钩包括:Yokrat Ton 等设计的 PMMA 材料巩膜缝线固定的锚型囊袋拉钩,Soosan Jacob 等设计的生物胶巩膜内固定的尼龙材料囊袋拉钩,Yaguchi S 等制作的巩膜层间内固定的聚丙烯材料的 T 形囊袋拉钩等。

笔者受上述囊袋拉钩制作和材料的启发,应用 5-0 聚丙烯缝线,通过热成形的方法制作囊袋拉钩,缝线拉钩端固定于前囊口,缝线尾端埋于巩膜层间,可成功固定脱位的人工晶状体囊袋复合体。聚丙烯是常用的可靠的眼科材料。该材料具有质轻、强度高、弹性好、耐磨、耐化学品性和抗微生物性好等特征;笔者研究的实验数据显示:5-0 聚丙烯线所制作的拉钩不仅在扫描电镜下表面完全光滑,而且可以拉起 7g 的重量而不变形(图 7-3-1);聚丙烯的熔点为 170℃左右,可以耐受最高 138℃高温高压消毒而较少发生形变;用高温电凝器对弯曲的聚丙烯线进行短时间热烧灼,可将其塑造成 U 形钩状。

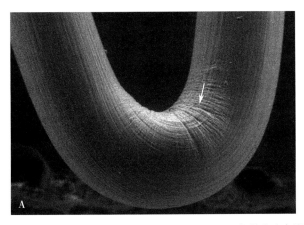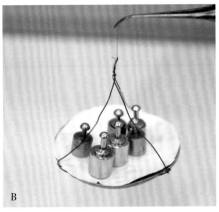

图 7-3-1　经笔者改良的囊袋拉钩
A. 囊袋拉钩在扫描电镜下表面光滑;B. 囊袋拉钩可承受 7g 重量不变形

（二）囊袋拉钩制作简介

1. 材料 5-0 医用聚丙烯带线长针。

2. 制作

（1）将线尾弯成 U 形，留出约 2mm U 形顶端，用电凝器由远（10mm）及近（2mm）烧灼 U 形顶端，3~5 秒后即定形（图 7-3-2）。

（2）弯针用持针器或文氏钳掰直。

3. 注意事项

（1）选用高温电凝器。

（2）烧灼 U 形顶端而不是侧面。

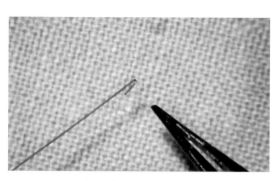

图 7-3-2 用聚丙烯缝线制作囊袋拉钩

（3）不要反复烧灼而导致受热处膨大突出。

（三）囊袋拉钩在人工晶状体囊袋复合体位置异常中的应用

1. 适应证

（1）囊袋收缩纤维化，人工晶状体移位。

（2）人工晶状体囊袋复合体不全脱位，可见前囊口，复位后人工晶状体可正常使用（图 7-3-3，图 7-3-4）。

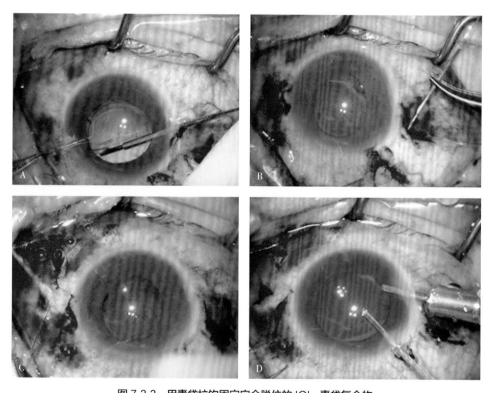

图 7-3-3 用囊袋拉钩固定完全脱位的 IOL- 囊袋复合物

A. 植入第一个囊袋拉钩，以固定 CCC 边缘和前囊膜；B. 在出针口处巩膜再进针，经巩膜层间穿行出针；
C. 调整第三个囊袋拉钩的张力，以优化 IOL 位置；D. 手术结束时，IOL 居中

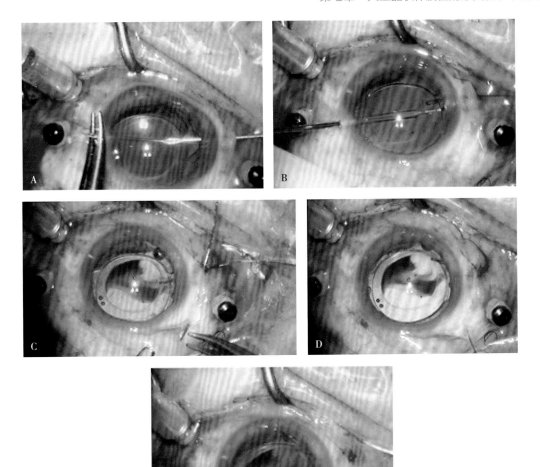

图 7-3-4　用囊袋拉钩固定不全脱位的 IOL- 囊袋复合体

A. 将弯针经需固定处对侧的角膜缘穿入眼内，27G 针头在距角膜缘后 2.0mm 巩膜穿刺引出巩膜；B. 使用 23G 的内界膜镊夹住纤维化 CCC 边缘，并将囊袋拉钩插入前囊膜与 IOL 之间的空间，以固定前囊膜；C. 将弯曲的针从原出针口穿行巩膜层间到达相邻的巩膜；D. 调整囊袋挂钩的张力使 IOL 居中；E. 紧贴巩膜将外露聚丙烯线剪断，将线尖推入巩膜隧道

2. 植入方法

（1）带线针从拟固定处的对侧角膜缘穿刺口进入眼内，由 27G 针头自固定侧角膜缘后 2mm 做巩膜穿刺后引出巩膜；在出针口处巩膜再进针，平行角巩膜缘于 1/2 厚度进行巩膜层间穿行 7~8mm 后出针。

（2）囊袋拉钩前囊口固定，调整拉钩和囊袋位置。

（3）拉紧眼外外露缝线，紧贴巩膜剪断，避免线头暴露。

【典型病例手术视频】

视频 7-3-1：晶状体不全脱位可植入式囊袋拉钩植入。

手术方式：晶状体不全脱位术中 CTR 联合可植入式囊袋拉钩植入。

手术视频关注要点:可植入式囊袋拉钩囊袋固定及巩膜缝线固定技巧。

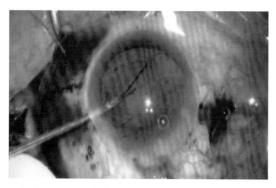

视频 7-3-1　晶状体不全脱位术中 CTR 联合可植入式囊袋拉钩植入

【典型病例手术视频】

视频 7-3-2:前后节联合手术中可植入式囊袋拉钩的应用。

手术方式:前后节联合手术中晶状体不全脱位可植入式囊袋拉钩囊袋固定。

手术视频关注要点:CTR 联合可植入式囊袋拉钩囊袋固定及后段玻璃体切除技巧。

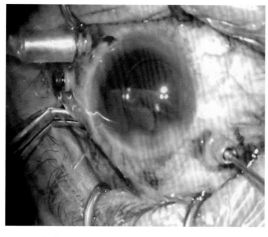

视频 7-3-2　前后节联合手术中可植入式囊袋拉钩的应用

3. 注意事项

(1)清除固定区域内玻璃体。

(2)可联合后节手术;但填充物可能溢入前房。

(3)先将缝线巩膜内固定,再放置囊袋拉钩在前囊口,避免在走线时囊袋拉钩位置的移动。

(4)轻柔地放置拉钩,避免前囊口撕裂。

(四)可植入式囊袋拉钩的应用优势

1. 材料易取　聚丙烯线易获得,可眼内使用,生物相容性好。

2. 制作简便　应用热塑形原理,可根据需要调整拉钩长短和构型。

3. **组织损伤小** 无线结和线头暴露,无须制作巩膜瓣。

4. **稳定性好** 术后囊袋及人工晶状体位置稳定。

(金海鹰)

【参考文献】

1. CHANG D F, MASKET S, MILLER K M, et al. Complications of sulcus placement of single-piece acrylic intraocular lenses: recommendations for backup IOL implantation following posterior capsule rupture [J]. J Cataract Refract Surg, 2009, 35 (8): 1445-1458.

2. GIMBEL H V, DEBROFF B M. Intraocular lens optic capture [J]. J Cataract Refract Surg, 2004, 30 (1): 200-206.

3. GABOR S G, PAVLIDIS M M. Sutureless intrascleral posterior chamber intraocular lens fixation [J]. J Cataract Refract Surg, 2007, 33 (11): 1851-1854.

4. PAREKH P, GREEN W R, STARK W J. Subluxation of suture-fixated posterior chamber intraocular lenses a clinicopathologic study [J]. Ophthalmology, 2007, 114 (2): 232-237.

5. AGARWAL A, KUMAR D A, JACOB S, et al. Fibrin glue-assisted sutureless posterior chamber intraocular lens implantation in eyes with deficient posterior capsules [J]. J Cataract Refract Surg, 2008, 34 (9): 1433-1438.

6. YAMANE S, SATO S, MARUYAMA-INOUE M, et al. Flanged intrascleral intraocular lens fixation with double-needle technique [J]. Ophthalmology, 2017, 124 (8): 1136-1142.

7. SHI M, KONG J, LI X, et al. Observing implantable collamer lens dislocation by panoramic ultrasound biomicroscopy [J]. Eye (Lond), 2015, 29 (4): 499-504.

8. SCHMITZ J W, MCEWAN G C, HOFMEISTER E M. Delayed presentation of traumatic dislocation of a Visian Implantable Collamer Lens [J]. J Refract Surg, 2012, 28 (5): 365-367.

9. JING W, GUANLU L, QIANYIN Z, et al. Iris-claw intraocular lens and scleral-fixated posterior chamber intraocular lens implantations in correcting aphakia: a meta-analysis [J]. Invest Ophthalmol Vis Sci, 2017, 58 (9): 3530-3536.

10. BALESTRAZZI A, MALANDRINI A, MARTONE G, et al. Capsule contraction syndrome with a microincision foldable hydrophilic acrylic intraocular lens: two case reports and review of the literature [J]. Case Rep Ophthalmol, 2014, 5 (3): 329-335.

11. TON Y, NAFTALI M, LAPID-GORTZAK R, et al. Management of subluxated capsular bag-fixated intraocular lenses using a capsular anchor [J]. J Cataract Refract Surg, 2016, 42 (5): 653-658.

12. JACOB S, AGARWAL A, AGARWAL A, et al. Glued capsular hook: technique for fibrin glue-assisted sutureless transscleral fixation of the capsular bag in subluxated cataracts and intraocular lenses [J]. J Cataract Refract Surg, 2014, 40 (12): 1958-1965.

13. YAGUCHI S, YAGUCHI S, ASANO Y, et al. Repositioning and scleral fixation of subluxated lenses using a T-shaped capsule stabilization hook [J]. J Cataract Refract Surg, 2011, 37 (8): 1386-1393.

14. JIN H, OU Z, ZHANG Q, et al. Intrascleral fixation of implantable polypropylene capsular hook (s): a new sutureless technique to reposition dislocated intraocular lens-capsular bag complex [J]. Retina, 2019, Suppl 1: S44-S49.

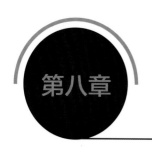

第八章　手术相关并发症及处理

晶状体不全脱位手术难度大，并发症较多。在手术前预判术中、术后可能会出现的并发症并做好预防措施和准备工作，术中谨慎操作，及时发现并处理并发症，可以大大减少手术并发症的发生，降低并发症对患者的损害，改善患者预后。手术并发症可以出现在术中、术后任何时期，术后第 1 天对患者进行仔细检查是非常必要的，其后复查时间通常为术后 3 天、1 周、1 个月和 3 个月。近 5 年来，随着手术方式的改进和囊袋辅助装置的发展，晶状体不全脱位手术的并发症已大大减少。

第一节　术中并发症及处理

（一）切口虹膜脱出

一般情况下，切口隧道过短或切口位置偏后往往会导致虹膜脱出，尤其在手术过程中，使用一次性新刀或做切口时加以注意构型即可。另一种情况值得注意：外伤性晶状体不全脱位往往前房很浅，如果仅仅是由于晶状体悬韧带断裂或松弛，眼压正常的话，其前房、后房及玻璃体腔内压力是保持一致的，正常切口不会导致虹膜从切口脱出，但如果眼压高，尤其是玻璃体腔内压力比较高时，正常切口可能一切穿，虹膜就马上脱出，而且不易回纳。此时，必须处理玻璃体腔内压力过高的问题，因为切口穿透后，前房和后房压力已降至大气压水平，玻璃体腔内高压力会推顶虹膜晶状体隔前移，虹膜自然从切口脱出，不易回纳。行前段玻璃体干性切除可以解决问题，当然，术前半小时 20% 甘露醇静脉滴注也是值得推荐的，可能可以避免玻璃体前段干切手术。

(二) 高眼压

外伤性晶状体前脱位时,因瞳孔阻滞、周边虹膜前粘连,甚至房水向玻璃体错向分流等原因导致继发性青光眼。眼压较高时,必须先行玻璃体中轴部切除,眼压下降后才能进一步手术,但不能切除过多玻璃体中轴部,以免眼压太低,影响进一步操作,切割时,边切边用手指探压,一般切至正常眼压或正常稍低即可。

(三) 瞳孔散不大

多种因素可以导致患者瞳孔缩小:年龄因素,部分老年患者的瞳孔括约肌硬化、弹性减弱,造成瞳孔不易散大;炎症因素,部分患者由于外伤或陈旧性的虹膜睫状体炎使眼前节炎症反应加重,产生虹膜后粘连,导致瞳孔不易散大;药物因素,部分患者长期应用缩瞳剂,导致瞳孔不易散大;长期高眼压导致虹膜缺血、肌肉萎缩、虹膜松弛,扩瞳药物反应差,瞳孔也不易散大;手术因素,部分患者在激光虹膜切开或虹膜根部切除术后瞳孔开大肌的功能受到影响,也导致瞳孔不易散大。一部分马方综合征患者合并虹膜发育不良,其瞳孔更不易散大。

常用的扩大瞳孔方法:①药物扩大瞳孔:长期应用缩瞳药的患者在术前应停用缩瞳药至少1天,并且术前3天开始点非甾体类抗炎药物。非甾体类抗炎药物可以拮抗虹膜在操作过程中释放的前列腺素的缩瞳作用,维持术中的瞳孔散大状态。应用混合肾上腺素能药物的复方扩瞳眼药能够增强扩瞳效果。肾上腺素能药物作用于瞳孔开大肌,联合麻痹瞳孔括约肌的M受体阻滞剂可以增强扩瞳的效果。如果患者瞳孔在应用眼药水后还不能散大,可以做结膜下注射。术中前房内注入1:10 000肾上腺素(1/1 000的肾上腺素与BSS 1:10比例配制)扩瞳效果更加迅速,而且对眼部和全身的不良反应更小。但是要注意肾上腺素能药物可能导致患者血压升高和其他心血管系统的不良反应。②麻醉方式的选择:对于小瞳孔下的晶状体不全脱位手术建议采用球后或球旁麻醉的方式。良好的麻醉不仅能使患者更好地配合手术,而且球后麻醉有散大瞳孔的作用,有利于手术的操作。③手术中黏弹剂的应用:在撕囊前,于前房内注入黏弹剂加深前房,应用黏弹剂向周边推开虹膜,一般可扩大到4~5mm,但一旦吸除,瞳孔可能回复到较小状态,超声乳化时需特别注意。对于存在瞳孔粘连的病例,应用黏弹剂的机械推力,可以推开虹膜与晶状体表面粘连的部位,同时黏弹剂的黏滞力可以阻滞瞳孔的回缩,维持在撕囊时瞳孔散大的状态。④虹膜的术中处理:对于部分发生过严重眼前节炎症的患者,其瞳孔区的虹膜后表面常存在增殖膜,限制了瞳孔的散大,这类病例可在前房内注入黏弹剂,撕除虹膜后的增殖膜,然后用黏弹剂推开虹膜,也能起到扩大瞳孔的作用。对瞳孔难以散大的病例,有些手术医生应用手术器械撑开瞳孔的方法,即两把器械法:应用两个劈核钩或两把Kuglen钩经过两个不同的切口进入瞳孔区内,沿瞳孔直径钩住瞳孔缘,双手同时撑开瞳孔,在多条径线上做这种机械的撑开操作,可以达到扩大患者瞳孔的目的。另一种针对虹膜的操作是采用多点切开瞳孔括约肌的方法来达到扩大瞳孔的目的。瞳孔括约肌切开法采用显微剪刀做 8 个方位同等间距的瞳孔括约肌微小切开,减小瞳孔括约肌的张力,然后再应用调位钩来扩张瞳孔。该方法扩瞳效果要好于单纯的瞳孔牵张法,而且也不会造成严重的瞳孔撕裂。但无论是虹膜撑开法还是瞳孔括约肌切开法,应该避免用于虹膜松弛综合征(intraoperative floppy-iris syndrome,IFIS)和虹膜硬化的病例,因为这两种虹膜操作手术都可能增加虹膜脱出和虹膜被超声乳化头误吸的风险。⑤虹膜拉钩:虹膜拉钩的作用是通过角膜缘的切口,置入一个或多个 PMMA 材质的拉钩,将瞳孔牵拉到一定大小,以满足晶状体不全脱位手术的需要。它的优势是操作简单、学习曲线短、瞳孔开大的效果好。但是应用虹膜拉钩后,患者的前房变浅,手术操作空间减小,容易造成角膜内皮的损伤,此外,过度牵拉瞳孔缘,会造成瞳孔括约肌的损伤,导致术后瞳孔不能回缩等问题。应用时,虹膜拉钩也可使用囊袋拉钩替代。⑥瞳孔扩张环:瞳孔扩张环可能是目前最有效的瞳孔开大方法。这种装置是在瞳孔缘放置一个弹性的装置,机械性地扩张瞳孔到一定程度,以便于手术的操作,在手术完成后取出。一般这种装置都能够明显地扩大瞳孔,满足晶状体不全脱位手术的需要,但是在部分病例,应用虹膜撑开器后,可能造成虹膜的损伤,导致瞳孔不能回缩,失去瞳孔的缩放功能。常见的虹膜撑开器有 Graether2000、Morcher 瞳孔扩张器、Perfect Pupil 等。

飞秒激光辅助下的晶状体不全脱位手术对患者的瞳孔有更高的要求,只有充分散大的瞳孔才能将晶状体充分暴露,激光才能准确地聚焦在晶状体上。在飞秒激光的手术过程中,激光在眼内的作用可能产生大量前列腺素 E_2,前列腺素作用于虹膜上的受体导致瞳孔缩小,因此,飞秒激光辅助的晶状体不全脱位手术比常规晶状体不全脱位手术更容易引起手术中的瞳孔缩小,所以在进行激光前后均保持一个散大的瞳孔尤为重要。术前应用抗前列腺素的药物可以明显抑制术中前列腺素的缩瞳作用,激光操作后瞳孔缩小的发生率可以降到 1% 以下。有研究显示,激光操作后到进行晶状体手术的时间间隔越长,瞳孔缩小的程度越大,因此,建议在做完飞秒激光的操作后,立即进行晶状体摘除手术,防止术中瞳孔缩小的发生。

【典型病例手术视频】

视频 8-1-1:瞳孔散不大。

手术方式:囊袋拉钩下手术。

手术视频关注要点:先将囊袋拉钩拉开瞳孔,撕囊后再把囊袋拉钩植入囊袋脱位最明显处,连同虹膜一起牵开。

(四) 前囊连续环形撕囊术(continuous curvilinear capsulorhexis,CCC)意外

在晶状体不全脱位手术中,CCC 意外的发生率为 5.8%~6.3%,而在飞秒激光辅助的晶状体不全脱位手术中,前囊撕裂的发生率则高达 12.7%。且研究证实,在晶状体不全脱位手术中,由于激光产生的微孔,飞秒激光辅助撕囊的前囊撕裂率显著高于手工撕囊,实践操作中要

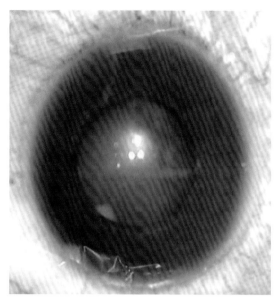

视频 8-1-1　瞳孔散不大

特别小心。飞秒激光辅助的晶状体不全脱位手术中,前囊撕裂常发生在超声乳化过程中,其次是植入 MCTR 时。晶状体不全脱位的撕囊具有挑战性,尤其是 270° 以上重度脱位的患者,撕囊时囊膜容易裂向周边导致失败。术中前囊膜环形撕囊失败或发生囊袋撕裂、后囊膜破裂、玻璃体脱出时,可联合前段玻璃体切除,此时可选用前房虹膜夹持型 IOL 植入或后房型 IOL 经巩膜缝线固定。

如何预防或避免 CCC 意外呢？首先,在撕囊前用黏弹剂适当充填前房,充填过多易使晶状体向后移位,不便操作,充填过少则撕囊时容易裂向周边。其次,建议用 1ml 注射器针头轻轻划开前囊膜,如囊袋无张力,可用 2 个 1ml 注射器针头对冲刺开囊膜,再用撕囊镊完成撕囊；儿童患者也可先撕开 1~2 个象限,再用 1 个囊袋拉钩牵引囊袋使晶状体相对居中后撕囊,这样可以提高撕囊的成功率。最后,如晶状体混浊明显,可用锥虫蓝、ICG 等进行囊膜染色,但不能常规前房注射,以免染色剂渗入玻璃体腔,影响可视性。可在充填黏弹剂后不同部位注入几滴染色剂,再用黏弹剂针头在囊膜上涂匀做囊膜涂抹法染色,缺点是可能染色不均匀。

【典型病例手术视频】

视频 8-1-2：重度晶状体不全脱位,CCC 困难。

手术方式：囊袋拉钩下 CCC。

手术视频关注要点：先 1ml 注射器针尖划开前囊膜,撕囊大概一半时,囊袋拉钩拉住撕囊口,小心撕除,往往撕囊口偏小,IOL 植入后小心二次扩大撕囊,因为有 MCTR 拉紧囊袋,撕囊口有放射状裂开可能。

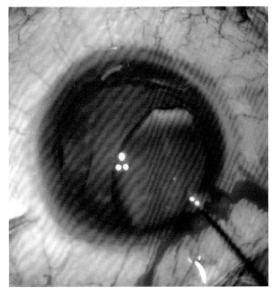

视频 8-1-2　重度晶状体不全脱位的 CCC

视频 8-1-3：白核 CCC。

手术方式：CCC。

手术视频关注要点：脱位白核撕囊比较困难，ICG 等染色尽量不用，小心撕囊，注意辨认。必要时，ICG 黏弹剂下涂抹染色，但有 ICG 进入玻璃体的可能。

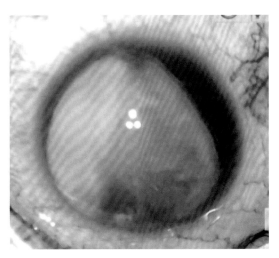

视频 8-1-3　白核 CCC

视频 8-1-4：白核 FLACS 辅助 CCC。

手术方式：FLACS 辅助 CCC。

手术视频关注要点：FLACS 辅助 CCC，可减少手工撕囊意外放射状撕裂。

视频 8-1-5：双针对冲刺开辅助 CCC。

手术方式：重度晶状体不全脱位手术，双针对冲刺开辅助 CCC。

　　手术视频关注要点：悬韧带过于松弛，单针针头无法刺开前囊膜，双针对冲刺开辅助CCC，二次撕囊。

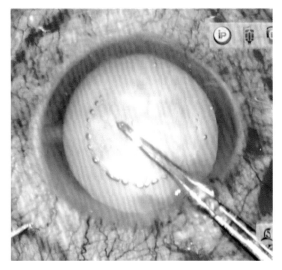

视频 8-1-4　FLACS 辅助 CCC

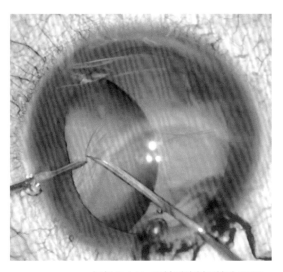

视频 8-1-5　双针对冲刺开辅助 CCC

（五）虹膜根部离断

　　虹膜根部离断常由于术中操作时损伤所致，如超声乳化头进入或 IOL 植入时推顶虹膜，同时可能发生前房积血和瞳孔缩小，此并发症较易出现在高度远视性短眼轴眼、青光眼浅前房和小瞳孔等病例。通过黏弹剂注入加深切口处前房以及超声乳化头斜面向下进入前房可避免此并发症，但要注意发生后弹力层脱离的可能。一旦虹膜根部离断发生，如果范围较小，在视觉和外形上都无影响，可不必处理；大范围的虹膜根部离断会出现视觉障碍并影响美观，需用单股聚丙烯缝线将虹膜根部缝到切口下方的角巩膜组织处。

（六）玻璃体脱出

晶状体不全脱位手术中玻璃体脱出常发生于以下几种情况：①晶状体不全脱位范围较大时（多发生在外伤性重度晶状体不全脱位患者），玻璃体前界膜破裂，常伴随玻璃体脱入前房；②在植入或旋转 MCTR 时，如果操作过于暴力，极有可能刺破囊袋或晶状体脱位范围进一步增大而使玻璃体前界膜破裂，导致玻璃体脱出。玻璃体脱出严重者可通过瞳孔，黏附于切口，玻璃体牵拉可引起视网膜裂孔和视网膜脱离。已有研究证实，晶状体不全脱位手术中玻璃体脱出会增加视网膜脱离和眼内炎的发生率。因此，后囊膜前的所有玻璃体都应在手术时彻底清除。对于玻璃体脱出的晶状体不全脱位患者，必须先做角巩膜入路或睫状体平坦部入路玻璃体切除，避免玻璃体牵拉造成视网膜裂孔等并发症发生。为增加玻璃体的可视性，可用曲安奈德染色，切除后及时充填弥散性黏弹剂，对于术中玻璃体进一步脱出有抑制作用。对于少量玻璃体，也可将玻璃体末端剪成小段后，用纤维素海绵清除。残留粘连的玻璃体在显微镜下较易发现，也可在用纤维素海绵蘸切口或调位钩整复虹膜时发现，也因其可造成瞳孔变形，尤其是缩瞳后易发现其存在。

前房内玻璃体会引起伴有或不伴有黄斑囊样水肿的慢性眼部炎症。瞳孔变形、IOL 边缘暴露会产生眩光。如果局部抗炎治疗无效、瞳孔变形造成的眩光明显、黄斑囊样水肿出现临床症状或葡萄膜炎持续存在，应用 Nd:YAG 激光或玻璃体切除术解除嵌顿。突出于切口外的玻璃体因有致细菌性眼内炎的危险，应及时清除。如果术后角膜内皮功能不佳，有失代偿风险，就应避免前路而采用后路玻璃体切除术，以减少对角膜的损害。

（七）囊袋拉钩脱出

晶状体不全脱位范围太大，而撕囊口过于靠脱位处的赤道部，囊袋拉钩钩住囊袋的部位太少、力量太小，在灌注压的作用下，前房加深，囊袋拉钩脱出，晶状体倾斜明显，此时若强行手术，会使晶状体脱位加重，甚至坠入玻璃体腔，导致玻璃体脱出。预防办法是，撕囊时在需要囊袋拉钩牵引的脱位处多保留一些囊膜，一般留 2mm，主动灌注时设定眼压灌注压小一些或重力灌注时瓶高低一些。

【典型病例手术视频】

视频 8-1-6：CCC 意外——囊袋拉钩脱出。

手术方式：FLACS 辅助晶状体不全脱位手术。

手术视频关注要点：FLACS 前囊切开太靠近脱位处，囊袋拉钩易滑脱，一般至少留 2mm 囊袋边缘以策安全。

（八）核处理困难

晶状体悬韧带拉长松弛或断裂后，此部分囊袋失去向外的拉力而贴附在晶状体表面。尽管做了充分的水分离，核转动仍然比较困难。一旦使用较大力量转核，悬韧带会进一步损伤。一般来说，在没有囊袋拉钩帮助下，晶状体不全脱位应尽量避免核翻转、核旋转、核向心牵拉或

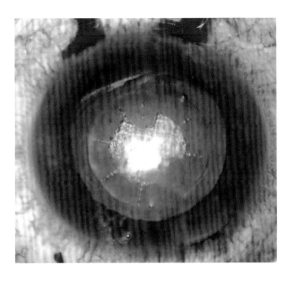

视频 8-1-6　CCC 意外——囊袋拉钩脱出

过度的使前房加深或变浅操作。核处理前,晶状体悬韧带拉长松弛或断裂处布置囊袋拉钩,充分水分离,但不能过分水分离,最好能轻轻将核旋转,可以在脱位处注入黏弹剂,弥散型黏弹剂最佳,充当"液体囊袋张力环"的作用。软核可以采用 flip 翻转法,硬核尽量采用 stop and chop 分核法,如在脱位处采用 phaco chop 法劈核,要小心劈核钩不要顶破脱位晶状体的赤道部囊袋。如术中转核困难,可以在黏弹剂维持前房下撤出超声乳化头,再次水分离,囊袋内注入黏弹剂,轻轻转核再超声乳化。如后组悬韧带损伤严重,最后一个核块超声乳化应特别小心,因为堵塞解除后轻微的前房浪涌,后囊膜也非常容易上抬而被超声乳化头刺伤。可边超声乳化边侧切口注入黏弹剂,超声乳化结束,必须在侧切口注入足量黏弹剂稳定后囊悬韧带隔和前房,防止前房消失使悬韧带进一步损伤或玻璃体脱出。

(九) 皮质注吸困难

常规白内障手术,皮质注吸相对简单。但晶状体不全脱位手术,有时皮质注吸比核处理更困难,尤其在 360° 悬韧带松弛或重度晶状体不全脱位手术中,因为没有核的支撑,一旦有负压,整个囊袋会吸引过来,囊袋皱成一团,无法皮质注吸。尽管有囊袋拉钩牵拉,但其对赤道部囊袋的整体牵拉毕竟有限。此时,可以边注入黏弹剂边注吸皮质或者暂时不吸皮质,等囊袋张力环植入后,再小心皮质注吸,但即便如此,部分皮质仍无法吸除干净,如切口下或囊袋脱位最大处等不易吸引的地方,可以使用水分离针头连 5ml 注射器黏弹剂下直接皮质吸引,效果也非常好。

【典型病例手术视频】

视频 8-1-7：皮质注吸困难。

手术方式：晶状体不全脱位手术。

手术视频关注要点：囊袋拉钩下固定囊袋仍极易松弛,黏弹剂充满囊袋,泪道冲洗针头干吸皮质,一旦前房变浅或后囊吸上来,及时补充黏弹剂后再次干吸。

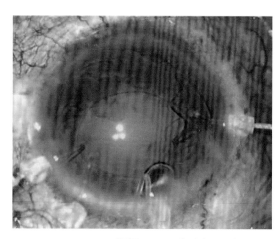

视频 8-1-7　皮质注吸困难

(十) 后囊膜破裂

后囊膜破裂(posterior capsular rupture,PCR)多发生在核较软或较硬的晶状体不全脱位手术中。

在超声乳化过程中,如果发生后囊膜破裂,有可能晶状体核落入眼后段,前房内灌注和快速流动的液体加剧了这一危险。后囊膜破裂的首要征象是前房突然加深,因为玻璃体从后囊膜破孔进入后房或前房。前囊膜环形撕囊的放射状撕裂可通过赤道部延伸到后囊膜。如果大部分的核尚未处理,囊膜就已经出现较大的破孔,应立刻侧切口注入黏弹剂,停止超声乳化,将切口扩大,用晶状体圈套器取出核碎块,尽量减少对玻璃体的扰动或进一步损伤后囊膜;如果仅剩下很小一块核未处理,可以采用弥散性黏弹剂封堵后囊膜破孔,适当降低灌注瓶高度,采用全堵、低流量模式继续进行超声乳化。也可用辅助器械将核拨到瞳孔平面并放置在核后面,以防止其落入玻璃体内;还可将黏弹剂注入晶状体后面,使其向前浮起。如果核块已落入玻璃体,但显微镜下能看见,熟悉后段手术的医生可以尝试后部辅助抬高法抬高核块,即平坦部穿刺切口,伸入虹膜铲或黏弹剂针头,也可先在核块下注入弥散型黏弹剂,抬高核块。也可直接 1ml 注射器针头穿刺,抬高核块到前房,如核块已落入玻璃体腔深部,应避免此操作。

如显微镜下看不到核块,无后段经验的医生可做非同轴前段玻璃体切除并取出周边部的皮质,随后在 1~2 周内由一位经验丰富的后段医生做经睫状体平坦部玻璃体切除术,清除核碎块。如为熟悉后段手术的医生,可行角膜缘或角膜切口持续灌注下,平坦部做玻璃体切除术清除核碎块,再植入虹膜夹持型 IOL 或经巩膜或虹膜缝线固定 IOL。

前段医生处理后脱位晶状体核块须遵循下列原则:核块看得见或易接近时可尝试取出;前段玻璃体切除处理脱出玻璃体;黏弹剂要清除干净,切口应水密;术后根据情况及时应用糖皮质激素、非甾体类抗炎药和降眼压药物。

如果抽吸皮质时后囊膜出现小裂隙,而玻璃体前界膜未破,应谨慎清除皮质而不扩大裂口。有些术者用黏弹剂稳定前房后,用撕囊镊将裂孔改成环形撕囊,避免其向赤道部进一步延伸,再用低灌注低抽吸负压清除周边部囊袋内的残余皮质,避免损伤玻璃体前界膜。有些术者在发生后囊膜破裂后,喜欢用双套管加注射器来清除皮质,可减轻灌注造成的压力。

如果后囊膜破口很大,或玻璃体前界膜也破裂,建议做玻璃体前段切除术,有利于皮质清除及 IOL 植入,还可防止 IOL 或切口部位发生玻璃体黄斑牵引。此时 IOL 植入有以下几种固定方法:①前房虹膜夹持型 IOL 植入术;②后房型 IOL 经巩膜缝线固定术;③周边虹膜缝线固定后房型 IOL 植入术;④巩膜内 IOL 襻固定或胶粘术。

晶状体不全脱位患者植入 MCTR 后,后囊膜 I 期切开或联合玻璃体前段切除可能导致后囊膜破裂而不能在囊袋内植入 IOL。故对于 6 岁以上或术前裂隙灯检查非常配合的晶状体不全脱位患者,术中后囊膜不予以处理;术后密切随访,尤其 1~3 个月内,如有后囊膜混浊,可行 Nd:YAG 激光后囊膜切开术。

(十一) TA 入玻璃体腔

如前所述,在晶状体不全脱位手术中,常会出现玻璃体脱入前房的情况。而为了在前段玻璃体切除时增加玻璃体的可视性,常会对玻璃体进行曲安奈德(triamcinolone acetonide,TA)染色。对于大范围悬韧带离断患者(>180°~270°),曲安奈德常会被玻璃体吸附残留于玻璃体腔中。常规注入 TA 浓度稀释 3 倍,可大大降低此并发症的发生率。若 TA 残留量少可以不予处理。若视网膜前残留较多,则需行玻璃体切除或加笛针吸出术。

【典型病例手术视频】

视频 8-1-8:TA 入玻璃体腔。

手术方式:玻璃体切除 TA 吸出术。

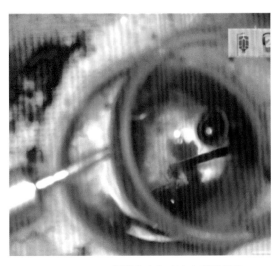

视频 8-1-8 TA 入玻璃体腔

手术视频关注要点:玻璃体切除 TA 吸出术,注意参数设置,不要人工玻璃体后脱离致视网膜裂孔或直接玻璃体切割头吸引伤及视网膜,最好请视网膜医生协助处理。

(十二) 视网膜裂孔或脱离

在晶状体不全脱位手术中,出现视网膜裂孔或脱离,必须彻底后段玻璃体切除,激光或冷凝裂孔,气体或硅油填塞。请参考晶状体不全脱位合并视网膜脱离章节。

(十三) 围术期意外

马方综合征患者晶状体不全脱位的围术期应予以重视,需要重视眼科手术对于全身情况的影响,防止发生手术意外:①患者大血管弹力层缺乏弹性纤维,常伴大血管动脉畸形,故需要防止出现因麻醉引起的血压骤变,避免出现主动脉夹层和冠状动脉灌注不足,防止心源性猝死;②患者常伴有下颌前突和高腭穹畸形,导致气管插管困难,需要密切监护气道通畅情况;③患者往往四肢修长,关节松弛,搬运过程中应避免造成关节损伤或脱位,气管插管过程中也要避免出现颞颌关节脱位。

第二节　术后并发症及处理

(一) 角膜水肿

晶状体不全脱位术后角膜水肿较为少见,因先天性晶状体不全脱位患者常为无核或软核,而外伤性晶状体不全脱位患者的核一般较软,但部分核较硬或手术不顺利的患者术后可能会发生角膜水肿。可发生于角膜各层组织,表现为视力减退和异物感。上皮水肿在裂隙灯下可见细微的水肿上皮形成小泡,多个小泡可融合成片,可局限于部分角膜,也可呈全角膜弥漫性上皮水肿,形成毛玻璃样混浊,严重的上皮水肿常与基质水肿相伴,上皮下水肿液体积聚较多时,可形成大泡性角膜病变;角膜基质水肿可用 A 超、IOL master 或前节 OCT 测定,厚度大于 0.65mm 时提示有基质水肿,基质水肿的角膜外观呈半透明灰白色,常提示有比较明显的内皮功能损害。内皮水肿在裂隙灯下不易看到,偶可见局限的后表面混浊斑块,透照检查可见内皮损伤部位的后弹力层明显皱褶和局限角膜基质水肿;前后弹力层水肿表现为皱褶,而不是混浊。

临床上角膜水肿常表现为:①条纹状角膜病变:提示角膜内皮损伤较少,一般 4~7 天消退;②斑块状水肿:角膜内皮损伤面积约为全角膜的 1/8~1/6,一般 2~3 周自行消退,严重可致角膜内皮失代偿;③小囊样水肿:角膜内皮泵损伤严重,恢复缓慢,有发展为大泡性角膜病变可能;④大泡性角膜病变。如果角膜周边保持透明,水肿常随时间延长而消退。如角膜水肿持续 3 个月,则消退的机会较少,角膜内皮细胞丢失致严重的慢性角膜水肿会导致大泡性角膜病变,患者视力低下、流泪、异物感,有时会引起感染性角膜炎。

晶状体不全脱位术后早期角膜水肿取决于多种损伤因素：①原有角膜内皮功能不良或损伤者：如内眼手术后、术前高眼压、慢性葡萄膜炎、糖尿病患者等；②机械性损伤：手术时间长、超声乳化能量大、手术器械损伤、灌注液冲刷等；③化学因素：毒性物质进入前房也能引起角膜内皮失代偿，如消毒液残留、含防腐剂药物及未经稀释的肾上腺素或抗生素进入眼内等；④血-房水屏障破坏：持续眼前节炎症可引起急性内皮失代偿和角膜增厚；⑤手术并发症：术后范围较广的虹膜周边前粘连或玻璃体角膜粘连时，可出现进行性角膜内皮细胞丢失和持续性角膜水肿；⑥其他：如果术后整个角膜基质水肿，很可能是高眼压引起，而角膜内皮完整，角膜侧切口放房水，降低眼内压，可使角膜水肿较快消退。

手术创伤导致的角膜水肿一般在术后 4~6 周恢复。晶状体不全脱位术后早期角膜水肿，可用高渗剂、糖皮质激素点眼、绷带型（治疗型）角膜接触镜等。角膜水肿持续时间较长，上皮下会产生瘢痕，大泡和不适感反而减轻。玻璃体角膜粘连者，需经角巩膜缘或平坦部行前段玻璃体部分切除术。视力低下、反复发作的大泡性角膜病变患者，须做穿透性角膜移植术，角膜移植后植片透明率较高，但可能伴随黄斑囊样水肿而视力恢复不良。大泡性角膜病变的大泡或眼痛也可行治疗性角膜切削或角膜前基质微针刺术而缓解，但可能复发；角膜上皮和前基质烧灼可减少大泡形成，但可能会导致细菌性角膜炎或基质溶解；视力极差或无视功能眼，如无条件做穿透性角膜移植术，可以选择 Gunderson 结膜瓣遮盖或羊膜移植术。

（二）术中超声所致角膜并发症

在超声乳化过程中，如果切口过小、隧道过长或黏弹剂封堵，限制了随振动超声乳化头的液体外流，或超声乳化头被黏弹剂、核块阻塞，热量可以从超声乳化头传导到角膜致角膜水肿混浊。当阻塞可能发生时，低能量、高负压、高流量、爆破或脉冲模式、内聚性黏弹剂应用能减少此并发症的发生率。此外，管道打结或松脱、抽吸管道堵塞等也能使超声乳化头冷却的液流中断，造成角膜热灼伤。术中如发现角膜变混浊，看不清核，如有必要，可转为 ECCE 娩核处理。

角膜热灼伤后，角膜胶原收缩，切口变形发生渗漏而不能自闭，需要缝合，可用 Osher 描述的特殊缝合技术，用 10-0 尼龙线做放射状缝合，穿过切口的内唇角膜组织，而不是缝合切口的外唇。或用 10-0 尼龙线做水平缝合，把切口后唇带向前唇，这些技术都能减少由于组织皱缩导致的角膜散光。4~6 周切口稳定后，可在角膜曲率计或地形图引导下拆除缝线，可减少缝合导致的角膜散光。

超声乳化时间过长、能量过大、手术中超声乳化头过于靠近角膜内皮操作时，超声能量会损害内皮细胞并增加细胞丢失，无适当黏弹剂保护下超声乳化或核块在前房内涡流，也会损伤角膜内皮细胞。这种情况下，角膜水肿可能出现在术后第 1 天，也可能出现在术后数月或数年。

（三）后弹力层脱离

角膜后弹力层与基质层附着疏松，其终止端止于角膜的 Schwalbe 线，角膜内切口制作时，刀不锋利或器械进前房太过切线方向等均容易发生角膜后弹力层脱离,器械或 IOL 从切口伸入眼内时,或不慎将液体注入后弹力层与基质层之间也会发生此并发症。后弹力层脱离常发生在角膜内切口,手术时可见内切口前面一类似囊膜样的透明膜状物飘动,蒂部与角膜内层相连,有时会返折贴附于角膜内皮,脱离的面积过大时,整片膜挂下来接触虹膜,甚至有的术者误当成前囊膜予以撕除。角膜后弹力层脱离后,脱离部位由于内皮细胞缺如出现基质水肿或上皮大泡。一般小于 1mm 脱离多能自行恢复,无须处理;小的脱离通过前房内消毒空气泡或膨胀气体如 SF_6、C_3F_8 的顶压可复位;大的脱离需缝合复位。气体顶压复位应优先考虑;缝合复位时,术中黏弹剂注入有助于前房维持,但应避免注入后弹力层与基质层之间,加重脱离,10-0 尼龙缝线做放射状缝合,由后弹力层脱离部位近角膜中央侧垂直进针,角膜周边侧出针,位置一次确定,不可反复操作,缝线松紧应适宜。术毕,前房内补充注入消毒空气或黏弹剂,眼压维持在略高于正常值。

(四)结膜膨胀

结膜膨胀指在白内障超声乳化和 / 或灌注吸引过程中,结膜如水泡样或火山口样隆起,主要原因是透明角膜主、侧切口过于周边或角巩膜缘切口已切开结膜,使灌注液体在结膜和筋膜囊下积聚。过于隆起的结膜尤其是角膜缘全周结膜膨胀,会干扰器械进入切口、眼表水池样液体积聚、术中反光过强,严重影响眼内结构观察。此时需停止超声乳化,退出超声乳化头,做 2 个以上穿透结膜和筋膜囊的小切口,有助于液体及时从球结膜下排出。

(五)眼内压升高

晶状体不全脱位术后眼压升高较为常见,有文献报道约为 2.2%,多为轻度、自限性、一过性的眼压升高,24 小时可下降至正常,无须长期的抗青光眼治疗。但在某些情况下,术后出现严重而持续的高眼压,需及时进行处理。

术后高眼压最常见的原因是黏弹剂(如透明质酸钠)残留。即使术毕已将前房内的透明质酸钠冲洗干净,后房及 IOL 后部仍有部分残留,而晶状体不全脱位往往更担心的是在掀起 IOL 清理后部黏弹剂时进一步损伤晶状体悬韧带。这种高眼压仅持续数日,药物治疗有效。如眼压过高,术后早期可通过按压侧切口后唇放出少量房水,眼压即可降低。治疗前需局部使用抗生素眼药水和聚维酮碘,局部或全身使用降眼压药,因为放房水降眼压持续时间较短,眼压可能在 1~2 小时后再升高。

引起术后眼压升高的其他原因还包括:前房或玻璃体积血、晶状体物质残留(晶状体溶解性或晶状体过敏性反应)、炎症反应、瞳孔阻滞、睫状环阻滞、囊袋阻滞综合征、虹膜色素脱落、术前已存在的青光眼、糖皮质激素应用、周边虹膜前粘连等。晶状体不全脱位术后高眼压可由多种原因引起,单独或共同作用所致,治疗时应仔细辨别、去除潜在因素,方可有效。

(六)晶状体残留物

残留的晶状体物质可以作为抗原存在,引起严重的术后免疫炎症反应,较难与感染性眼内炎鉴别。术中晶状体碎块偶会嵌顿在房角或虹膜后后房内。如术中出现进一步悬韧带离断或后囊膜破裂时，核块可坠入玻璃体腔内。术后炎症反应的程度取决于晶状体碎块的大小、质地和密度、残留时间长短，以及患者自身反应等因素。一般临床上表现为葡萄膜炎、角膜水肿、青光眼和伴严重视力障碍的玻璃体混浊。

坠入玻璃体腔的单纯皮质一般不需要手术取出，随着时间的延长常可自行吸收，但要密切观察眼压变化。核块则与皮质不同，即使很小也需要较长时间吸收，可引起比较显著的炎症和高眼压反应。糖皮质激素、非甾体抗炎药和睫状肌麻痹剂的使用能减少核块引起的炎症反应，帮助吸收。局部降眼压药和全身碳酸酐酶抑制剂可以控制继发性高眼压。下列情况需要进行手术处理：晶状体碎块较大，大于 1/4 核块，药物难于控制的炎症和高眼压反应；发生视网膜牵拉，有视网膜裂孔或视网膜脱离；发生和疑似眼内炎。

如果后囊膜完整，可经原切口将残留在房角和后房的皮质和核块取出。如果后囊膜有破孔，需 1~2 周内做经睫状体平坦部玻璃体切除，取出坠落的晶状体残留物质。如果延迟到 3 周后手术，则易发生继发性青光眼和黄斑囊样水肿。

（七）人工晶状体植入相关并发症

1. **瞳孔纤维蛋白渗出** 术后的葡萄膜炎症反应致纤维蛋白渗出，沉积于人工晶状体表面，可引起视力下降、瞳孔阻滞，后者尚可致眼压升高。

2. **囊袋复合体位置异常** 包括瞳孔夹持、偏位，甚至掉入玻璃体腔。MCTR 植入术治疗马方综合征引起的晶状体不全脱位术后，6.7% 的患眼发生有症状的 IOL 偏位。术后囊袋-MCTR-IOL 复合体偏中心的情况多发生于晶状体脱位 200° 以上的患眼，考虑其与晶状体不全脱位范围较大，MCTR 牵拉力较大，固定缝线松动以及术后囊袋不对称收缩有关。若不影响患眼视力，可随访观察不予处理。如果是完全脱位，可行玻璃体切除术将囊袋复合体移到瞳孔处，再经巩膜悬吊固定。或者将囊袋复合体取出，换一个前房虹膜夹持型或经巩膜或虹膜缝线固定的后房型 IOL。10-0 聚丙烯缝线固定 IOL 3~9 年后有脱位报道，IOL 套环缝线固定技术或使用 9-0 聚丙烯缝线固定值得推荐。

3. **人工晶状体屈光度误差** 由脱位患者可较浅或较深的前房深度、术前眼轴和角膜曲率测量产生的误差以及青少年患者近视漂移等因素引起。IOL 反转或睫状沟植入，随着 IOL 光学面前移，IOL 度数会有变化。术后早期视力不理想或经验光证实，应当考虑是否为 IOL 度数误差。如果造成了有症状的屈光参差，应考虑早期更换合适度数的 IOL 或背驮式 IOL 植入或术后角膜屈光手术。IOL 置换操作有时不确定因素很大，最好由有经验的医生操作为妥，步骤包括黏弹剂分离囊袋、拨 IOL 襻到前房，特殊剪刀横断 IOL 光学面或剪成三份、通过 3mm 或更小切口取出；并发症包括后囊膜破裂、悬韧带进一步损伤和角膜水肿。

（八）后囊膜混浊及皱缩

1. **后囊膜混浊** 后囊膜混浊（posterior capsular opacification，PCO）是晶状体不全脱位手

术术后最常见的并发症之一。其发生机制为白内障术后由于炎症反应和血 - 房水屏障破坏，在细胞外基质大量分泌及各种细胞因子参与下，术后残余晶状体上皮细胞在后囊膜上增殖、移行及化生。有两种混浊形态：纤维化型或珍珠样型（Elschnig 珍珠型）。临床常呈兼有两种形态结合的混合型混浊。残留的晶状体上皮细胞可有多种不同的增生形式，前囊下上皮细胞倾向形成纤维化型混浊；赤道部上皮细胞较倾向形成珍珠样混浊。如果前囊膜边缘与后囊膜相贴形成一个密闭的腔隙，残留的成核囊状细胞将会形成 Soemmering 环；如果上皮细胞向外迁移，在后囊膜上形成类似鱼卵状细胞即成核囊状细胞，与 Soemmering 环内的增殖细胞一样，但它存在于囊膜外，并且缺乏基底膜。如果上皮细胞迁移越过前囊膜或后囊膜，会形成囊膜的皱缩和混浊，也可能化生为成肌纤维样细胞，产生纤维化基质和基底膜胶原，使后囊膜发生收缩，继而导致囊袋不对称皱缩，引起视力下降、眩光、视物变形等症状。充分水分离和彻底的皮质清除可减少 PCO 发生率。

虽然 CTR 的植入可以降低 PCO 的发生率，但晶状体不全脱位患者的 PCO 发生率依旧很高，特别是马方综合征晶状体不全脱位的儿童患者。其原因可能为：儿童晶状体上皮细胞活力高，撕囊往往较小，另外，MCTR 的钩子可能使撕囊口向上提起，前后囊之间的空间增大，促进晶状体上皮细胞的前移。

PCO 的发生率各家报道差异很大，成人一般在 33.3% 以下，婴幼儿及青少年可高达 100%。其发病的相关因素包括以下几点：患者的年龄、既往眼内炎症史、是否为剥脱综合征患者、撕囊直径、皮质清除程度、晶状体囊袋固定方式、植入物的贴附度、IOL 的设计（尤其是直角方形边缘）和 IOL 表面的处理、术后时间等。此外，眼内硅油可以明显加剧 PCO 的发展。综合结果显示，术后 5 年明显影响视力的 PCO 发生率约为 28%，其中 PMMA 高于硅胶 IOL，丙烯酸 IOL 最低，需要后囊膜 Nd：YAG 激光切开术比例更低。新一代硅凝胶材料 IOL PCO 发生率较低，IOL 形状设计和形成的后囊膜弯曲可能是主要原因。

2. 前囊膜纤维化或包裹　前囊膜纤维化与其混浊有关，如果 IOL 光学部部分被前囊膜覆盖，当纤维化发生时，患者可有不适症状，特别是暗光下瞳孔散大时，眩光及周边视野雾样混浊。囊膜包裹是指前囊膜开口由于纤维化而产生术后收缩，通过小瞳孔可见缩窄的囊膜边缘，可出现类似纤维化的症状，也可引起 IOL 光学部偏心。囊膜缩窄可发生于小口径撕囊患者，尤其是非对称悬韧带支撑（眼穿孔伤或钝伤、马方综合征）、原发性视网膜色素变性、眼内炎症疾病如葡萄膜炎、高度近视及平板式后房晶状体植入患者。导致的并发症有：囊袋赤道直径缩小、前囊膜开口偏位、前囊下混浊、远视改变、IOL 移位或包裹、悬韧带牵引、低眼压性睫状体脱离或视网膜脱离（图 8-2-1）。对于有症状患者，需行前囊膜 Nd：YAG 激光切开术以扩大前囊开口，小心对焦，以防损伤 IOL，一般来说，前囊纤维化或包裹的组织较厚，激光所需能量要大于后囊膜激光，部分患者纤维化前囊膜较厚，由于激光切开后散落的组织阻塞前房角，阻碍房水引流，会导致难于控制的高眼压，此类患者以术后切开或切除部分前囊膜为宜。

晶状体不全脱位手术,尤其是马方综合征儿童患者术后 1~3 个月内一定要密切随访,一旦有明显不对称前囊收缩或前囊口缩窄倾向,可适当提前施行前囊膜 Nd:YAG 激光切开,以避免发生囊袋收缩综合征而需要再次全麻下手术。

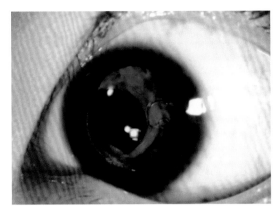

图 8-2-1　不对称撕囊致前囊膜纤维化包裹,MCTR 缝线略松

(九) Nd:YAG 后囊膜切开术

Nd:YAG 激光囊膜切开术是目前治疗 PCO 的常规方法。切开指征包括:PCO 导致最佳矫正视力显著下降;PCO 妨碍了眼底疾病的观察和治疗,后囊膜不均匀混浊或皱褶位于视轴,引起单眼复视。禁忌证为:后囊膜窥不清或无法确定位置者;不合作或在操作过程中无法保持固视的患者(有些患者需要戴角膜接触镜或球后麻醉以施行囊膜切开术)。

通常 Nd:YAG 激光后囊膜切开术不会产生疼痛,可在门诊进行。后囊膜切开的激光能量在 0.8~2.0mJ。先从低能量开始,根据激光区囊膜的厚度和特点调整能量。YAG 激光波长是 1 064mm。正常瞳孔下观察后囊膜能帮助术者判断视轴位置。切开的目标区域是视轴中央 3~4mm 的区域。某些特殊情况下,为充分观察眼底,可做更大直径的后囊膜切开。可不扩瞳行 Nd:YAG 激光切开;如需要做一个较大的后囊切开时可以扩瞳。扩瞳前需先辨识几个标志,以便在大瞳孔下仍能估计视轴的位置。使用前置镜能增加眼球稳定性和目标的聚焦性,有效降低误伤靶点前后组织的可能,十字形切开比环形切开更容易发生囊膜向周边的撕裂,偶可致 IOL 向后脱位。以最小能量切开,可在最大限度上保护玻璃体前界膜,尽管有 IOL 光学面的屏障作用,玻璃体前界膜的损伤有时会导致玻璃体脱出。任何类型的后房型 IOL 都有可能被激光能量损伤,尤其是硅胶材料。激光能量聚焦最好在后囊膜下,比较安全的方法是先聚焦于后囊膜略后方,然后稍前移聚焦至目标区域,也可尽量选择与 IOL 有一定距离的后囊膜处做切开。前囊膜缩窄的患者需做多点切开以松解牵引和扩大光学区,睫状肌麻痹剂和抗炎药无须常规应用,推荐使用酒石酸溴莫尼定(阿法根)滴眼液,以防止术后高眼压。

Nd:YAG 激光后囊膜切开术的成功率约为 95%,如果囊膜过于坚韧,无法切开,可考虑用刀或剪加以手术处理。并发症为:术后一过性眼压升高,高峰多在 2~3 小时内,由于激光产生的碎屑和大分子物质阻塞房水引流出路所致,可以用 α 受体激动剂等降眼压药物进行预防和治疗,效果较好,一般持续时间不超过 3~5 天,如既往有青光眼病史患者需严密观察眼压。Nd:YAG 激光后囊膜切开术后可能会发生黄斑囊样水肿(cystoid macular edema,CME),既往有 CME 病史、糖尿病视网膜病变患者更容易发生。术前、术后滴用糖皮质激素或非甾体抗炎药可能有一定预防作用。白内障术后 6 个月以内做 Nd:YAG 激光后囊膜切开,视网膜脱离和

CME 的发生率都会增高。Nd:YAG 激光后囊膜切开术后可能会导致 IOL 脱位于玻璃体腔，平板式硅胶 IOL 可能比其他类型 IOL 更容易发生 IOL 玻璃体腔脱位，可以延迟到术后 3 个月切开。

值得注意的是：假如有明显囊袋收缩综合征合并 PCO 存在时，建议先行前囊激光切开，再行后囊膜切开，必要时两者之间可间隔 1 周进行，因为若先行后囊膜切开，囊袋收缩的力量会促使 IOL 进一步将后囊膜的切口撑开而坠入玻璃体腔内，导致不得不行玻璃体手术取出 IOL 的尴尬局面。

（十）出血

尚没有足够的证据表明晶状体不全脱位手术患者使用抗凝药或血小板凝集抑制药会增加出血的危险性。此外，手术前暂时停用此类药物也未发现相关并发症。目前获得的认识是，抗凝药应用会增加脉络膜上腔渗漏和出血的风险，但停用抗凝药可能导致血栓性疾病发生的风险更大。

马方综合征患者大血管置换后需长期口服抗凝药，而患者又是硬核晶状体脱位，必须使用 ECCE 或 ICCE 手术，我们遇到 2 例巩膜及虹膜渗血比较明显的患者，术后发生前房积血，甚至是整个前房充满积血（图 8-2-2），尽管逐渐吸收，未发生并发症，但此种情况必须引起术者注意。

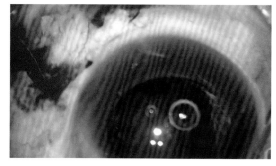

图 8-2-2　MCTR 缝线巩膜固定穿刺出血入玻璃体

1. 球后出血　球后注射比球旁注射更容易引起球后出血。球后出血发生率为 1%~3%，不同程度的球后出血，其表现不一。静脉源性球后出血形成血肿较缓慢，有自愈性，无须特殊处理。动脉源性球后出血则发展迅速，可出现眼眶肿胀、眼球突出、眼压增高、眼球运动障碍、开睑困难、眼睑和球结膜高度水肿。这种类型的球后出血可以导致眶内容增加，眶压迅速上升。同时，压迫球旁血管影响球内血供。眶内大血管或营养视神经的小滋养血管的血供被阻断或减少后，可能导致不同程度的视野缺损和继发性视神经萎缩。

球后注射后如立即出现眼睑和球结膜高度水肿、眼眶肿胀、眼压升高等体征可以明确诊断。严重的病例经眼底检查可发现视网膜中央动脉阻塞或搏动。治疗以尽快降低眶压和眼压为主要目的。主要措施包括指压按摩、静脉高渗药物滴注、局部滴用降眼压药物、外眦切开或球结膜切开，偶尔可能需辅助前房穿刺。经处理后，眼球运动改善、眼压下降者可继续手术；相反，如在高眶压、高眼压状态下继续手术，虹膜脱出、脉络膜上腔出血的风险大大增高。对于改期手术的患者，可以考虑球旁或筋膜下、表面或全身麻醉。

2. 脉络膜上腔出血或漏出　伴或不伴有脉络膜上腔出血的脉络膜漏出一般发生在术中，确切的切口关闭保证眼压不致太低，能显著减少该并发症的术后发生率。典型表现为眼后段组织包括虹膜和玻璃体向前隆起,常伴眼底红光反射的改变。临床上脉络膜漏出往往难以和脉络膜上腔出血鉴别。患者出现烦躁、眼痛、眼压明显升高往往预示可能出现脉络膜上腔出血。在具有潜在性高血压、心动过速、肥胖、高度近视、抗凝治疗患者、青光眼、高龄或慢性眼部炎症的患者中,这两种并发症更为常见。

脉络膜漏出可以是脉络膜上腔出血的先兆。脉络膜血管的漏出最终嵌塞了穿过巩膜分布于脉络膜的静脉和动脉。当一根或数根被嵌塞的血管破裂,就导致了脉络膜上腔出血。或者脉络膜血管自发性破裂,尤其在一些具有潜在的全身血管性疾病患者中,引起脉络膜上腔出血。

3. 驱逐性脉络膜上腔出血　驱逐性脉络膜上腔出血又称暴发性脉络膜上腔出血,在晶状体不全脱位手术中发生率极低,尽管罕见,但非常严重,预后不良。常发生在继发青光眼患者手术过程中,出血主要来源于睫状后动脉破裂,需紧急处理。表现为眼内压突然升高伴红光反射变暗,切口哆开,虹膜脱出,晶状体、玻璃体和鲜红色血液被驱除,眼痛明显。一旦发现须立即缝合或指压住切口,做后巩膜切开,放出脉络膜上腔的积血,使脱出的眼内组织得以回纳并永久性关闭切口。如切口能关闭,可不做后巩膜切开,出血血管因眼压升高能很快被填塞止血。

脉络膜上腔出血和驱逐性脉络膜上腔出血的治疗包括迅速关闭切口,提高眼内压,阻止血浆或血液的渗出。随后,如果能看见积血,就用刀片或小环钻在角膜缘后 5~7mm 做 1 个或多个象限的巩膜切开引流。如果不能确定出血部位,凭经验在角巩缘后 5~7mm 颞下象限后巩膜做切开。如果不能充分引流,还可在其他象限再做巩膜切开。

当积血清除干净后,可保留巩膜切口以利术后进一步引流。驱逐性出血后,如果有残留积血危害眼球或视力,7 天或更长时间后可考虑再次处理。尽管后巩膜切开引流可以降低眼压,重建眼内组织的解剖关系,但也有再出血的危险,也可迅速关闭切口,不做后巩膜切口引流,交由玻璃体视网膜医生处理。

4. 迟发性脉络膜上腔出血　术后早期发生迟发性脉络膜上腔出血比较少见,表现为突然眼痛、视力下降、前房变浅。如果切口完好,药物治疗能控制眼内压,对于局限性的脉络膜上腔出血可进行观察,多数能自愈。如果出现切口裂开、持续性浅前房、药物不能控制的青光眼、脉络膜粘连或持续性脉络膜脱离,就需进行手术切口引流。药物治疗包括经验性全身糖皮质激素、局部或口服降眼压药、局部睫状肌麻痹剂使用并密切观察。

(十一) 眼内炎

眼内炎是指眼球壁的一层或多层及相邻的眼内腔隙的感染性炎症。临床上指视网膜、脉络膜和玻璃体的潜在性破坏性炎症。它是晶状体不全脱位手术最严重的术后并发症之一,尽管发生率极低。有研究显示,晶状体切除 + 玻璃体切除 +IOL 巩膜缝线固定治疗儿童晶状体不全脱位后,0.8% 患眼发生了眼内炎。而晶状体摘除 + 前段玻璃体切除 +IOL 虹膜缝线固定治疗儿童晶状体不全脱位后,5.9%(1 只眼 /17 只眼)患眼发生了无菌性眼内炎。晶状体脱位术后发生眼内炎的术前危险因素包括睑缘炎、结膜炎、泪管炎、泪道阻塞、戴接触镜、对侧眼为义眼、糖尿病等。术中危险因素包括眼睑和结膜消毒不充分、手术时间长于 1 小时、后囊膜破裂、MCTR 的巩膜缝线固定、人工晶状体的聚丙烯襻、通过原切口手术、无目的性地将手术器械置于眼内等。术后危险因素包括术后切口破损、切口渗漏或裂开、手术切口中残留玻璃体、不充分的缝线埋入或缝线拆除等。

1. **诊断**　根据病原体的致病性不同,眼内炎可分为急性型、延迟型或慢性型三种。急性型眼内炎通常在术后 2~5 天突然发病,其常见致病菌为链球菌、金黄色葡萄球菌、革兰阴性菌。起病急,发展迅速,表现为视力差,角膜浸润,前房积脓,瞳孔对光反射消失,屈光间质混浊,眼底不清或视网膜出血,红光反射消失,眼红,痛,眼睑水肿。延迟型眼内炎病情中度,一般在术后 5~7 天发作,其常见致病菌为凝固酶阴性球菌(以表皮葡萄球菌为主),真菌感染极少见。慢性型眼内炎术后 1 个月左右发作,丙酸痤疮杆菌、表皮葡萄球菌、真菌是常见的致病菌。表现为慢性虹膜炎或肉芽肿性葡萄膜炎。常伴视力下降、疼痛或无痛、眼内存在病原体的病灶。非感染性(无菌性)眼内炎是晶状体不全脱位术后一种少见的并发症,常和 MCTR、IOL 植入,不慎将毒性物质注入眼内,或者对残留的晶状体物质出现严重的炎症反应有关。其诊断须通过房水和玻璃体培养、排除微生物感染可能。

诊断依据病史、临床表现和房水、玻璃体标本培养的阳性结果。有一些眼内炎病例房水穿刺培养阳性而玻璃体穿刺培养阴性,故联合房水和玻璃体穿刺培养是必要的。

2. **治疗**　中华医学会眼科学分会白内障与人工晶状体学组根据我国白内障术后眼内感染的现状,结合我国实际医疗情况,在日本和欧洲地区性治疗指南的基础上,对我国白内障术后急性细菌性眼内炎的治疗原则、方案和细节,提出了以下共识性意见,可供晶状体不全脱位术后眼内炎治疗参考:

(1)必须检查视力。

(2)进行眼前节拍照、裂隙灯显微镜及 B 超检查,行白细胞计数、C 反应蛋白测定等辅助检查。前房混浊程度根据 +~++++,分为轻、中、重、极重四级。

(3)在确诊时必须鉴定致病菌,并进行药物敏感性试验。最理性的采集标本应包括泪液、前房水(0.1~0.2ml)及玻璃体液(0.1~0.2ml),其中玻璃体液的细菌检出率最高。

(4)针对处于不同阶段的感染,采取不同的治疗方案:①第 1 阶段:仅前房中度混浊,未见前房积脓和玻璃体混浊,需密切观察,必要时可采取前房抗生素灌洗和 / 或辅助疗法;②第 2 阶段:出现前房积脓,B 超检查未见玻璃体混浊,可进行前房抗生素灌洗和玻璃体内注射联合辅助疗法;③第 3 阶段:前房积脓合并玻璃体混浊,直接采用玻璃体手术和玻璃体内注射联合辅助疗法。在临床实际应用中,每 4~6 小时观察 1 次病情;对于病情进展迅速者,需每 2 小时观察 1 次病情,并根据病情所处阶段,不断调整治疗方案。

（5）局部给药的药物配备方法

1）配制方法：选用万古霉素（每瓶 0.5g）、头孢他啶（每瓶 1g），从 50ml 的生理盐水瓶中吸取 5ml 用于溶解药物，得到溶解原液。用余下的 45ml 生理盐水稀释 5ml 溶液原液（稀释 10 倍），得到溶解稀释液，浓度为万古霉素（10g/L）、头孢他啶（20g/L）。

2）应用方式：得到的溶解稀释液分别吸入 1ml 注射器中，各 0.1ml 玻璃体内注射；或分别吸入 1ml 注射器中，各 1ml 加入 500ml 眼用平衡液或其他眼用灌注液中，行前房灌洗、玻璃体内灌注。高浓度的万古霉素和头孢他啶混合，溶解液会出现混浊，但在上述各种溶解稀释浓度下，该两种药物混合不会出现混浊，可用于不同的治疗方案。

（6）治疗方式

1）玻璃体内注射：为针对疑似病例、早期病例的治疗或在实施玻璃体手术前的初期治疗，不必连日给药，建议 3 天注射 1 次。目前治疗眼内炎最适合的玻璃体注射用药方案：10g/L 万古霉素 0.1ml+20g/L 头孢他啶 0.1ml 或 10g/L 万古霉素 0.1ml+4g/L 阿米卡星 0.1ml。将上述配制方法的溶解稀释液吸入 1ml 注射器中，0.1ml 玻璃体内注射。

2）玻璃体手术：是最根本的治疗方法。当玻璃体出现炎症混浊，患者视力为光感、更差或呈进行性下降时，或者玻璃体内注射无法有效控制病情时，建议采用玻璃体手术。手术时先采集前房水和玻璃体原液，术中使用万古霉素和头孢他啶灌注液灌注，并进行前房灌洗，要求完全切除玻璃体，注意术中并发症。前房灌洗及玻璃体内灌注应按照上述局部给药的药物配备方法配制溶液稀释液，分别吸入 1ml 注射器中，各 1ml 加入 500ml 眼用平衡盐液或其他眼用灌注液中。

3）辅助疗法一：结膜下注射，建议每天 1 次或 2 次，使用溶解稀释液，剂量为 10g/L 万古霉素 0.5ml（在由美国国家眼科研究所进行的眼内炎玻璃体切除术研究中，为 50g/L 万古霉素 0.5ml）和 20g/L 头孢他啶 0.5ml（在由美国国家眼科研究所进行的眼内炎玻璃体切除术研究中，为 200g/L 头孢他啶 0.5ml），可考虑选择性使用。

4）辅助疗法二：滴眼液滴眼，每天 5~8 次，滴眼液应按照上述局部给药的药物配备方法配制溶解稀释液，浓度万古霉素为 10g/L（在由美国国家眼科研究所进行的眼内炎玻璃体切除术研究中，万古霉素为 50g/L），头孢他啶为 20g/L。抗生素选择应注意广谱、敏感、低毒和高角膜穿透性，或建议直接使用 0.5% 左氧氟沙星滴眼液，睡前使用同类抗生素眼膏。散大瞳孔药物，如 1% 阿托品滴眼液，每天 2 次或 3 次；0.5% 托吡卡胺，每天 4~6 次。由于自行配制滴眼液的有效性和安全性难以确定，因此常温条件下可保存 24 小时，3~5℃ 条件下可放置 7 天，但建议尽早用完。

5）辅助疗法三：静脉滴注和口服抗生素。大多数抗生素通过静脉和口服很难穿透到玻璃体内，静脉滴注和口服抗生素仅可作为辅助疗法。静脉滴注的抗生素首选万古霉素（每天 2 次，每次 1.0g）+ 头孢他啶（每天 3 次，每次 1.0g）。口服的抗生素可选用左氧氟沙星（每天 3 次，每次 100~200mg）。根据细菌培养和药物敏感性试验结果，进一步调整治疗方案。

6）局部和全身应用糖皮质激素类药物：玻璃体内注射地塞米松（无防腐剂）0.4mg，严重者可注射泼尼松（每天每千克体重 1mg）。成年患者口服泼尼松（每天 1 次，每次 50mg）或静脉滴注甲泼尼龙（每天 1 次，每次 40mg）。

7）前房灌洗：使用万古霉素＋头孢他啶灌注液充分灌洗前房。灌洗液浓度建议万古霉素为 0.02g/L，头孢他啶为 0.04g/L。采用上述配制方法的溶解稀释液，分别吸入 1ml 注射器中，各 1ml 加入 500ml 眼用平衡盐液或其他眼用灌注液中，行前房灌洗。

（7）临床注意事项

1）对拟诊感染性眼内炎的患者，应入院进行密切观察，以进一步明确诊断并给予治疗。

2）原则上结膜下注射、滴眼、静脉滴注、口服均为辅助疗法。

3）临床实践中，应根据病情的变化，不断调整治疗方案。

4）在治疗的各个阶段，除裂隙灯显微镜观察外，需结合 B 超检查结果综合判断病情。

5）根据细菌培养和药物敏感性试验结果，适时调整用药方案。

6）若患者对头孢菌素类抗生素过敏，可选用阿米卡星、亚胺培南等药物。

7）确诊为眼内炎后，基层医院眼科医生可在进行必要的处理后，将患者及时转入上级医院进行进一步治疗。

（十二）黄斑囊样水肿（cystoid macular edema，CME）

黄斑囊样水肿是黄斑部毛细血管通透性增强的直接结果，术后 6~10 周出现的 CME 又称 Irvine-Gass 综合征。虽然发病机制尚不明确，但最终都表现为旁中心凹的毛细血管通透性增加，可能伴有眼内血管普遍的不稳定。相关因素包括伴有前列腺素释放的炎症、玻璃体黄斑牵引、暂时性或长期的术后低眼压等。仅有文献报道飞秒激光辅助的晶状体不全脱位术后 CME 的发生率为 4.3%。黄斑囊样水肿的诊断以不能解释的视力下降、检眼镜下或眼底荧光血管造影特征性表现为黄斑囊样花瓣状强荧光或 OCT 显示视网膜增厚。黄斑囊样水肿的发生与眼部使用肾上腺素或地匹福林降眼压药或前列腺素制剂有关。后囊膜破裂是 CME 的重要危险因素，其他还包括控制不良的术后炎症、术前存在的视网膜表面膜、糖尿病、既往发生过 CME 的患者。

虽然还没有前瞻性随机对照研究为黄斑囊样水肿提供有效的药物治疗方法，但普遍的临床经验认为：术前或术后预防性局部或全身用吲哚美辛或局部用酮咯酸（安贺拉）可降低 CME 的发生率，其他局部非甾体抗炎药也有类似作用。局部用 0.5% 酮咯酸或 1% 醋酸泼尼松龙对慢性 CME 有效。0.5% 酮咯酸和 1% 醋酸泼尼松龙每天 4 次点眼联合应用更能有效治疗 CME。如果局部用药方法无效，可用糖皮质激素筋膜囊内注射，也可曲安奈德玻璃体腔注射。当慢性临床型黄斑囊样水肿对药物治疗无效时，可采取手术治疗。用 Nd:YAG 激光或玻璃体切除术来解除与切口黏着的玻璃体，缓解玻璃体黄斑牵拉。这种方法对慢性的，尤其是伴有药物治疗无效的轻度葡萄膜炎的黄斑囊样水肿有效。

（十三）视网膜脱离

马方综合征患者视网膜脱离发生率高达 11%，伴随晶状体脱位或已行晶状体手术的患者,其视网膜脱离发生率为 8%~38%。晶状体切除 + 玻璃体切除 +IOL 巩膜缝线固定治疗儿童晶状体不全脱位后,2.6% 患眼会发生视网膜脱离。而晶状体切除 + 虹膜夹型 IOL 植入术治疗马方综合征引起的晶状体不全脱位术后,8.3%~14.3% 患眼会发生视网膜脱离。MCTR 植入术治疗马方综合征引起的晶状体不全脱位术后,1.1% 患眼发生视网膜脱离。飞秒激光辅助的晶状体不全脱位手术后,视网膜脱离的发生率为 4.3%。在晶状体不全脱位患者中,视网膜脱离多发生在晶状体切除 + 前房型 IOL 植入术后 10 周。

晶状体不全脱位术后视网膜脱离的危险因素包括轴性近视(>25mm)、玻璃体脱出、50 岁以下人群、视网膜格子状变性、手术眼原有视网膜裂孔或脱离、对侧眼有网脱史或网脱家族史。有任何一项因素存在,临床医生必须在手术前后详细检查周边眼底,并充分考虑是否需要治疗无症状的视网膜裂孔。

(景清荷　蒋永祥)

【参考文献】

［1］ 蒋永祥, 卢奕. 晶状体不全脱位的手术治疗进展 [J]. 中国眼耳鼻喉科杂志, 2017, 17 (2): 88-91.

［2］ 陈佳惠, 景清荷, 唐雅婷, 等. 囊袋拉钩联合 Cionni 改良囊袋张力环在马方综合征晶状体不全脱位手术中的应用 [J]. 中国眼耳鼻喉科杂志, 2017, 17 (5): 333-336.

［3］ 景清荷, 陈佳惠, 季樱红, 等. 前段玻璃体切除联合 Cionni 张力环在伴有前房玻璃体脱出的外伤性晶状体不全脱位手术中的应用 [J]. 眼科新进展, 2017, 37 (6): 535-538.

［4］ 朱思泉, 王开杰. 白内障朱思泉 2017 观点 [M]. 北京: 科学技术文献出版社, 2017: 151-157.

［5］ KANIGOWSKA K, GRALEK M, CHIPCZYNSKA B. Surgical treatment of lens dislocation in children—analysis of complications [J]. Klin Oczna, 2005, 107 (7-9): 457-459.

［6］ MORENO-MONTANES J, SAINZ C, MALDONADO M J. Intraoperative and postoperative complications of Cionni endocapsular ring implantation [J]. J Cataract Refract Surg, 2003, 29 (3): 492-497.

［7］ RABIE H M, MALEKIFAR P, JAVADI M A, et al. Visual outcomes after lensectomy and iris claw artisan intraocular lens implantation in patients with Marfan syndrome [J]. Int Ophthalmo, 2017, 37 (4): 1025-1030.

［8］ DUREAU P, DE LAAGE DE MEUX P, EDELSON C, et al. Iris fixation of foldable intraocular lenses for ectopia lentis in children [J]. J Cataract Refract Surg, 2006, 32 (7): 1109-1114.

［9］ BAHAR I, KAISERMAN I, ROOTMAN D. Cionni endocapsular ring implantation in Marfan's Syndrome [J]. Br J Ophthalmol, 2007, 91 (11): 1477-1480.

［10］ CIONNI R J, OSHER R H, MARQUES D M, et al. Modified capsular tension ring for patients with congenital loss of zonular support [J]. J Cataract Refract Surg, 2003, 29 (9): 1668-1673.

［11］ CHEE S P, WONG M H Y, JAP A. Management of severely subluxated cataracts using femtosecond laser-assisted cataract surgery [J]. Am J Ophthalmol, 2017, 173: 7-15.

［12］ CASTELLANO J M, SILVAY G, CASTILLO J G. Marfan syndrome: clinical, surgical, and anesthetic considerations [J]. Semin Cardiothorac Vasc Anesth, 2014, 18 (3): 260-2.

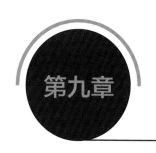

第九章 晶状体不全脱位手术相关新技术与应用

第一节 飞秒激光辅助晶状体不全脱位手术

1. 飞秒激光的原理 飞秒激光是一种以超短脉冲形式运转、波长为 1 030nm 的近红外激光,具备瞬时功率大、穿透性强、聚焦尺寸小及精密度高等优点。飞秒激光的瞬时功率密度达到或超过特定的阈值时,被照射组织就会因多光子吸收效应形成等离子体,极小范围内的能量剧增而产生等离子体微爆破效应,并形成一定程度的冲击波。这种微爆破效应使得各爆破点连成线,线又接成面,从而达到极其精密的组织切割效应。

飞秒激光的特点是:①脉宽窄(飞秒级,1×10^{-15} 秒);②峰值功率高(帕瓦量级,因为飞秒等级的时间很短,所以需要极高的瞬时功率);③副作用小(热损伤、机械损伤等);④高精度(术后完美的视觉效果)。

近 10 年来,飞秒激光凭借其穿透性强、精度高等优点,逐步应用于眼科临床。2001 年,飞秒激光最先应用于准分子激光角膜原位磨镶术(laser-assisted in situ keratomileusis,LASIK)的角膜瓣制作中。随后,飞秒激光又成功地应用于角膜屈光手术、角膜移植手术、青光眼手术及老视手术等多个眼科领域。而飞秒激光在白内障领域的引入整合则为屈光性白内障手术的发展提供了新的方向。

2009 年,Nagy 等首先报道 LenSx 飞秒激光系统辅助白内障手术(femtosecond laser-assisted cataract surgery,FLACS),包括晶状体前囊膜切开(capsulotomy)、激光碎核(lens fragmentation)、透明角膜切口(clear corneal incisions)制作及散光性角膜缘松解切口(limbal relaxing incisions,LRI),并系统描述了 LenSx 飞秒激光在白内障手术中精准度和安全性方面

的优势。近年来,飞秒激光辅助白内障手术的临床应用转化率逐年升高。目前,全球已有千余家医疗机构拥有相关设备。在高分辨率眼前节成像系统的辅助下,飞秒激光可完成精准的前囊膜环形切开、安全预劈核、个性化的透明角膜切口制作及角膜缘松解切开矫正散光等步骤,极大地提高了白内障手术的安全性和术后效果的可预测性。

2. 飞秒激光的设备种类 LenSx Laser System 是第一台美国 FDA 批准的可用于白内障的接触式飞秒激光操作平台,在实时相干光断层扫描(optical coherence tomography,OCT)图像引导下进行前囊膜切开、程序化预劈核、角膜切口制作及矫正散光的弧形切口制作。

目前,飞秒激光辅助的白内障手术设备主要有四种,包括 LenSX、OptiMedica、Lens AR 及 Technolas 等。全部激光系统均包括眼前节成像装置、患者接口(patient interface,PI)及飞秒激光发生器。各个系统间的主要差异在于衔接方式、成像设备及手术床设计的不同。

PI 是飞秒激光设备与患者眼睛的对接装置,在不同手术系统间不尽相同,可分为接触式与非接触式两种:一种是运用液体介质光学浸润式接口(liquid optical immersion interface,LOI)的非接触式激光仪,如 Catalys 与 LenSar 系统。另一种是运用曲面隐形眼镜接口(curved contact lens interface,CCL)的接触式激光仪,如 LenSx 与 Victus 系统。四种系统都采取实时成像进行画面监测,其中 LenSar 采用的是类似 Scheimpflug 成像技术,即三维激光共聚焦结构照明技术;而另外三种系统则运用 3D 相干光断层扫描技术。

我国于 2013 年首次引进飞秒激光辅助白内障手术系统。截至 2018 年 9 月,我国的飞秒激光辅助白内障手术量已超过 5 万例,仅 2018 年一年全国飞秒激光辅助白内障手术量就达 2 万台。截至 2018 年 9 月,全球有 1 200 余家医院开展此项新技术。飞秒激光辅助的白内障手术已在短短数年内被眼科行业广泛接受,它代表着屈光性白内障手术最先进的医疗科技,并推动数字化医疗和白内障手术可预测性的发展。

3. 飞秒激光辅助白内障手术的优势

(1)截囊:对于传统白内障超声乳化手术,一个理想的居中连续环形撕囊(central continuous circular capsulorhexis,CCCC)至关重要。晶状体前囊口的质量不仅直接决定后续手术步骤的顺利完成,而且囊口的质量与后发性白内障(posterior capsular opacification,PCO)、囊袋阻滞综合征(capsular block syndrome)和前囊收缩(anterior capsulorhexis contraction)等并发症的发生率密切相关。制作完美精准的晶状体前囊口是患者术后获得良好视觉质量的保障。

手工连续环形撕囊术操作过程完全依赖于术者的技术与经验,且操作难度大、学习曲线长,即便是手术经验丰富的术者也不能确保每次手术均完成同样大小、完全居中的连续环形撕囊。而飞秒激光前囊膜切开是根据患者的信息个性化地设定手术参数,通过飞秒激光操作系统严格按照预定程序切割前囊膜。制作的晶状体前囊口在大小、形状和位置上均具有良好的可预测性和可重复性,大大减少了人为因素造成的偏差,最大限度地使术后患者的视觉功能接近预期值,从而达到完美的视觉效果。众多研究认为,飞秒激光制作的环形连续撕囊位置更居中、形状更规则、更精确。

对称、居中、大小合适的撕囊对植入屈光性 IOL(散光、多焦或调节性 IOL)具有更重要的意义。撕囊将会影响有效晶状体位置(effective lens position,ELP),这是导致 IOL 精确测算后仍会发生屈光度误差的主要原因。正确的 ELP 依赖于完美的撕囊,前囊口居中、平滑规整圆形和大小适中,直接影响到散光、多焦或调节性 IOL 发挥功能。IOL 的倾斜和偏心导致的屈光误差和高阶像差会引起患者眩光、光晕等难以适应的视觉紊乱。但无论术者的撕囊技巧如何高超,手工撕囊的精确性与可重复性是有限的。Krunitz 等比较飞秒激光辅助前囊膜切开组和手工环形撕囊组,临床效果发现,术后 1 年飞秒激光组 IOL 居中性更好,手工撕囊组发生 IOL 偏中心的比例更高,是飞秒激光组的 6 倍。另外,对于特殊的病例,如晶状体不全脱位、晶状体悬韧带松弛等,飞秒激光撕囊更具有独特的优势。

与手动撕囊平滑的囊膜边缘相比,飞秒激光撕囊的囊膜边缘呈锯齿状或邮票状,在超声乳化过程中,不平滑的囊膜边缘受力不均匀时,易出现前囊膜裂开,严重者撕裂口可能延伸至晶状体后囊膜。

(2)预劈核:传统超声乳化术中大多需要在囊袋内或前房进行超声能量辅助下的手法劈核,将坚硬的核块通过对冲、挤压等作用力由大化小,再进行乳化抽吸碎核块。该步骤容易因术者操作不当而导致虹膜脱出、后囊膜破裂、悬韧带断裂、角膜切口哆开、角膜内皮损伤等多种并发症。

激光预劈核是飞秒激光辅助白内障摘除手术的另一大优势。采用飞秒激光预劈核能大大提升劈核的安全性及降低超声能量的使用,从而提高手术效率。飞秒激光利用 OCT 技术或移轴景深原理,获取混浊晶状体核清晰的显像,并依据获得的数据,结合术者的习惯及患者的情况,个性化地设定切割参数和切割模式。飞秒激光按照设定的几何图形直接裂解晶状体核块,在计算机程序控制下完成预设深度和形状的劈核,从而替代人为的刻槽与劈核操作,减少眼内器械的进出,简化超声乳化的步骤,缩短超声乳化的时间,还能减少能量的释放。

大量的文献证实,应用飞秒激光进行预劈核,可显著减少术中所需的超声能量并缩短有效的超声时间。通过在术后各个随访时间点观察角膜内皮细胞数量,发现飞秒激光辅助白内障摘除手术可减轻术后早期的角膜水肿,术后早期视力恢复更快,同时对于 Fuchs 角膜内皮营养不良、假性剥脱综合征和其他内眼手术后等引起角膜内皮病变的白内障患者,具有较大的优势。已有研究结果表明:对于合并 Fuchs 角膜内皮营养不良的患者,相较于传统的超声乳化手术,在飞秒激光辅助超声乳化白内障吸除手术后,角膜内皮丢失率显著更低。

(3)制作透明角膜切口及散光松解切口:飞秒激光可自行设计角膜切口位置、深度和构型,使其切口的形态和长度更接近预期理想的多平面,从而具备更好的生物力学稳定性、对合性更好,但目前尚无充分证据表明飞秒激光能够降低术后切口渗漏及眼内炎的发生率。飞秒激光可根据患者的角膜曲率、散光度数及轴向设定散光性角膜松解切开位置,矫正部分角膜规则散光并最大限度减少术源性散光。Alio 等的研究结果表明:使用飞秒激光行白内障手术,散光减张切口的散光矫正效果较好,轴位预测性更好。对于 1.00~1.50D 的规则散光及植入矫正散光型 IOL 仍残余 1.00~1.50D 角膜散光的患者,可考虑采用飞秒激光角膜松解切口。同时,可根据患者的角膜曲率等测量结果,利用专业的计算器,结合医生的临床经验,设计合适的角膜松解切口的轴位、弧长、深度等参数,使用飞秒激光制作松解切口矫正散光,完成屈光性白内障手术。研究表明:在术后 1~2 个月大部分患者的角膜散光即趋于稳定,并在 2 年之内仍保持稳定的屈光状态。

4. 飞秒激光在晶状体不全脱位手术中的优势　晶状体不全脱位手术对白内障手术医生来说是最具挑战性的晶状体手术之一。首先,在这类患者中极易发生撕囊不完整,甚至导致进一步的悬韧带损伤。飞秒激光辅助激光囊膜切开能够在悬韧带损伤甚至断裂的情况下制作一个完整的前囊膜切开,不会损害现有的悬韧带。此外,飞秒激光能够预劈核,减少所需超声能量,从而最小化施压于受损悬韧带的压力。

(1)飞秒激光前囊膜切开:现代晶状体不全脱位手术治疗的核心是最大限度保留和重塑晶状体囊袋悬韧带隔。晶状体不全脱位患者行传统晶状体摘除手术后,其视网膜脱离的发生率更高。原因多为不稳定的晶状体或手术对玻璃体基底部的牵拉导致周边视网膜裂孔发生。因此,手术中保留并恢复囊袋正位且不扰动玻璃体是目前较好的治疗策略。较之于晶状体摘除、前段玻璃体切除联合悬吊 IOL 植入术,通过 MCTR 支撑保留囊袋、囊袋内植入 IOL 的手术方法有显著的优势。而完整且大小合适的连续环形撕囊是完成晶状体吸除、MCTR 联合 IOL 囊袋内植入术的关键。晶状体不全脱位的撕囊非常具有挑战性,手工撕囊依赖于晶状体悬韧带的对抗张力,较大范围的晶状体不全脱位部位的悬韧带几乎无对抗张力,导致手工撕囊失败率较高。不当的撕囊还可能会进一步导致悬韧带损伤,如环形撕囊失败,则囊袋植入物无法应用,IOL 必须采取其他固定方式。

飞秒激光撕囊不依赖于悬韧带的支持,而是通过微等离子体爆破制造一个圆形切开口,显著降低悬韧带损伤的风险。更重要的是,它可以根据脱位的具体情况,对撕囊口的大小和位置进行个性化调整,成功率高,对悬韧带不稳定及部分离断的白内障等复杂病例独具优势。

(2)飞秒激光预劈核:伴有囊袋松弛的晶状体超声乳化是比较困难的,不论劈核还是刻槽或分核,均有压力施加在晶状体悬韧带上,可能会进一步损伤悬韧带。飞秒激光辅助的碎核技术较手工劈核更为安全,对悬韧带几乎无损伤。激光预分核可减少超声乳化能量释放和眼部创伤反应,同时针对不同的核硬度可有多种劈核模式加以选择。外伤性晶状体不全脱位患者的晶状体核一般不会太硬,对于较硬核可以采用十字交叉劈核或联合圆柱状劈核模式,软核则采用格子状劈核模式。超声乳化的参数设置为低能量、低流量、低灌注、低负压。唯一的不足是飞秒激光在撕囊口下完整切除皮质,导致皮质注吸不太容易,尤其是在 MCTR 植入以后再吸皮质,尽管囊袋会更加稳固,但皮质注吸会更加困难。

5. 飞秒激光在晶状体不全脱位手术中的应用

(1)适应证:对于晶状体不全脱位患者,飞秒激光辅助的原位晶状体前囊膜切开和激光劈核可最大限度减轻晶状体悬韧带的术源性损伤,90% 术眼可成功保护晶状体囊袋。对于异位不明显的晶状体不全脱位,FLACS 较传统白内障摘除手术更安全,具有明显优势。但对于脱位范围大、晶状体偏位严重者,晶状体前囊膜切开区域被虹膜遮挡范围较大者,不建议采用飞秒激光切开晶状体前囊膜。

(2)禁忌证:根据《中华眼科杂志》的《我国飞秒激光辅助白内障摘除手术规范专家共识(2018 年)》,存在下列情况中任何一项者,不能接受手术:①眼眶、眼睑或眼球解剖结构异常致飞秒激光无法正常操作,如睑裂狭小、眼睑变形;②患者无法主动配合手术,如眼球震颤、术中无法固视配合、头位不能处于正常位置或因全身性疾病不能仰卧者;③合并妨碍角膜压平的角膜疾病(非接触式设备除外);④合并干扰激光光束的角膜混浊等;⑤角膜后弹力层膨出,具有角膜破裂风险;⑥近期反复发作感染性角膜疾病;⑦前房内存在血液或其他物质(如硅油等);⑧低眼压或角膜植入物存在。

存在下列情况中任何一项的患者,术前须经术者全面严密评估,以确定是否行 FLACS:①小睑裂;②散大瞳孔直径 <5mm,瞳孔异位;③未控制的青光眼或存在薄壁滤过泡;④大而肥厚的翼状胬肉,较严重的球结膜松弛症;⑤晶状体脱位过于严重;⑥前房过浅,在脱位太靠前的晶状体中进行激光前囊切开术可能会导致内皮损伤。目前所有的激光仪在行囊膜切开时都有所需的最小前房深度,VictusTM 平台为 1.5mm。

(3)注意事项

1)晶状体不全脱位倾斜明显者可能会发生飞秒激光前囊膜切开不完整的情况,须小心辨认后改手工撕囊完成。预防方法是在术中实时 OCT 扫描脱位晶状体,放大倍率仔细确认晶状体前囊膜的最高点和最低点,适当增加最高点和最低点的安全范围从原来的 300μm 提高到400μm,确保脱位处前囊膜的激光全覆盖。

2)前囊膜切开直径依赖于晶状体侧向移位的程度,偏位越大,切开直径越小,一般4.8~5.2mm,不能小于 4mm 直径。

3)对于晶状体不全脱位侧向移位 1/3 以上,脱位处向前或向后倾斜30° 以上的病例,飞秒激光辅助前囊完整切开比较困难。

4)通过监测实时 OCT,观察有无玻璃体疝至前房,并观察玻璃体的位置,预判出可能由于玻璃体阻挡激光路径造成的撕囊不完全的方位,做好手工弥补的准备。

5)部分晶状体不全脱位的患者可能存在瞳孔括约肌损伤,因此,该类患者术前扩瞳可能较正常白内障患者难度大。由于飞秒激光对患者瞳孔大小要求较高,因此,对于晶状体不全脱位的患者,术前瞳孔要尽量散到最大,为飞秒激光撕囊劈核争取足够的操作空间,术前局部使用非甾体抗炎药联合强效扩瞳药是专家共识推荐操作,在飞秒结束后可再加点1次扩瞳药。并建议在飞秒激光后尽快进行白内障手术,因为随着时间推移,前房内炎症因子不断释放,瞳孔会越来越小,扩瞳就更困难。

6. 病例应用

(1)先天性晶状体不全脱位的应用:晶状体不全脱位常见的先天性或发育异常因素有马方综合征、同型胱氨酸尿症、埃勒斯综合征、高赖氨酸血症、单纯性晶状体异位等。马方综合征患者视网膜脱离的发生率为5%~11%,有晶状体异位的患者,其视网膜脱离的发生率可增加至8%~38%。晶状体不全脱位患者行传统晶状体摘除手术后,其视网膜脱离的发生率更高。因此,手术中保留并恢复囊袋正位且不扰动玻璃体是目前较好的治疗策略。飞秒激光辅助撕囊在此种情况下成功率更高。

但先天性晶状体不全脱位的患者常合并瞳孔散不大,若前囊膜切开区域被虹膜阻挡则无法使用飞秒激光。另外,目前使用的PI都是根据成人眼球设计,并没有专门针对儿童的PI。因此对于年龄较小的患儿,飞秒激光辅助也不适用。

【病例分析】

病例1:飞秒激光辅助先天性晶状体不全脱位白内障手术(图9-1-1)

患者,男,15岁,左眼视力进行性下降5年余。

现病史:患者5年前出现左眼视力差、视物模糊,否认眼红、眼痛,否认视物变形,否认外伤史,来我院门诊就诊,为进一步诊治收治入院。

手术史:5年余前,右眼因晶状体不全脱位曾行Phaco+前段玻璃体切除+IOL巩膜缝线固定术。

专科检查:Vod:裸眼:远0.3;矫正:-2.25DS=0.6;Vos:裸眼:远0.05;矫正:无助。眼压:右眼:15.2mmHg,左眼:17.3mmHg。左眼角膜透明,前房深浅可,瞳孔圆,对光反射灵敏,晶状体透明,4:00~9:30位晶状体不全脱位,玻璃体清,视网膜平伏。

UMB检查:左眼颞上、颞侧、颞下、鼻上、鼻侧、鼻下虹膜-小梁组织接触,余方位房角开放。各方位悬韧带回声稀疏,晶状体赤道部与睫状突间距下半侧明显大于对侧,下方为著。左眼晶状体不全脱位,窄角可能。

入院诊断:①左眼晶状体不全脱位;②右眼人工晶状体植入术后;③马方综合征。

治疗过程:局麻下行左眼FLACS辅助晶状体吸除+MCTR巩膜缝线固定+IOL囊袋内植入术(视频9-1-1)。

术后检查:术后第1天:术眼视力:0.3,矫正:无助,眼压13.5mmHg。术后1个月:裸眼:0.5,矫正:+0.25/-1.50×55=1.0,眼压14.9mmHg。

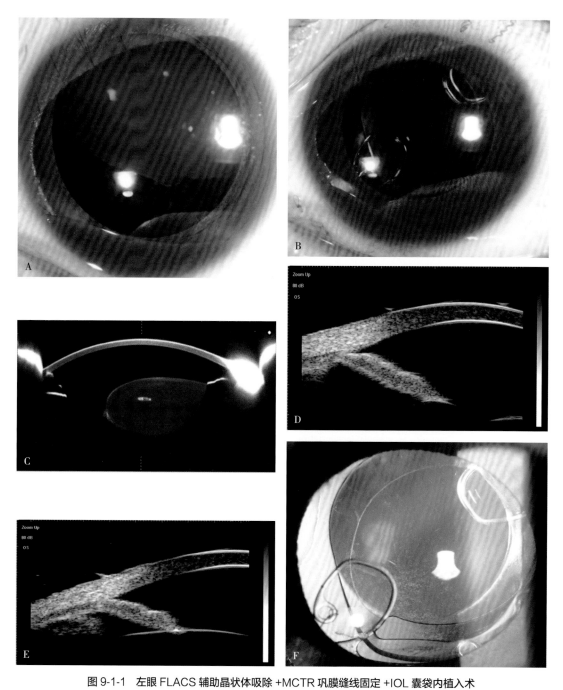

图 9-1-1　左眼 FLACS 辅助晶状体吸除 +MCTR 巩膜缝线固定 +IOL 囊袋内植入术

A,B. 术前眼前节照片,扩瞳后可见晶状体 4∶00~9∶30 位晶状体不全脱位;C. Pentacam 检查结果展示晶状体向颞上方移位;D,E. UBM 检查结果示晶状体向颞上方移位,鼻下方及下方悬韧带稀疏;F. 术后眼前节照片显示 MCTR-IOL- 囊袋复合体位正

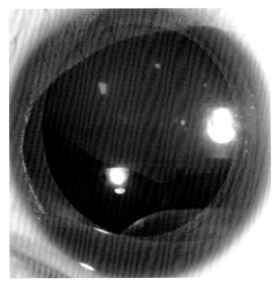

视频 9-1-1 先天性晶状体不全脱位

(2)外伤性晶状体不全脱位的应用：外伤性晶状体不全脱位多见于较为严重的眼部损伤，传统治疗主要为晶状体囊内摘除或切除、前段玻璃体切除联合人工晶状体经巩膜、虹膜缝线固定或虹膜夹 IOL 植入术，但玻璃体视网膜并发症较高。囊袋辅助装置如囊袋拉钩、改良囊袋张力环等的应用使保留囊袋悬韧带隔成为可能，玻璃体丢失更少，眼前节结构紊乱更轻，手术更加微创和可控。微创手术不仅对减少术中玻璃体视网膜并发症、保持术后 IOL 位置居中性有益，而且对眼外伤日后需要进行玻璃体视网膜手术的患者，可以减少眼内填充物如硅油等进入前房造成角膜内皮损伤，引起继发性青光眼的可能。囊袋辅助装置的应用需要成功的前囊膜连续环形撕囊，但外伤性晶状体不全脱位时，前房多有大量玻璃体，手工撕囊更加困难。另外，外伤时晶状体皮质往往混浊严重，甚至发生全白混浊，大大增加了手工撕囊的难度。而飞秒激光辅助撕囊则更精准，成功率更高。

病例 2：飞秒激光辅助外伤性晶状体不全脱位硬核白内障手术（图 9-1-2）

患者，男，62 岁，左眼视力进行性下降 30 余年。

现病史：患者 30 年前左眼被重物击伤后视力进行性下降，未予手术治疗。

专科检查：Vod：裸眼：远 1.0；Vos：裸眼：远 0.05；矫正：无助。眼压：右眼：14.3mmHg，左眼：18.3mmHg。右眼角膜透明，前房深浅可，瞳孔圆，对光反射灵敏，人工晶状体在位，玻璃体清，视网膜平伏。左眼角膜透明，前房深浅不一，瞳孔尚圆，对光反射存在，晶状体核性混浊(N4)，7：00~1：00 位晶状体不全脱位，视网膜平伏。

UBM 检查：左眼颞上方局部虹膜根部离断，上方、颞上、颞下房角增宽或加深，余方位房角开放。上方、颞上、颞侧、颞下、下方悬韧带略稀疏，伴晶状体 - 睫状突距离增宽(颞上方为甚)。

入院诊断：①左眼晶状体不全脱位；②左眼外伤性白内障。

治疗过程：于局麻下行左眼 FLACS+ MCTR 巩膜缝线固定 +IOL 囊袋内植入术（视频 9-1-2）。

术后结果：术后 1 天：术眼视力：0.2，矫正：无助，眼压 19.8mmHg。术后 1 个月：裸眼：0.7，眼压 17.9mmHg。

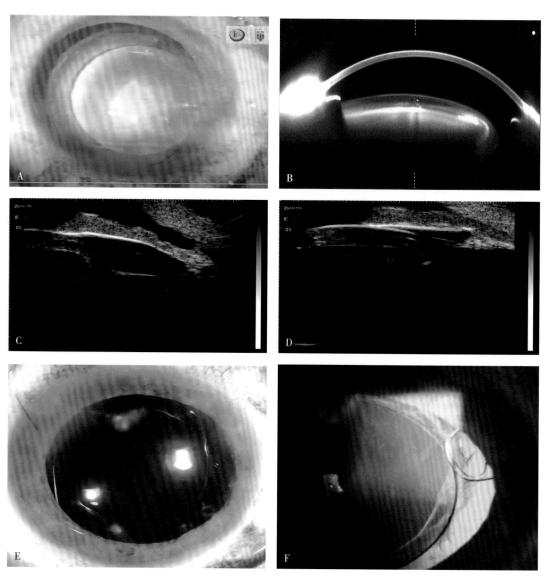

图 9-1-2 左眼 FLACS+MCTR 巩膜缝线固定 +IOL 囊袋内植入

A. 术前眼前节照片显示左眼晶状体核性混浊（N4），7：00~1：00 位晶状体不全脱位；B. Pentacam 检查结果显示脱位晶状体向鼻下方移位；C，D. UBM 检查结果显示左眼晶状体不全脱位、房角后退、虹膜根部离断；E，F. 术后眼前节照片显示 MCTR+IOL- 囊袋复合体位正

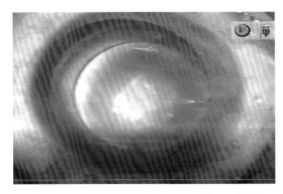

视频 9-1-2　外伤性晶状体不全脱位

（3）小结：飞秒激光在晶状体不全脱位手术中较多应用于外伤性晶状体不全脱位，即使有部分玻璃体脱出至前房，也能完成激光囊膜切开。但对于向玻璃体后方脱位严重的患者，飞秒激光的应用也会受到限制。首先，晶状体倾斜过于严重可能导致前囊膜切开不完全。其次，晶状体向玻璃体腔移位明显的情况，后续手术操作更加困难，可能会因无法使用囊袋拉钩稳定囊袋，从而导致超声乳化较难安全进行，发生晶状体核落入玻璃体腔的风险，最终导致无法植入MCTR，从而失去了飞秒激光辅助手术的意义。

飞秒激光在先天性晶状体不全脱位的手术中应用相对少。首先，飞秒激光的使用会受全麻的限制，眼位可能无法配合从而影响 PI 的安装。第二，因先天性晶状体不全脱位的侧向移位更为明显，偏中心程度较严重，晶状体前囊膜切开区域被虹膜遮挡，实时 OCT 无法成像，无法给出正确指导，从而影响前囊膜切开。第三，目前所有的 PI 都是按照成人眼球的尺寸设计，没有专门儿童使用的 PI，尺寸的不匹配也可能会影响 PI 的安装。

（杨　晋）

【参考文献】

1. SUGAR A. Ultrafast (femtosecond) laser refractive surgery [J]. Curr Opin Ophthalmol, 2002, 13 (4): 246-249.

2. NORDAN L T, SLADE S G, BAKER R N, et al. Femtosecond laser flap creation for laser in situ keratomileusis: six-month follow-up of initial U. S. clinical series [J]. J Refract Surg, 2003, 19 (1): 8-14.

3. MIAN S I, SOONG H K, PATEL S V, et al. In vivo femtosecond laser-assisted posterior lamellar keratoplasty in rabbits [J]. Cornea, 2006, 25 (10): 1205-1209.

4. NAKAMURA H, LIU Y, WITT T E, et al. Femtosecond laser photodisruption of primate trabecular meshwork: an ex vivo study [J]. Invest Ophthalmol Vis Sci, 2009, 50 (3): 1198-1204.

5. KRUEGER R R, KUSZAK J, LUBATASCHOWSKI H, et al. First safety study of femtosecond laser photodisruption in animal lenses: tissue morphology and cataractogenesis [J]. J Cataract Refract Surg, 2005, 31 (12): 2386-2394.

6. NAGY Z, TAKACS A, FILKORN T, et al. Initial clinical evaluation of an intraocular femtosecond laser in cataract surgery [J]. J Refract Surg, 2009, 25 (12): 1053-1060.

7. 姚克, 鱼音慧. 重视飞秒激光辅助白内障手术的新认识 [J]. 中华眼科医学杂志 (电子版), 2017, 7 (3): 97-102.

8. PENG Q, APPLE D J, VISESSOOK N, et al. Surgical prevention of posterior capsule opacification. Part 2: Enhancement of cortical cleanup by focusing on hydrodissection [J]. J Cataract Refract Surg, 2000, 26 (2): 188-197.

9. HOLLICK E J, SPALTON D J, MEACOCK W R. The effect of capsulorhexis size on posterior capsular opacification: one-year results of a randomized prospective trial [J]. American journal of ophthalmology, 1999, 128 (3): 271-279.

10. MOSHIRFAR M, CHURGIN D S, HSU M. Femtosecond laser-assisted cataract surgery: a current review [J]. Middle East Afr J Ophthalmol, 2011, 18 (4): 285-291.

11. FRIEDMAN N J, PALANKER D V, SCHUELE G, et al. Femtosecond laser capsulotomy [J]. J Cataract Refract Surg, 2011, 37 (7): 1189-1198.

12. NORRBY S. Sources of error in intraocular lens power calculation [J]. J Cataract Refract Surg, 2008, 34 (3): 368-376.

13. KRANITZ K, TAKACS A, MIHALTZ K, et al. Femtosecond laser capsulotomy and manual continuous curvilinear capsulorrhexis parameters and their effects on intraocular lens centration [J]. J Refract Surg, 2011, 27 (8): 558-563.

14. TALAMO J H, GOODING P, ANGELEY D, et al. Optical patient interface in femtosecond laser-assisted cataract surgery: contact corneal applanation versus liquid immersion [J]. J Cataract Refract Surg, 2013, 39 (4): 501-510.

15. ARTZEN D, LUNDSTROM M, BEHNDIG A, et al. Capsule complication during cataract surgery: Case-control study of preoperative and intraoperative risk factors: Swedish Capsule Rupture Study Group report 2 [J]. J Cataract Refract Surg, 2009, 35 (10): 1688-1693.

16. JOHANSSON B, LUNDSTROM M, MONTAN P, et al. Capsule complication during cataract surgery: Long-term outcomes: Swedish Capsule Rupture Study Group report 3 [J]. J Cataract Refract Surg, 2009, 35 (10): 1694-1698.

17. RICHARD J, HOFFART L, CHAVANE F, et al. Corneal endothelial cell loss after cataract extraction by using ultrasound phacoemulsification versus a fluid-based system [J]. Cornea, 2008, 27 (1): 17-21.

18. BELLINI L P, BRUM G S, GROSSI R S, et al. Cataract surgery complication rates [J]. Ophthalmology, 2008, 115 (8): 1432.

19. NAGY Z Z, TAKACS A I, FILKORN T, et al. Laser refractive cataract surgery with a femtosecond laser after penetrating keratoplasty: case report [J]. J Refract Surg, 2013, 29 (1): 8.

20. SUTTON G, BALI S J, HODGE C. Femtosecond cataract surgery: transitioning to laser cataract [J]. Curr Opin Ophthalmol, 2013, 24 (1): 3-8.

21. AUFFARTH G U, REDDY K P, RITTER R, et al. Comparison of the maximum applicable stretch force after femtosecond laser-assisted and manual anterior capsulotomy [J]. J Cataract Refract Surg, 2013, 39 (1): 105-109.

22. DAYA S M, NANAVATY M A, ESPINOSA-LAGANA M M. Translenticular hydrodissection, lens fragmentation, and influence on ultrasound power in femtosecond laser-assisted cataract surgery and refractive lens exchange [J]. J Cataract Refract Surg, 2014, 40 (1): 37-43.

23. TAKACS A I, KOVACS I, MIHALTZ K, et al. Central corneal volume and endothelial cell count following

femtosecond laser-assisted refractive cataract surgery compared to conventional phacoemulsification [J]. J Refract Surg, 2012, 28 (6): 387-391.

24. FAN W, YAN H, ZHANG G. Femtosecond laser-assisted cataract surgery in Fuchs endothelial corneal dystrophy: Long-term outcomes [J]. J Cataract Refract Surg, 2018, 44 (7): 864-870.

25. YONG W W D, CHAI H C, SHEN L, et al. Comparing outcomes of phacoemulsification with femtosecond laser-assisted cataract surgery in patients with fuchs endothelial dystrophy [J]. American journal of ophthalmology, 2018, 196: 173-180.

26. PALANKER D V, BLUMENKRANZ M S, ANDERSEN D, et al. Femtosecond laser-assisted cataract surgery with integrated optical coherence tomography [J]. Sci Transl Med, 2010, 2 (58): 58ra85.

27. TEUMA E V, BOTT S, EFELHAUSER H F. Sealability of ultrashort-pulse laser and manually generated full-thickness clear corneal incisions [J]. J Cataract Refract Surg, 2014, 40 (3): 460-468.

28. ALIO J L, ABDOU A A, SORIA F, et al. Femtosecond laser cataract incision morphology and corneal higher-order aberration analysis [J]. J Refract Surg, 2013, 29 (9): 590-595.

29. 中华医学会眼科学分会白内障及人工晶状体学组 . 我国飞秒激光辅助白内障摘除手术规范专家共识 (2018 年)[J]. 中华眼科杂志 , 2018, 54 (5): 328-333.

30. CHAN T C, NG A L, CHENG G P, et al. Corneal astigmatism and aberrations after combined femtosecond-assisted phacoemulsification and arcuate keratotomy: two-year results [J]. American journal of ophthalmology, 2016, 170: 83-90.

31. CHEE S P, WONG M H, JAP A. Management of severely subluxated cataracts using femtosecond laser-assisted cataract surgery [J]. American journal of ophthalmology, 2017, 173: 7-15.

32. TARAVELLA M J, MEGHPARA B, FRANK G, et al. Femtosecond laser-assisted cataract surgery in complex cases [J]. J Cataract Refract Surg, 2016, 42 (6): 813-816.

33. AGARWAL A, JACOB S. Current and effective advantages of femto phacoemulsification [J]. Curr Opin Ophthalmol, 2017, 28 (1): 49-57.

34. 姚克 . 重视飞秒激光辅助白内障手术中可能出现的并发症 [J]. 中华眼科杂志 , 2015, 51 (4): 245-248.

35. BRUNIN G, KHAN K, BIGGERSTAFF K S, et al. Outcomes of femtosecond laser-assisted cataract surgery performed by surgeons-in-training [J]. Graefes Arch Clin Exp Ophthalmol, 2017, 255 (4): 805-809.

36. HOFFMAN R S, SNYDER M E, DEVGAN U, et al. Management of the subluxated crystalline lens [J]. J Cataract Refract Surg, 2013, 39 (12): 1904-1915.

37. JIANG Y, ZHANG F, GAO W, et al. Investigation of phacoemulsification on exfoliation syndrome combined cataract with different nuclear hardness [J]. Eur J Ophthalmol, 2015, 25 (5): 416-421.

38. CREMA A S, WALSH A, YAMANE I S, et al. Femtosecond laser-assisted cataract surgery in patients with marfan syndrome and subluxated lens [J]. J Refract Surg, 2015, 31 (5): 338-341.

39. ECSEDY M, SUNDOR G L, TAKUCS U I, et al. Femtosecond laser-assisted cataract surgery in Alport syndrome with anterior lenticonus [J]. Eur J Ophthalmol, 2015, 25 (6): 507-511.

40. 陈佳惠 , 景清荷 , 缪爱珠 , 等 . 飞秒激光联合 Cionni 张力环植入治疗外伤性晶状体不全脱位的有效性和安全性 [J]. 国际眼科杂志 , 2017, 7: 1323-1326.

41. CHANDRA A, EKWALLA V, CHILD A, et al. Prevalence of ectopia lentis and retinal detachment in Marfan syndrome [J]. Acta Ophthalmol, 2014, 92 (1): e82-e83.

第二节　LenSx 切口制作与前囊切开过程中的常见问题及处理

一、LenSx 切口制作过程中的常见问题及处理

透明角膜切口的形态和结构对白内障超声乳化手术和晶状体不全脱位手术的操作和预后具有重要影响,而 LenSx 在切口制作方面有突出的优势:切口构型理想和大小适中。那么在使用 LenSx 制作切口时会遇到什么问题? 如何避免呢?

(一) 切口打开困难

1. 原因及表现　①患者自身眼部条件不佳:老年环明显(图 9-2-1)、角巩膜缘有结膜组织长入或新生血管形成(图 9-2-2)、制作切口的位置存在角膜混浊等激光无法穿透的情况,导致切口制作无法顺利完成;② dock 不正:由于患者眼位不正或者因为紧张引起的固视不良导致的 dock 不正,会导致切口位置倾斜,从而打开困难(图 9-2-3);③后续 phaco 处理时切口打开顺序或者操作不当。

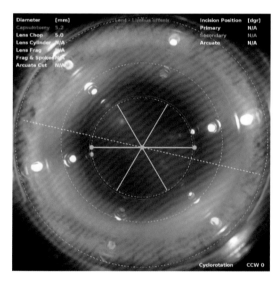

图 9-2-1　老年环明显

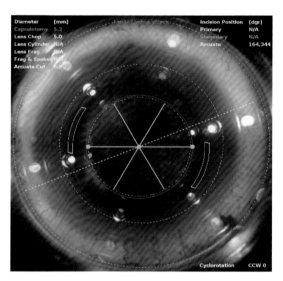

图 9-2-2　角巩膜缘有结膜组织或血管增生

2. 处理方法

(1)注意患者筛选:术前做好排除,可关闭 LenSx 切口操作功能,选择手动制作。

(2)规范 dock 步骤:术前做好患者教育,告知患者术中配合的方法,必要时做术前固视训

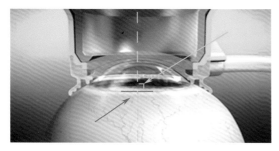
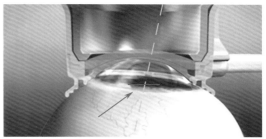

图 9-2-3　dock 不正,导致切口位置倾斜

练。dock 过程中保证患者体位、头位、眼位正。注意启动负压吸引的时机,请在视频显微镜上仔细观察水波纹,当其均匀漫过角膜一半以上时再启动 PI Susction,必要时可以在角膜上点黏弹剂加以辅助。激光发射时,密切观察白色压力指示条是否在上下跳动,若有,则需要安慰患者,让患者精神放松,以避免患者手术过程中由于患者动眼引起切口位置偏移。

(3)后续 phaco 过程中,可适当调大显微镜放大倍率,并用三角棉轻轻吸干切口处的水分,以便更清楚地看到切口的开口位置。切口打开顺序:侧切口—前房注入黏弹剂—主切口,以避免先打开主切口后房水流出,前房塌陷,前房压力的维持更有助于切口打开。

(二) 切口位置不佳

1. 原因及表现　① dock 不正:由于患者眼位不正或者因为紧张引起的固视不良导致的 dock 不正;②切口放置位置不准确:如切口位置过于靠近角膜中心,可从视频显微镜上观察到切口位置并未放置到角巩膜缘边上,同时在 OCT 扫描时看不到房角,对比图见图 9-2-4。而切口过于靠前,会引起术后 SIA 较大。

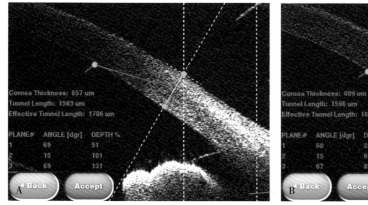
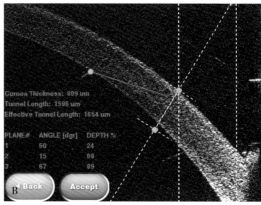

图 9-2-4　切口放置位置对比
A. 主切口位置良好;B. 主切口位置放置偏前,过于靠近角膜中心

2. 处理方法

(1)规范 dock 步骤,必要时解除负压,重新 dock 一次。

(2)飞秒设备参数设置上,建议初学者将主切口第一层面设为 90°,必要时可术前在切口位置处做标记,以减少切口位置判断误差。

（三）可能出现的并发症

1. 原因及表现　①打开切口的过程中发生角膜后弹力层脱离；②切口损伤、水肿以及较大的术源性散光等，多与 Phaco 过程中操作不当有关。极硬核、疑难病例或配合手术不佳的患者，手术时间可能较长，需根据患者情况及自身技术水平评估，不要勉强使用 LenSx 做透明角膜切口，以免切口水肿造成更加严重的并发症。

2. 处理方法

（1）LenSx 新上手医生应对设备上设置的切口结构充分了解，谨慎使用三层面切口。使用正确的切口分离器，操作时动作轻柔，切忌暴力。若已经发生后弹力层脱离，小范围脱离以无菌气泡顶压，大范围脱离以黏弹剂顶压复位或缝线缝合。

（2）phaco 过程中，尽量减少手术器械进出前房的次数。保持器械位于切口中央，减少器械对切口摩擦。注意灌注套管与切口尺寸匹配，使套管有充分隔绝针头热效应的作用。避免灌注液在切口处冲刷。保证切口尺寸与 IOL 匹配，以免 IOL 植入过程中对切口造成损伤。手术结束认真检查切口密闭性，避免漏水。

（谭晓宇　蒋永祥）

二、LenSx 撕囊过程中的常见问题及处理

我们知道 LenSx 在前囊膜切开上的优越性主要体现在精准并且个性化制作理想大小的 CCC，从而保证后续人工晶状体的居中和 360° 光学覆盖。对于复杂白内障手术，飞秒激光截囊更是在很大程度上降低了手术难度和术后反应。因此，真正用好 LenSx 前囊膜切开功能非常重要。除了按照飞秒激光规范流程操作以外，对可能遇到的问题必须熟悉并掌握正确的处理方法。

（一）撕囊不完全

1. 原因及表现　①负压建立不稳定：肥厚的翼状胬肉（图 9-2-5A）、球结膜松弛（图 9-2-5B）、小睑裂、患者角膜曲率与所选 PI 型号不匹配（图 9-2-5C）、患者在飞秒激光过程中动眼、dock 不正（图 9-2-5D）。可以从视频显微镜上观察到 PI 周边有气泡涌动并且白色压力指示条上下跳动。②激光路径上有异物阻挡：PI 与角膜间的异物如棉絮绒毛等、软镜装载或者 dock 不良时引起的气泡（图 9-2-6）、患者角膜上的大片油脂或分泌物（图 9-2-7）、角膜皱褶（图 9-2-8）、前房内的硅油或其他物质（图 9-2-9）均会阻挡激光穿透，从而造成撕囊不全。可以直接观察到异物位置或者在前囊膜环扫部分出现未显像的阴影。③激光截囊定位操作时不够精细：可以观察到激光撕囊定位点放置不到位（图 9-2-10）。④特殊病例：放射状角膜切开术（radial keratotomy，RK）史（图 9-2-11），前囊膜纤维化（图 9-2-12），角膜瘢翳，晶状体不全脱位及悬韧带松弛（图 9-2-13），水眼，膨胀期白内障（图 9-2-14）等。超出适应证应用，需医生根据患者情况及自身技术水平审慎评估。

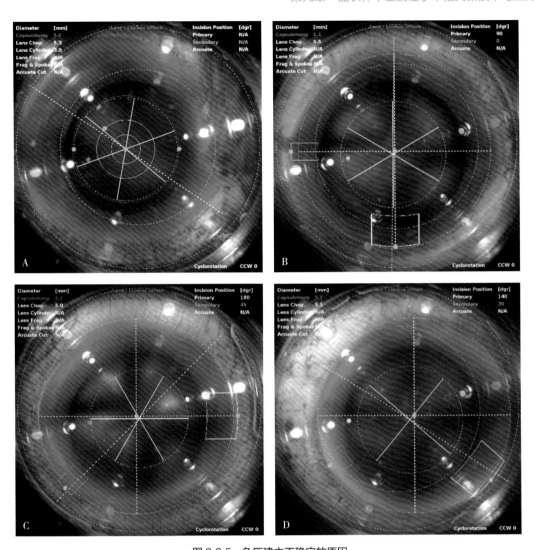

图 9-2-5　负压建立不稳定的原因

A. 肥厚的翼状胬肉；B. 球结膜松弛；C. 角膜曲率与所选 PI 型号不匹配；D. 患者在飞秒激光过程中动眼、dock 不正

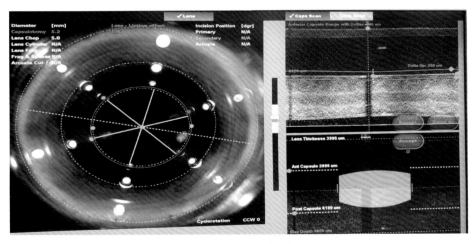

图 9-2-6　激光路径上有异物阻挡

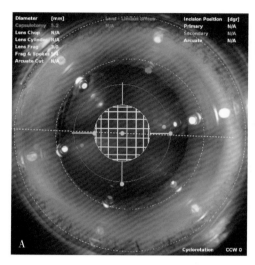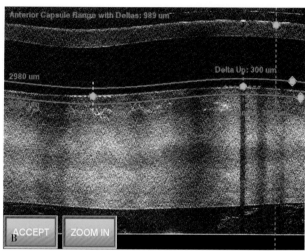

图 9-2-7 患者角膜上的大片油脂或分泌物

A. 眼前节正面观;B. 眼前节 OCT

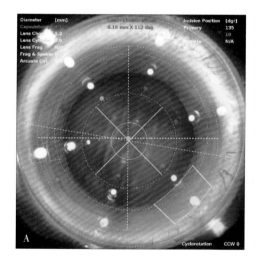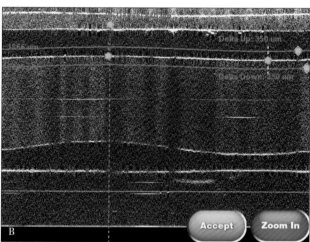

图 9-2-8 角膜褶皱

A. 眼前节正面观;B. 眼前节 OCT

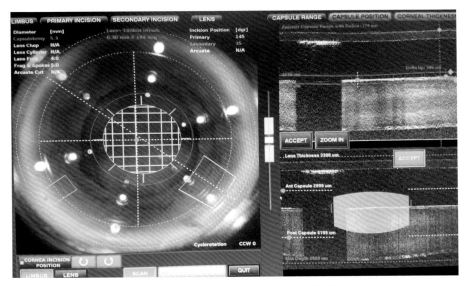

图 9-2-9　前房内存在硅油或其他物质

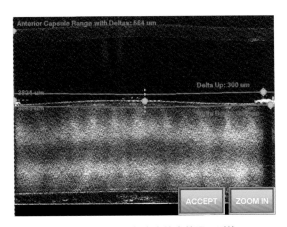

图 9-2-10　激光撕囊定位点放置不到位

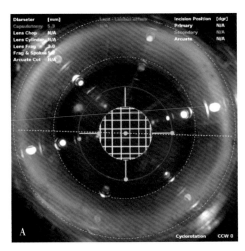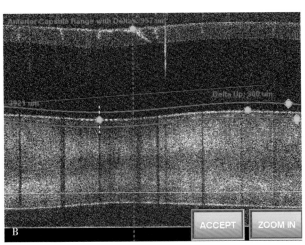

图 9-2-11　RK 史
A. 眼前节正面观；B. 眼前节 OCT

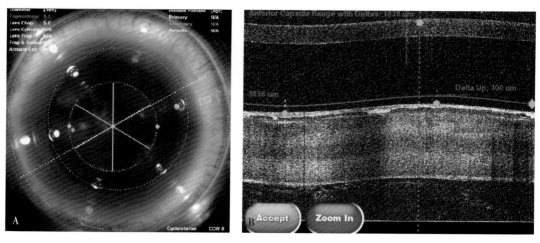

图 9-2-12　前囊膜纤维化
A. 眼前节正面观；B. 眼前节 OCT

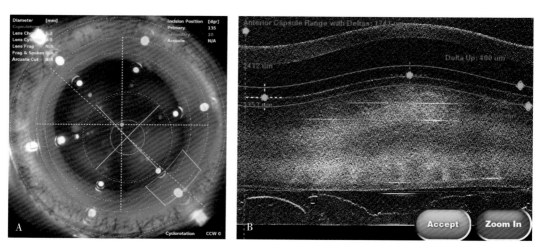

图 9-2-13　晶状体不全脱位及悬韧带疾病
A. 眼前节正面观；B. 眼前节 OCT

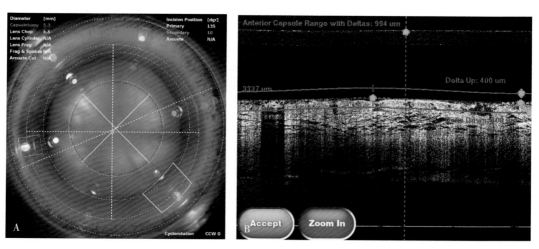

图 9-2-14　膨胀期白内障
A. 眼前节正面观；B. 眼前节 OCT

2. 处理方法

(1)注意患者筛查：肥厚的翼状胬肉、球结膜松弛、小睑裂等问题均会造成 dock 困难。建议适当升高压力指示条的位置，必要时可以在角膜上点黏弹剂加以辅助。新上手医生请谨慎选择以上患者。

(2)术前做好患者教育，告知患者术中配合的方法，必要时做术前训练；医生踩激光时密切观察白色压力指示条是否在上下跳动，若有，则需要安慰患者，让患者精神放松。

(3)角膜上方的异物可适当冲洗去除。前房内杂质激光无法穿透，需要后续手工补撕。

(4)取用合适的 PI 型号：按患者角膜曲率选择 PI，分三挡：41D 以下，41~46D，46D 以上。

(5)dock 不正的情况：确保患者体位、头位、眼位正，解除负压，重新 dock 一次。

(6)精确调整激光截囊定位点及范围：紫色十字应放置于前囊膜最高点，黄色十字放置于前囊膜最低点，必要时可点击屏幕上的 Zoom in 放大图片进行精细化调整，从而保证激光有效截囊范围为上下各 300μm。

(7)激光发射过程中仔细监测视频显微镜，观察激光截囊走行是否连续完整清晰，若有特殊，请留意具体位置，为后续处理做思想准备。

(8)后续 Phaco 过程中，可适当放大显微镜倍率，取出囊膜前必须仔细检查囊口是否游离，必要时在前房内注入吲哚菁绿进行前囊膜染色。

(9)如果还存在桥接，请用撕囊镊使用向外切力包住桥接部分，手工进行补撕。

(10)在囊袋边缘靠近晶状体核处进行水分离，动作尽量轻柔，避免前囊口放射状撕裂或者扩张。

(11)特殊病例如 RK 史、角膜瘢翳等角膜不透明的情况，激光无法穿透，需要手工补撕。

(12)特殊病例如前囊膜纤维化，可提高激光截囊能量至 7μJ。

(13)特殊病例如膨胀期白内障，可加大激光截囊范围至上下各 400μm。术前需耐心做好患教，教会患者正确固视，以保证 dock 尽量正，从而缩短有效截囊时间，提高成功率。

(二)撕囊口偏中心

1. 原因及表现

(1)晶状体处在倾斜状态下，常见于 dock 不正，患者眼位上转时(图 9-2-15)。

(2)晶状体处在偏心状态下，常见于晶状体不全脱位或悬韧带松弛患者(图 9-2-16)。

(3)晶状体既偏心又倾斜状态下，常见于 dock 严重偏位或晶状体不全脱位患者(图 9-2-17)。

(4)撕囊口位置放置不居中。

(5)特殊病例：虹膜粘连、瞳孔变形散不大、晶状体不全脱位及悬韧带疾病等。超适应证应用，需医生根据患者情况及自身技术水平审慎评估。

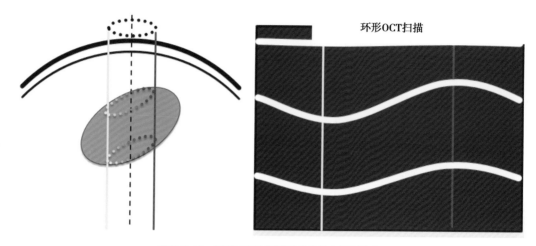

图 9-2-15　环形 OCT 扫描晶状体处在倾斜状态

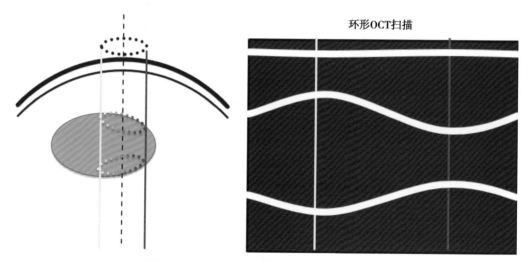

图 9-2-16　环形 OCT 扫描示晶状体处在偏心状态

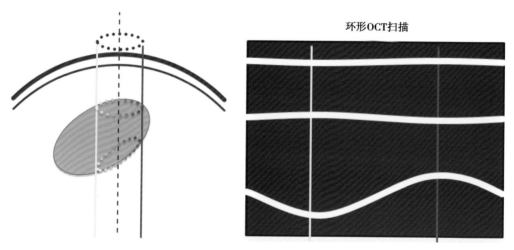

图 9-2-17　环形 OCT 扫描示晶状体既偏心又倾斜

2. 处理方法

（1）dock不正的情况：确保患者体位、头位、眼位正，解除负压，重新dock一次。

（2）撕囊口定位操作：习惯使用操纵杆上的自动定位功能，在机器自动定位的基础上，医生需要根据视频显微镜图像再次确认撕囊口位置。

（3）特殊病例如虹膜粘连（图9-2-18）或者瞳孔散不大的患者可以考虑在飞秒前先制作侧切口，然后在前房内注入黏弹剂或瞳孔扩张器撑开虹膜，注意侧切口不能开在患者颞侧，以避免影响后续飞秒负压抽吸。必要时加大激光截囊范围。

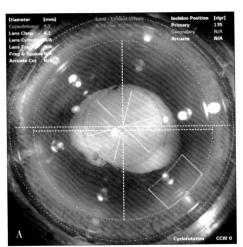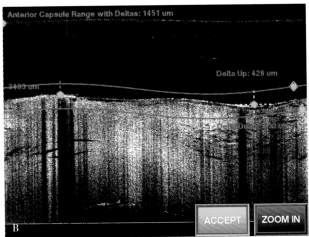

图9-2-18　伴有瞳孔后粘连的晶状体全混浊患者飞秒激光手术
A.眼前节正面观；B.眼前节OCT

（4）特殊病例如晶状体不全脱位及悬韧带松弛患者（图9-2-19），需要做好术前各项检查，通过UBM报告等掌握脱位象限、程度及悬韧带情况。激光截囊范围可调整至上下各400μm。截囊口直径可调整至5.0mm。术前需教会患者正确固视，能主动配合手术。术前充分扩瞳至

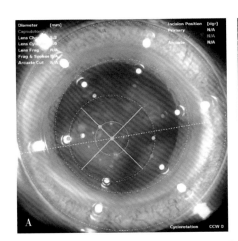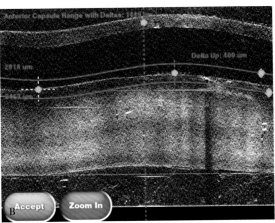

图9-2-19　晶状体不全脱位患者飞秒激光手术
A.眼前节正面观；B.眼前节OCT

边缘,为后续调整激光截囊位置,将其移动到患者实际前囊膜中央位置留出宝贵的空间,必要时可适当缩小激光截囊大小,以尽量保证截囊口居中。术中可随时调整飞秒设备的照明亮度以看清瞳孔位置。

(韩 晶 蒋永祥)

第三节 主动控制液流技术

1. 概述 Active Fluidics™主动控制液流技术(图 9-3-1),是指在白内障超声乳化手术前医生可事先设定目标眼内压(IOP)、患者眼位高度(PEL)、灌注因子(irrigation factor)、眼内压缓冲(IOP ramp)等指标的安全值。之后在手术过程中,智能控制软件和液流管理系统就会协同作用,通过超声乳化设备上的双压力传感器感知和监测灌注液的输入及抽吸并实时计算反馈,然后通过主机加压舱物理挤压灌注液袋,在需要时快速开启灌注阀门主动调整灌注压力,确保患者的眼内压实时维持在目标值。从而使患者的眼内液流环境维持稳定,减少对角膜内皮、悬

韧带及虹膜的液流冲刷和起伏压力,把手术过程中眼内压变化对眼内组织的损伤减少到最低程度。而传统的重力液流灌注系统,则需要医生在手术中不断地人为感受或监测眼压,并手动调整灌注液灌注瓶高来控制眼压,但人为手动的控制,不仅很难使眼压保持稳定,还会分散手术过程中医护人员的注意力,影响手术的效果和质量。

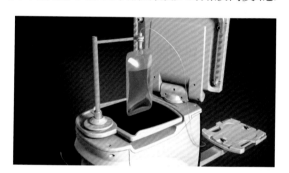

图 9-3-1 Centurion Active Fluidics™
主动控制液流系统

2. Active Fluidics™主动控制液流技术的优势 与传统重力灌注系统相比,Active Fluidics™主动液流技术的核心优势就在于具备设定和自动维持目标眼内压 IOP 的能力,减少医生对液流系统的管理,从而使医生更加专注于白内障的手术操作。同时,主动液流系统在白内障手术中使用更少的 CDE(累积释放能量)、灌注液使用量和抽吸时间,也提高了手术的安全性和有效率。目前,30 多篇已发表的国际、国内临床及实验室研究论文显示,应用 Active Fluidics™主动控制液流技术的白内障超声乳化手术可以大大提高白内障超声乳化手术的安全性和术后效果,并且显著高于传统重力灌注系统的白内障超声乳化手术,并且在一些特殊病例中,如白内障伴有悬韧带疾病或高度近视眼的治疗中,也有其独特优势。Active Fluidics™主动控制液流技术可减少患者眼内损伤,提高患者预后,节约医疗开支。目前该技术已在中国、欧美等 20 多个国家开展临床应用。

3. Active Fluidics™主动控制液流技术在晶状体不全脱位手术中的应用 在晶状体不

全脱位手术中,眼内压和前房的稳定非常重要。当灌注液进入眼内太多时,眼压增高,如果切口足够闭合的话,液体会从晶状体脱位处流入玻璃体腔,玻璃体腔压力增高,导致前房变浅,产生类似房水后部反流综合征,或者灌注液直接从切口溢出,导致脱位处玻璃体疝入前房,往切口移动,此时必须停止其他操作,改行玻璃体切除,否则玻璃体牵引太大,会致视网膜裂孔或锯齿缘截离,视网膜脱离形成。

根据此液流动力学特点,使用传统重力灌注系统的晶状体不全脱位超声乳化手术,往往需要根据脱位的严重程度设定一个较低的瓶高,一般为 50~70cm。但同时流量也必须相应下调,常为 18~28cc/min,否则抽吸激活之后,眼压下降太快,前房明显变浅。有研究表明,抽吸流速每增加 15cc/min,眼压下降 14.0~16.2mmHg 或 9.3~14.2mmHg。而主控液流系统下,抽吸激活眼压下降,超声乳化设备上的双压力传感器迅速感知眼内压力变化和监测灌注液的输入及抽吸并实时计算反馈,然后通过主机加压舱物理挤压灌注液袋,快速开启灌注阀门,主动调整灌注压力,确保患者的眼内压实时维持在目标值,前房不至于变浅。研究证实,主控液流系统在测试的不同抽吸流速条件下均可达到预期 IOP,偏差不大于 4.3mmHg,保证了眼内压和前房的稳定;反之,抽吸停止后,眼压上升,压力传感器感知并作出反馈,灌注减少,眼内压维持在目标值,从而使患者的眼内液流环境保持稳定,减少眼内组织的损伤到最低程度。事实上,这种主控液流系统的调整是实时和动态的,其调整幅度同抽吸激活与否、抽吸速率大小、是固定还是线性设置等相关。在调整过程中,如果设置不合理,幅度太大,可能术者也会感知前房的轻微波动,如瞳孔领的蠕动等,但不会像重力灌注前房起伏那么明显,风险也会相应减小。因此,Active Fluidics™主动控制液流技术值得晶状体不全脱位手术加以应用。

【典型病例手术视频】

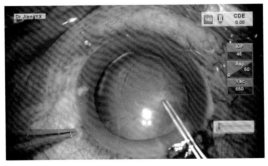

视频 9-3-1　Active Fluidics™ 主动控制液流技术处理
外伤性晶状体不全脱位手术

视频 9-3-1：Active Fluidics™ 主动控制液流技术处理外伤性晶状体不全脱位手术。

手术方式：晶状体超声乳化吸出 +MCTR 及人工晶状体植入术。

手术视频关注要点：主动控制液流技术参数设置及前房术中稳定性。

视频 9-3-2：Active Fluidics™ 主动控制液流技术处理先天性晶状体不全脱位手术。

手术方式：晶状体吸出 +MCTR 及人工晶状体植入术。

手术视频关注要点：主动控制液流技术参数设置及前房术中稳定性。

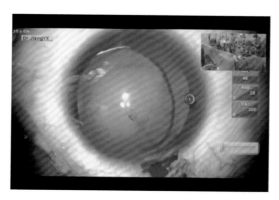

视频 9-3-2　Active Fluidics™ 主动控制液流技术处理
先天性晶状体不全脱位手术

（蒋永祥）

第十章　晶状体不全脱位合并症的处理

第一节　晶状体不全脱位合并玻璃体脱出

晶状体不全脱位,尤其是明显向侧方脱位的外伤性晶状体不全脱位,由于悬韧带断裂合并玻璃体前界膜破裂,常伴有玻璃体脱出,玻璃体可出现在前房不同范围内,继而引起青光眼、基底部玻璃体牵拉,导致视网膜裂孔,甚至发生视网膜脱离。脱出的玻璃体在晶状体不全脱位手术时必须加以处理。

1. **玻璃体脱出伴继发性青光眼**　外伤性晶状体前脱位时,瞳孔阻滞、周边虹膜前粘连、房水向玻璃体错向分流等并发症可导致继发性青光眼。当眼压较高时,必须先行中轴部玻璃体干性切除,手指感知眼压大概下降至 T-1 后才能进一步手术,但眼压不能下降太低,以免前房黏弹剂填充后,晶状体往后过度移位造成手术困难。

2. **晶状体不全脱位伴前房内玻璃体脱出**　当晶状体脱位范围较大、玻璃体脱入前房较多时,必须先做角膜缘入路或睫状体平坦部入路玻璃体切除,避免玻璃体牵拉造成视网膜裂孔等并发症。为防止前房灌注使晶状体过度倾斜或直接坠入玻璃体腔,可以先注入黏弹剂,再行连续环形撕囊(continuous curvilinear capsulorhexis,CCC),植入囊袋拉钩固定后行曲安奈德(triamcinolone acetonide,TA)染色的前房内玻璃体切除。玻璃体切除后及时充填弥散性黏弹剂,可以很好地抑制术中玻璃体进一步脱出。

无法按计划完成下一步操作时:①晶状体脱位范围较大或无法完成 CCC 的软核患者,可行经睫状体平坦部 / 角巩膜缘晶状体切除联合前段玻璃体切除术;②如果晶状体核较硬,可选择晶状体囊外或囊内摘除联合前段玻璃体切除,但因切口大,术中玻璃体脱出往往较多;③若术中出现后囊膜破裂、玻璃体脱出，可行前段玻璃体切除术。

【**典型病例手术视频**】

视频 10-1-1~10-1-5：晶状体不全脱位合并玻璃体脱出的处理。

视频 10-1-1 手术方式：前房玻璃体切除术。

手术视频关注要点：TA 引导下行前房玻璃体切除。

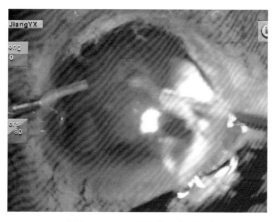

视频 10-1-1　晶状体不全脱位合并玻璃体脱出

视频 10-1-2 手术方式：睫状体平坦部入路前段玻璃体切除术。

手术视频关注要点：睫状体平坦部入路前段玻璃体切除术，勿伤及晶状体囊袋。

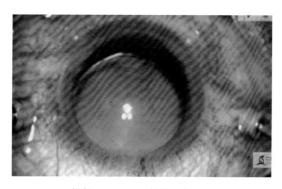

视频 10-1-2　晶状体不全脱位合并玻璃体脱出

视频 10-1-3 手术方式：前房内玻璃体切除联合睫状体平坦部入路前段玻璃体切除术。

手术视频关注要点：前房灌注和 TA 引导下睫状体平坦部入路前段玻璃体切除术联合前房玻璃体切除。

视频 10-1-4 手术方式：玻璃体附着于虹膜表面的玻璃体切除术。

手术视频关注要点：TA 引导下行附着于虹膜表面的玻璃体切除，注意吸引和切割转换时，不要切到瞳孔缘虹膜。

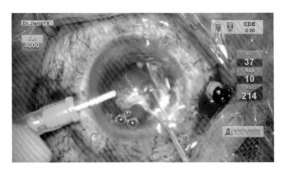

视频 10-1-3　晶状体不全脱位合并玻璃体脱出

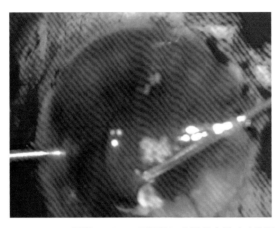

视频 10-1-4　晶状体不全脱位合并玻璃体脱出

视频 10-1-5 手术方式：飞秒激光辅助囊袋拉钩下前房内玻璃体切除。

手术视频关注要点：飞秒激光辅助囊袋拉钩下前房灌注和 TA 引导下前房玻璃体切除，同时联合聚丙烯缝线 Siepser 前房滑动打结法行外伤性瞳孔散大瞳孔成形术。

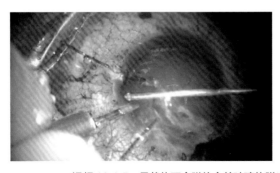

视频 10-1-5　晶状体不全脱位合并玻璃体脱出

（蒋永祥）

第二节　晶状体不全脱位合并虹膜根部离断

外伤性晶状体不全脱位常合并虹膜根部离断。因为虹膜根部与睫状体连接处比较薄弱,当眼部受钝挫伤时,房水向后的压力使虹膜向后房压陷,而外伤压力去除时,虹膜又向前反弹,虹膜根部容易发生离断。虹膜根部离断的范围和大小不定,可同时数处离断,也可以整个虹膜根部全部离断,形成外伤性无虹膜。小的虹膜根部离断须在前房角镜下才能看到,虹膜周边呈现一个新月形黑色裂缝,通过断裂处能看到晶状体周边部或睫状突,甚至可见玻璃体脱出。大的裂缝用裂隙灯观察呈现周边部新月形黑色空隙。如用前置镜,通过此黑色空隙可看到眼底。离断侧的瞳孔缘变直,瞳孔呈 D 形。因虹膜根部血管较大,破裂后常导致前房积血。所以,有时须在前房出血吸收后才能发现虹膜根部离断。前房积血如伴有局部玻璃体脱出,则积血吸收的时间较长。虹膜根部离断区较小的患者可无自觉症状;离断区略大者可使瞳孔变形,产生视觉干扰;离断区更大者则造成严重畏光和单眼复视(图 10-2-1)。由于眼睑的覆盖或断裂较小,虹膜根部离断发生在上方者多不出现视力障碍,可不必处理。如果虹膜根部离断发生在其他部位而出现单眼复视,则应在进行晶状体不全脱位手术时一并将离断的虹膜根部缝合于角巩膜缘,避免离断的虹膜在术中被超声乳化头或 I/A 头吸引,引起进一步离断,影响手术操作。

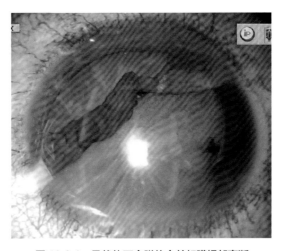

图 10-2-1　晶状体不全脱位合并虹膜根部离断

伴晶状体不全脱位的虹膜根部离断修补术一般有两种:

(一) 巩膜隧道内虹膜嵌顿缝合法

1. 以穹窿为基底,在虹膜根部离断处剪开球结膜及球筋膜,暴露角膜缘。巩膜隧道位置尽量避开术者习惯的悬吊操作部位或晶状体脱位最明显的部位,因为 MCTR 或悬吊 IOL 固定也需要在此处巩膜操作。

2. 在角膜缘灰白交界线后 0.5~1mm 处做前房穿刺。为了避免损伤晶状体囊膜,可于前房内注射黏弹剂,使前房加深后进行操作。

3. 用显微玻璃体镊子将离断的虹膜牵拉至角膜缘穿刺口处,然后用 10-0 尼龙线依次穿过角膜缘穿刺口前唇、虹膜根部及角膜缘穿刺口后唇,并予结扎。结扎要偏松一些,最好应用可调节缝线结扎法,让一部分虹膜退回到巩膜隧道内,使瞳孔变形相对不明显。若虹膜离断范围太大,缝合 1 针不足以使虹膜复位时,可于原切口的两侧再做切口,各加缝 1 针。虹膜牵拉及缝合时必须非常小心,以免虹膜组织拉断或缝针切割豁裂。

【典型病例手术视频】

视频 10-2-1:晶状体不全脱位合并虹膜根部离断的处理。

手术方式:巩膜隧道内虹膜嵌顿缝合法。

手术视频关注要点:巩膜隧道内虹膜嵌顿缝合法属于开放修复法,操作简单,但因为是单点缝合,瞳孔有时欠圆。

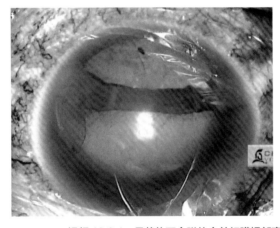

视频 10-2-1 晶状体不全脱位合并虹膜根部离断

(二) 褥式缝合法

1. 与巩膜隧道内虹膜嵌顿缝合法一样,间断剪开球结膜及球筋膜。

2. 在虹膜根部离断处的角膜缘,做一条向后的 3mm×3mm 板层巩膜瓣。

3. 在虹膜离断的对侧角膜缘内,选择一个适于缝针进入前房缝合虹膜的部位,做前房穿刺。注入黏弹剂,加深前房。

4. 10-0 聚丙烯线的双臂细长缝针或弯针由穿刺口进入前房,穿过离断的虹膜根部,由角膜缘后 1mm 巩膜板层处出针,另一针以同样方法经同一穿刺口穿入,形成褥式缝合。缝合时注意不能损伤晶状体前囊膜。结扎缝线,并将巩膜瓣作间断缝合复位,使固定虹膜的线结埋于巩膜瓣下。

5. 穿刺口不缝合或用 10-0 尼龙线缝合 1 针。缝合球结膜切口。

进行晶状体不全脱位联合虹膜根部离断修复术时,一般先行虹膜根部离断手术,再做晶状体不全脱位手术。也可先用囊袋拉钩把虹膜固定后,先做晶状体不全脱位手术,再做虹膜根部离断修复术。

虹膜根部离断手术方法较多,因为联合手术还有更为复杂的晶状体不全脱位处理,所以本文仅介绍两种简单易行的方法供读者参考。其中褥式缝合法需要注意不能损伤晶状体前囊膜,否则晶状体不全脱位手术中撕囊比较麻烦,一旦 CCC 不能完成,保留囊袋的晶状体不全脱位手术也就不能顺利完成,术者将变得非常被动。

修复虹膜根部离断的手术方式一般可分为两大类。第一类即切开虹膜离断部位对应的角巩膜缘的开放修复法和不切开角巩膜缘的闭合修复法。开放式修复法主要有虹膜嵌顿法、McCanel 缝合法、角膜缘切口缝合法及 Machenson 缝合法等,手术存在瞳孔不圆、易损伤晶状体、创伤大、操作相对盲目等缺点。第二类可以采取闭合式单针连续缝合法,即改良上鞋式缝合或连续褥式缝合。其优点是在密闭状态下保持前房的稳定性,术中无虹膜嵌顿的风险,手术创伤相对小,术后虹膜反应轻、恢复快,连续缝合能保证缝线张力均等,可避免单针结扎导致张力差异,从而出现虹膜拉裂及瞳孔成角等缺点,但操作比较复杂,尤其在眼内晶状体还没有摘除、前房内又有玻璃体脱出的晶状体脱位患者中手术更加不易。近年来,有国外学者利用 6-0 聚丙烯缝线末端铆钉状热成形修复虹膜根部离断的方法也可参考(视频 10-2-2)。具体采用何种方式,术者可根据自己的情况加以选择。

【典型病例手术视频】

视频 10-2-2:晶状体不全脱位合并虹膜根部离断的处理。

手术方式:6-0 聚丙烯缝线末端铆钉状热成形修复虹膜根部离断。

手术视频关注要点:局部球结膜可以切开,也可不切开。6-0 聚丙烯缝线末端热成形铆钉状拉住离断的虹膜根部,缝线在巩膜层间穿行 5mm 以上固定,末端平齐巩膜剪断即可,轻推末端进入巩膜层间。

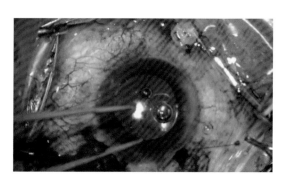

视频 10-2-2 聚丙烯缝线末端铆钉状热成形修复虹膜根部离断法

(蒋永祥)

第三节　晶状体不全脱位合并睫状体分离

一、睫状体分离的原因及临床表现

眼球挫伤的钝性外力经房水传导到房角组织可导致睫状体前缘损伤。挫伤使睫状体纤维的前缘与其附着的巩膜突分离称睫状体分离（cyclodialysis），又称房角漏。睫状体分离可导致脉络膜上腔与前房间隙直接交通，形成房水引流旁路，造成低眼压状态。睫状体分离须与睫状体脱离相鉴别：睫状体脱离（ciliary body detachment）指睫状体与巩膜之间的分离，睫状体纵行肌与巩膜突未分离。两者的共同之处是，睫状体分离和脱离都会导致睫状上皮水肿，使房水生成减少，同时房水的引流增加，最终造成低眼压状态。

（一）常见原因

睫状体分离主要由眼部钝挫伤引起，也有少部分由眼内手术如小梁切除术等医源性损伤引起，偶尔穿孔伤后也可出现。钝性暴力使眼球受到短暂的轴性挤压，外力经角膜房水传导而推压虹膜睫状体后退，同时巩膜赤道部扩张，睫状体纵行肌与巩膜突分离形成旁路通道。房水经旁路通道进入脉络膜上腔，其过量排出可能是持续性低眼压的主要机制。而外伤导致的睫状体水肿、撕裂也可能影响房水的分泌功能而导致低眼压。

（二）临床表现

睫状体分离一般由眼钝挫伤引起，常合并前房积血、瞳孔括约肌撕裂、虹膜根部离断、白内障、晶状体不全脱位、玻璃体积血和视网膜病变等。通过仔细的房角镜检查可以发现睫状体分离裂隙而确定诊断。超声生物显微镜（ultrasound biomicroscopy，UBM）检查更加直观简单。

1. **视力下降**　睫状体分离后，晶状体悬韧带松弛可导致调节功能下降，也可引起晶状体凸度增加和位置前移，导致近视或近视增加。而眼内容积的减少和眼轴的缩短可导致远视。黄斑病变和外伤性白内障可能是导致视力下降的主要原因。

2. **低眼压**　临床常见眼压多低于 1.3kPa（10mmHg），较为严重的可在 0.65kPa（5mmHg）以下。长期低眼压可导致一系列的眼部并发症。

3. **前房变浅**　房水经旁路通道排出过多、睫状上皮分泌房水的功能下降和晶状体位置前移都可导致前房变浅，检查时应注意与健侧眼相比较。临床上前房深度大多数小于 1.5mm。前房变浅可造成虹膜前粘连。

4. **瞳孔变形**　多数患者出现瞳孔不圆，呈水滴状。

5. **虹膜睫状体炎**　低眼压导致葡萄膜血管通透性增加，房水蛋白含量升高，Tyndall 现象（+）

或(±),葡萄膜炎表现较轻。但外伤本身可造成较重的葡萄膜反应,多在伤后早期明显。

6. 晶状体混浊 眼钝挫伤可导致外伤性白内障。长期低眼压也可影响晶状体的正常代谢,导致晶状体不均匀混浊。一般表现为晶状体皮质羽毛状混浊逐渐发展至全白的白内障。

7. 眼底改变 视网膜水肿增厚,视网膜静脉扩张、轻度迂曲,视盘充血水肿,黄斑区放射状皱褶形成,中心反光消失。长期低眼压可引起黄斑囊样水肿、视网膜前膜形成。

(三) 辅助检查

1. 前房角镜检查 检查前患眼滴 2% 毛果芸香碱滴眼液,将瞳孔缩至 1~2mm 为宜,分 3 次检查,以便确切了解睫状体分离的方位和范围,为手术提供重要的参考依据。房角镜下可见睫状体从巩膜突处分离,露出瓷白色的巩膜内面。有时伴有色素沉着斑,脱离的睫状体与巩膜之间形成一 V 形裂隙,光切线中断,呈 Ⅰ 型房角后退,巩膜突裸露游离,睫状体表面常有轻重不等的劈裂,宽度增加,表面呈灰褐色。

2. 超声生物显微镜(UBM)检查 睫状体分离的特征性表现:巩膜与睫状体之间存在无回声区,睫状突位置前移、前旋,睫状体平坦部向玻璃体中轴部移动。部分患者可见睫状体平坦部呈层间分离,显示虹膜、睫状体与巩膜附着点完全离断,致使前房与脉络膜上腔之间形成旁路通道(图 10-3-1)。

晶状体不全脱位的表现:UBM 检查不仅能确定晶状体不全脱位,还能清楚地展现晶状体脱位的程度。

悬韧带断裂的表现:睫状突变钝,与其相连的小带纤维线性高回声突然中断,虹膜晶状体间区域变宽,玻璃体可进入前房,前房局部变深。

UBM 检查对睫状体分离的诊断和疗效观察具有重要的临床意义。它能准确提供睫状体分离的方位、范围以及脉络膜上腔积液,提高手术复位的成功率。

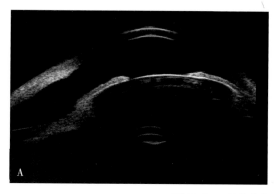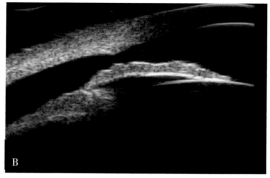

图 10-3-1　睫状体分离的 UBM 特征性表现

睫状体自巩膜附着点分离,前房与睫状体脉络膜上腔相连续。

A. 睫状体分离伴晶状体偏位;B. 睫状体分离伴晶状体悬韧带稀疏

(四) 诊断要点

1. 眼球钝挫伤后的持续性低眼压是睫状体分离的主要特征。

2. 视力下降,常合并前房变浅、晶状体不全脱位。

3. 房角镜检查可发现睫状体前缘从巩膜突撕脱,露出白色的巩膜内面附有色素沉着。

4. UBM 检查显示睫状体自巩膜附着点分离,前房与睫状体脉络膜上腔相连续。常合并晶状体不全脱位和悬韧带离断。

5. B 超检查可出现全周睫状体脉络膜脱离、视盘与后极网膜水肿和球壁水肿增厚等征象,可作为术后疗效观察的参考依据(图10-3-2)。

6. OCT 可以提供黄斑水肿和视盘水肿等低眼压性眼底改变的客观依据。

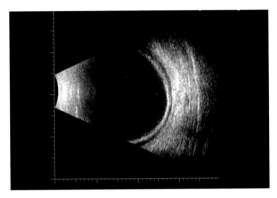

图 10-3-2　睫状体分离的 B 超表现:睫状体脉络膜脱离

二、晶状体不全脱位合并睫状体分离手术治疗

不论采用何种治疗方式,睫状体分离的基本治疗原则是使分离的睫状体与巩膜内面发生炎症粘连或机械性固定,将所有可能存在的睫状体分离瘘口加以包围封闭。

无其他眼部合并症的小范围(<1.5 个钟点)轻度睫状体分离患者可用药物(糖皮质激素和1% 阿托品眼膏扩瞳)治疗或氩激光光凝。常用的其他治疗方法还包括冷冻和电凝等。对激光治疗失败或睫状体脱离范围较大的病例,可进行睫状体缝合术,其对没有晶状体混浊的患者特别适用,具体手术方法请参考青光眼相关专著。

当睫状体分离合并其他眼部并发症如外伤性白内障和 / 或晶状体不全脱位时,手术方法经过多年的改革已有多种改良的手术方式出现。近年来,超声乳化白内障摘除、人工晶状体(intraocular lens, IOL) 植入术联合睫状沟改良囊袋张力环(modified capsular tension ring, MCTR) 植入,囊袋张力环(capsular tension ring, CTR) 或 MCTR 囊袋内植入治疗晶状体不全脱位合并房角漏的手术方式得到发展和应用,手术的安全性和有效性大大提高。

术前和术中睫状体分离的定位和范围的确定是手术成功的重要前提。在前房很浅和极度低眼压的病例中,术前房角镜检查很难发现和评价裂隙范围,通常需要在术中使用黏弹剂加深前房并提高眼压后,在手术显微镜下观察房角才能得到满意的检查效果。目前临床上大都依赖 UBM 检查确定睫状体分离的部位及大小。

(一) 术前评估

晶状体不全脱位合并睫状体分离的病例常伴有前房积血、虹膜根部离断、葡萄膜反应和眼底病变等,术前应评估眼部并发症的严重程度,在积极控制炎症的情况下尽早进行手术治疗。

1. 晶状体不全脱位　使用复方托吡卡胺滴眼液扩瞳后,裂隙灯下进行晶状体脱位方位和范围的判断。若无明显的悬韧带离断和晶状体脱位,考虑晶状体震颤可能为睫状体分离引起的悬韧带松弛,术中可不进行囊袋内 CTR 或 MCTR 的植入。轻度的晶状体不全脱位可考虑囊袋内植入 CTR。对于中度和重度的晶状体不全脱位,术中可植入单钩或双钩 MCTR,以增强囊袋 -IOL-MCTR 复合体的长期稳定性。

2. 睫状体分离　根据 UBM 检查结果评估睫状体分离的范围,选择合适的 MCTR 类型和直径。一般选择直径为 11mm 的 MCTR,其直径经缝线固定后可扩展到 13mm,适合植入睫状沟。原则上治疗睫状体分离需要植入双钩 MCTR,以防使用单钩 MCTR 时一侧固定太紧,MCTR 另一侧会轻微翘起来顶住虹膜,引起虹膜色素脱落或周边虹膜粘连等并发症。如用单钩 MCTR 顶压,可能适用于范围小于 120° 的睫状体分离。

(二)手术方式

超声乳化白内障摘除、IOL 及 CTR 或 MCTR 囊袋内植入及 MCTR 睫状沟植入内顶压术是治疗晶状体不全脱位合并睫状体分离的一种安全、创伤小且有效的手术方式。

术前常规使用复方托吡卡胺滴眼液扩瞳及普拉洛芬滴眼液滴眼。首先在盐酸奥布卡因滴眼液表面麻醉下,行 2.6mm 透明角膜切口,前房充填黏弹剂,行侧切口,5.5mm 左右 CCC,水分离,Centurion 超声乳化仪(Alcon,美国)超声乳化白内障及皮质吸除,黏弹剂充填,逆时针旋转 CTR 或 MCTR 进入,张力环的前襻放在悬韧带薄弱之处,以防止悬韧带离断进一步扩大和玻璃体脱出,后襻用无齿镊子植入,也可用推注器植入,MCTR 行巩膜层间固定,囊袋内植入折叠 IOL,清除 IOL 后方的黏弹剂,在 MCTR 的固定钩上预置 10-0 聚丙烯缝线双弯针,植入 MCTR 于睫状沟并调整其位置,使固定钩位于睫状体分离中点位置,缝线固定于角膜缘后1.5mm 处巩膜,连续往返巩膜层间 4 次,拉紧缝线,使 MCTR 确切内顶压睫状体分离处,吸除黏弹剂,平衡盐溶液形成前房,切口水密,确认无渗漏。

(三)手术要点

1. 术前应准确判断睫状体最大分离处和晶状体不全脱位最严重处,以便术中调整植入的两个 MCTR 固定钩的位置,使固定 MCTR 的缝线在巩膜层间穿行时错开。

2. 根据睫状体分离位置调整 MCTR 的固定钩或中间段张力环固定或推顶在睫状体分离最严重的位置,术中根据术者的经验调整缝线的松紧度,以提供 MCTR 内顶压最适宜的力量。

3. 根据晶状体脱位的程度及超声乳化过程中晶状体的稳定性,决定 CTR 或 MCTR 植入囊袋的时机。如外伤后已存在悬韧带离断,手术过程中随时可能发生悬韧带撕裂,则可以在水分离后进行囊袋内 CTR 或 MCTR 的植入。CTR 或 MCTR 植入囊袋也可以在手术的任何步骤中插入,如晶状体核部分吸除后,植入 CTR 或 MCTR 有利于增加晶状体的稳定性,但最好能在皮质完全吸除后植入。

(四) 手术优点

1. 睫状体分离大部分由外伤引起,可合并白内障、晶状体不全脱位、虹膜根部离断和玻璃体脱出等眼部并发症。MCTR 睫状沟内顶压联合白内障超声乳化手术及囊袋内 CTR 或 MCTR 植入同时治疗睫状体分离、白内障和晶状体不全脱位,可避免二次手术对眼部的伤害。

2. 与传统的睫状体外路显微缝合术相比,MCTR 睫状沟植入内顶压的手术操作更简单,创伤更微小,术后恢复更快,手术费用更少。

3. 对于小梁切除术后发生睫状体分离的患者,在不破坏滤过泡功能的前提下,MCTR 睫状沟植入术可发挥内顶压的作用,完成对睫状体分离的修复,是最佳的手术适应证。

4. 与 CTR 相比,MCTR 的固定钩经术者调整缝线的松紧度并行巩膜层间缝合固定后,可发挥更稳定的作用,且固定钩固定处局部可产生炎症反应,有利于分离的睫状体愈合。

(五) 注意事项

1. 睫状体分离患者术后成功封闭裂隙后,通常会发生手术后的高眼压,其原因为脉络膜上腔与前房的交通口已被手术封堵,但小梁网的功能尚未完全恢复,需做对症处理。可应用降眼压药物控制术后高眼压;若眼压 >50mmHg,可适当从侧切口引流房水或 20% 甘露醇注射液静脉滴注,小梁网功能通常于 1 个月左右逐渐恢复,眼压恢复正常可停药。

2. 合并外伤性黄斑病变或低眼压性黄斑病变是术后视力不佳的主要危险因素,故合并低眼压性黄斑病变的患者应尽早进行手术。

3. 较小范围的睫状体分离可尝试药物和激光等非手术治疗,但合并其他眼部并发症者应根据具体情况及时手术治疗。

4. 无晶状体混浊的睫状体分离患者应选择传统的睫状体外路显微缝合术。

5. 术后房角镜或 UBM 检查发现存在小范围的睫状体分离瘘口,可根据眼部的具体情况选择相应的补救措施。若眼压正常,视力提高,眼底正常,房水的分泌和排出达到动态平衡,对于小的瘘口可暂时不予处理,给予密切的随访。若术后仍存在持续性低眼压,应根据睫状体分离的方位进行激光光凝或选择睫状体外路缝合术。

(六) 手术适应证

1. 医源性睫状体分离如小梁切除术后发生睫状体分离者,应用该术式可不破坏滤过泡的正常功能。

2. 外伤性睫状体分离合并白内障伴或不伴晶状体不全脱位者,应用该术式可一次手术完成,避免二次手术带来的创伤。

3. 大范围的睫状体分离经睫状体外路缝合术后仍存在部分睫状体分离,且伴白内障者,该术式仍适用。

三、晶状体不全脱位合并睫状体分离术后随访

术后应定期随访。手术后眼压不能回升者应反复进行房角镜和 UBM 检查,微小的遗漏部位可用激光光凝补充治疗。术后发生高眼压的患者需要眼压的长期随访,及时应用降眼压药物或对症处理,眼压恢复正常时及时停药。

1. 裸眼视力和最佳矫正视力　当眼压恢复正常后,视力会有不同程度的提高。术前存在的黄斑病变可能会影响患者的术后视力恢复,应进行最佳矫正视力检查、UBM 和 OCT 检查以明确视力不佳的原因,进一步处理。

2. 眼压　眼压升高是手术成功的标志。若眼压超过正常范围可采取对症处理。经降压治疗,眼压常于 2~3 天后逐渐恢复正常。若眼压持续处于高水平状态,药物治疗无效 2 周以上,可考虑抗青光眼手术。我们的病例中,未发现须行抗青光眼手术者。术后应定期进行随访,关注眼压的变化,判断睫状体分离的治疗效果。

3. 前房　若眼压恢复正常,前房亦随之加深,双侧前房深度相同。另外,偶有前房内出血可采用对症治疗,数日内可恢复。

4. B 超检查　术后眼压恢复正常后,B 超显示睫状体脉络膜脱离消失、视盘及后极网膜水肿消失等征象。B 超是术后一个简单、直观、无创的常规随访项目。

5. UBM 检查　可显示睫状体分离消失,脉络膜上腔积液消失(图 10-3-3)。

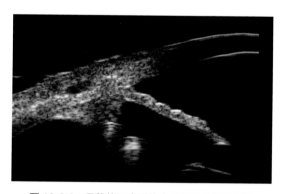

图 10-3-3　**晶状体不全脱位合并睫状体分离术后 UBM 表现**
睫状体分离消失,脉络膜上腔积液消失,睫状沟和囊袋内植入的囊袋张力环呈现双影征

【典型病例手术视频】

视频 10-3-1:睫状体分离伴晶状体悬韧带松弛的处理。

手术方式:晶状体 Phaco+IOL 囊袋内植入联合 MCTR 睫状沟内顶压术。

手术视频关注要点:单纯睫状体分离导致悬韧带松弛,黏弹剂注入后晶状体脱位的假象

更加明显,无须特别处理,MCTR睫状体内顶压后悬韧带张力即可恢复正常。

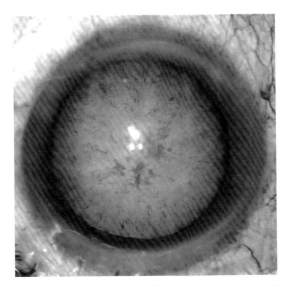

视频 10-3-1 单纯睫状体分离 MCTR 内顶压术

视频 10-3-2:轻度晶状体不全脱位伴睫状体分离的处理。

手术方式:晶状体 Phaco+ CTR、IOL 囊袋内植入联合 MCTR 睫状沟内顶压术。

手术视频关注要点:轻度晶状体不全脱位行 CTR 囊袋内植入,MCTR 睫状沟植入睫状体内顶压治疗睫状体分离。

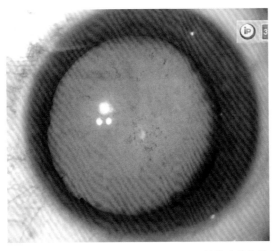

视频 10-3-2 晶状体不全脱位伴睫状体分离

视频 10-3-3:中、重度晶状体不全脱位伴睫状体分离的处理。

手术方式:晶状体 Phaco+MCTR、IOL 囊袋内植入联合 MCTR 睫状沟内顶压术。

手术视频关注要点:中、重度晶状体不全脱位伴睫状体分离患者的悬韧带损伤明显,单钩 MCTR 囊袋内植入,双钩 MCTR 睫状沟植入睫状体内顶压。

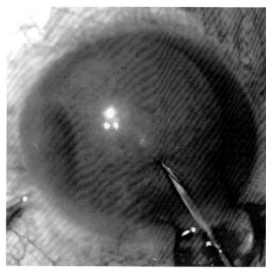

视频 10-3-3 中、重度晶状体不全脱位伴睫状体分离

（陈佳惠 蒋永祥）

【参考文献】

1. SELVAN H, GUPTA V, GUPTA S. Cyclodialysis: an updated approach to surgical strategies [J]. Acta Ophthalmologica, 2019, 97 (8): 744-751.

2. GONZÁLEZ-MARTÍN-MORO J, CONTRERAS-MARTÍN I, MUÑOZ-NEGRETE FJ, et al. Cyclodialysis: an update [J]. Int Ophthalmol, 2017, 37 (2): 441-457.

3. ORMEROD L D, BAERVELDT G, SUNALP M A, et al. Management of the hypotonous cyclodialysis cleft [J]. Ophthalmology, 1991, 98 (9): 1384-1393.

4. KÜCHLE M, NAUMANN G O. Direct cyclopexy for traumatic cyclodialysis with persisting hypotony. Report in 29 consecutive patients [J]. Ophthalmology, 1995, 102 (2): 322-333.

5. IOANNIDIS A S, BUNCE C, BARTON K. The evaluation and surgical management of cyclodialysis clefts that have failed to respond to conservative management [J]. Br J Ophthalmol, 2014, 98 (4): 544-549.

6. HWANG J M, AHN K, KIM C, et al. Ultrasonic biomicroscopic evaluation of cyclodialysis before and after direct cyclopexy [J]. Arch Ophthalmol, 2008, 126 (9): 1222-1225.

7. CHEN J, JING Q, GAO W, et al. Cyclodialysis cleft repair and cataract management by phacoemulsification combined with internal tamponade using modified capsular tension ring insertion [J]. Graefes Arch Clin Exp Ophthalmol, 2018, 256 (12): 2369-2376.

第四节　晶状体不全脱位合并继发性青光眼

一、晶状体相关青光眼的分类

晶状体是人眼中重要的眼前段解剖结构,通过悬韧带与睫状体相连接,位于虹膜后与玻璃体前界膜之间。除了主要的屈光功能外,晶状体还对房水的产生及流出过程发挥重要作用。房水从睫状突无色素上皮产生后进入后房,需要通过晶状体与瞳孔的间隙进入前房。一方面,如果晶状体在原位,但体积相对眼前段较大,或由于晶状体形态异常以及位置异常导致房水通过晶状体-瞳孔间隙的阻力增大,引发瞳孔阻滞,可造成房角关闭引起继发性闭角型青光眼;另一方面,外伤、手术或囊膜变性导致晶状体蛋白从晶状体内溢出进入前房,连同炎症反应的细胞等阻塞房角,可引起继发性开角型青光眼。

继发性青光眼是指一系列有明确病因(全身或局部),以眼压升高为特征的眼部综合征群。晶状体相关性青光眼就是继发性青光眼的一种常见类型。从青光眼临床分类上可分为继发性闭角型青光眼和继发性开角型青光眼。需要注意的是,有时候某些晶状体所导致的青光眼同时具有开角和闭角两种因素,也可能随着疾病病程的发展,从开角型青光眼转换为闭角型青光眼。

从青光眼致病机制上可以将晶状体相关性青光眼分为以下四类:

(一)晶状体形态异常所致青光眼

此类青光眼主要是由于晶状体的体积绝对或相对眼前段结构明显增大,或是由于晶状体自身形态异常所导致的青光眼,多为继发性闭角型青光眼。常见的临床类型有:膨胀期白内障所致青光眼、球形晶状体等。

(二)晶状体位置异常所致青光眼

此类青光眼主要是由于各种原因(先天性、外伤、变性等)引起的晶状体悬韧带异常,导致晶状体不全脱位或全脱位所引起的青光眼,多为继发性闭角型青光眼。常见的临床类型有:马方综合征、外伤性晶状体脱位等。

(三)晶状体自身物质所致青光眼

正常情况下晶状体囊膜可以保护晶状体蛋白不进入房水中。但如果因为外伤破裂、过熟期白内障晶状体囊膜通透性增加、白内障手术残留的晶状体皮质等,晶状体蛋白进入房水,直接堵塞小梁网或引起眼内炎症时,可能造成房水流出受阻而引发青光眼。此类青光眼多为继发性开角型青光眼。常见的临床类型有:晶状体溶解性青光眼、晶状体蛋白过敏性青光眼等。

(四)人工晶状体所致青光眼

白内障摘除联合人工晶状体植入术后也可能继发青光眼。常见的临床类型有:囊袋阻滞性青光眼、UGH 综合征等。

二、晶状体位置异常所致青光眼

正常晶状体位于虹膜后、玻璃体前界膜之前,通过一圈悬韧带悬挂在睫状突上。只要晶状体从正常位置部分或全部移位,即可能影响房水外流通路,继而发生高眼压。在临床上,晶状体位置异常统称为晶状体脱位,如果晶状体仍有部分悬韧带与睫状突相连则称为不全脱位;如果悬韧带完全断裂,晶状体进入前房或脱落进玻璃体腔则称为全脱位。

晶状体脱位的临床表现多种多样,常见的病因主要分为三类:外伤性晶状体脱位、遗传性晶状体脱位以及自发性晶状体脱位。外伤性晶状体脱位包括钝挫伤、穿孔伤以及手术伤;遗传性晶状体脱位的原因较多,包括马方综合征、高胱氨酸尿症、Weill-Marchesani 综合征等;自发性晶状体脱位常见于老年人,也可能与一些眼病有关,比如高度近视、先天性青光眼等。

晶状体脱位后常导致青光眼,但并非晶状体位置异常就一定导致青光眼。有些病例青光眼与晶状体脱位关系不大,比如假性囊膜剥脱综合征等。因本章主要讨论晶状体疾患所导致的青光眼,该类疾病不在本章讨论范围之内。

晶状体脱位导致青光眼的发病机制较为复杂。当晶状体部分脱位时,一方面,脱位的晶状体会倾斜前移,推挤虹膜向前的同时增加了瞳孔阻滞;另一方面,玻璃体可以通过脱位的晶状体周围进入后房、瞳孔及前房,阻碍房水的正常流动。当晶状体发生全脱位时,如果晶状体向前移位进入前房,可以直接接触或阻塞部分房角;晶状体的后表面与瞳孔紧密接触,形成瞳孔阻滞;如果晶状体嵌夹在瞳孔,则直接形成瞳孔阻滞。当晶状体向后脱位进入玻璃体腔,可发生玻璃体疝,堵塞房角或形成瞳孔阻滞;此外,脱位的晶状体和玻璃体不断与睫状突摩擦刺激,使房水分泌增多,造成眼压升高。

(一)常见原因

1. 外伤性晶状体脱位 外伤是晶状体脱位的最常见原因,手术操作不当导致的晶状体脱位也属于此类。约一半以上的晶状体脱位是由外伤引起。由于受伤程度的不同,可以表现为不全脱位和全脱位。同时可能伴有晶状体囊膜的破裂而出现晶状体膨胀所致青光眼、晶状体颗粒性青光眼和晶状体蛋白过敏性青光眼等。

2. 马方综合征 马方综合征是一种结缔组织遗传性疾病,表现为中胚层组织发育不良,通常呈常染色体显性遗传。不同患者受影响的程度各不相同,差异很大。马方综合征患者往往身材又高又瘦、肢体细长、手指和脚趾细长(即蜘蛛指,图 10-4-1)。本病的发病机制为胶原纤维代谢异常,可以导致全身多种脏器改变。除前面提到的骨骼改变外,马方综合征患者还表现为心血管异常、眼部改变等。

马方综合征的眼部改变也源于胶原纤维异常,最为常见的异常是晶状体脱位,此外,还可能伴有眼球扩大(主要是由于巩膜组织拉长)、角膜曲率较平、视网膜脱离、青光眼等。晶状体脱位的原因在于悬韧带薄弱。患者下方的悬韧带更容易受到牵拉,因此,晶状体多向上方脱位(图 10-4-2)。因为眼球扩大,患者一般表现为轴性近视,且容易并发视网膜脱离。马方综合征患者发生青光眼的机制除了晶状体脱位或不全脱位所致的房水流出或分泌异常以外(本节开头已详细叙述),晶状体摘除手术后的无晶状体眼、视网膜脱离手术后的并发症等都可能成为青光眼发生的原因。

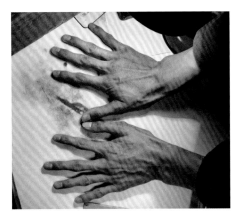

图 10-4-1 马方综合征患者手指细长

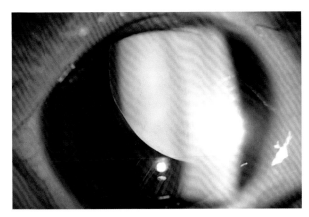

图 10-4-2 马方综合征患者晶状体向上方脱位,晶状体下缘可见拉长、稀疏的悬韧带

3. Weill-Marchesani 综合征 Weill-Marchesani 综合征(短指 - 晶状体不全脱位综合征)是一种罕见的遗传性疾病,其特征是患者身材矮小;异常短而宽的头(brachycephaly)和其他面部异常;手部缺陷,包括异常短的手指、脚趾(brachydactyly)和独特的眼部异常。眼部表现是本病最有特征性的体征,通常包括小且呈球形的晶状体(spherophakia),易发生脱位。目前认为,Weill-Marchesani 综合征可能具有常染色体隐性遗传或常染色体显性遗传特征。

患者晶状体脱位多向前,加上呈球形的晶状体形态,非常容易引起瞳孔阻滞,从而导致继发性房角关闭。

(二)晶状体脱位所致青光眼的治疗

根据晶状体脱位的原因以及脱位的程度不同,应采取不同的治疗方法。

1. **晶状体脱位进入前房或嵌夹于瞳孔** 当晶状体完全进入前房,药物治疗一般无效。应尽快考虑手术摘除脱位的晶状体。术前应缩瞳,防止术中晶状体进入玻璃体腔。如果晶状体夹持在瞳孔区,可以考虑扩瞳,让晶状体回到后房,然后收缩瞳孔,避免晶状体再次进入前房。但这仅仅是暂时缓解高眼压状态的手段,最终还需要通过晶状体摘除手术来彻底解除继发青光眼的可能性。

2. **晶状体完全脱位进入玻璃体腔** 当晶状体完全进入玻璃体腔,如果没有明显不良反应,晶状体囊膜完整,可以考虑观察。如果出现眼压升高或炎症反应,则应考虑玻璃体切除联合晶状体切除术,并根据患者的视力状态决定是否植入人工晶状体。

3. 晶状体不全脱位 因为脱位的晶状体或疝出的玻璃体引起瞳孔阻滞,晶状体不全脱位通常会出现继发性闭角型青光眼。对此类患者使用缩瞳剂应为禁忌。因为缩瞳所造成的睫状肌收缩会进一步推挤脱位的晶状体向前,加重瞳孔阻滞,房角进一步关闭。对于这类患者应使用睫状肌麻痹剂,放松睫状肌使晶状体后退,解除瞳孔阻滞。另外,激光周边虹膜切开术也可以迅速解除瞳孔阻滞。如果房角关闭时间不长,解除瞳孔阻滞或摘除脱位的晶状体后,房角即可开放,眼压也能得到控制。但如果房角已经形成广泛粘连性关闭,则需要联合或者先行晶状体不全脱位手术,眼压药物不能控制者再行滤过性手术才能控制眼压。关于脱位晶状体的手术技巧及人工晶状体植入要点等请参阅本书第五、六章。

视频 10-4-1:晶状体不全脱位 Phaco+MCTR、IOL 囊袋内植入术后高眼压的处理。

手术方式:IOL 眼阀门管植入手术。

手术视频关注要点:阀门管植入手术技巧。

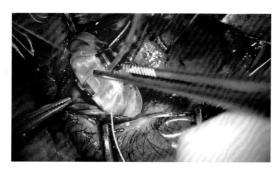

视频 10-4-1 　晶状体不全脱位手术后高眼压阀门管植入手术

三、晶状体脱位合并青光眼诊断中常需要注意的混杂因素

(一)晶状体形态异常所致青光眼

正常晶状体为双凸透镜外观,通过悬韧带悬挂于睫状突。房水由睫状突分泌进入后房,然后通过晶状体前表面与虹膜之间的狭窄间隙,经瞳孔流入前房。如果晶状体前后径增加,瞳孔缘与晶状体前表面的间隙变窄或阻滞,即可引发瞳孔阻滞,造成闭角型青光眼。临床上常见的由于晶状体形态异常所致的青光眼包括:膨胀期白内障所致青光眼、球形晶状体等。

1. 膨胀期白内障所致青光眼 年龄相关性白内障的膨胀期以及外伤所致晶状体混浊肿胀都可以因晶状体体积增大引发瞳孔阻滞,同时膨胀的晶状体可以推挤周边虹膜向前,造成闭角型青光眼。

(1)发病机制:膨胀期白内障所致青光眼的发病机制与原发性闭角型青光眼有相似之处。我们知道原发性闭角型青光眼的发病机制与晶状体有密切关系。这类患者眼前段较窄小,前房浅,晶状体体积相对眼前段结构较大。随着年龄增长,晶状体体积不断增大,瞳孔与晶状体前表面的接触越来越紧密。在一定条件下,比如暗室环境、扩瞳、精神因素等作用下,瞳孔阻滞加重,后房压力升高,晶状体推挤虹膜与小梁网接触,发生房角关闭,继而眼压升高。

膨胀期白内障患者并不具有闭角型青光眼患者眼前段窄小的解剖特征。但由于晶状体体积绝对性增大,超过了眼前段结构的相对大小,晶状体推挤虹膜向前,加重瞳孔阻滞,后房压力升高,周边部虹膜膨隆向前,引起房角关闭、眼压升高。

(2)临床表现:膨胀期白内障所致青光眼的临床表现与原发性闭角型青光眼急性发作非常相似。表现为:混合充血、角膜上皮水肿、前房浅、瞳孔散大、眼压升高等。房角镜或超声生物显微镜可发现房角关闭。与原发性闭角型青光眼急性发作不同的是,患者的晶状体多呈白色混浊膨胀,可看到水隙。年龄相关性白内障膨胀期青光眼患者多单眼发病,患眼有长期视力下降病史,双眼前房深度有差异。单眼外伤所致晶状体囊膜破裂吸收房水导致晶状体膨胀时,可以看到双眼前房深度差异非常显著。

(3)诊断:年龄相关性白内障膨胀期患者一般有较为长期的视力下降病史,既往就诊记录中有白内障的诊断。突然出现眼痛、恶心、呕吐、视力下降、眼压升高,既往无青光眼病史。外伤所致患者有明确的外伤史。临床查体发现角膜水肿、浅前房、晶状体混浊膨胀。一般依据上述病史及查体诊断即可明确。

(4)治疗:对于此类患者,门诊首先考虑药物降眼压治疗。与原发性急性闭角型青光眼发作期的治疗不同,缩瞳剂治疗可能加重晶状体前移,增加瞳孔阻滞,使用时需要谨慎。降眼压药物局部可以选用 β 受体阻滞剂、α 受体激动剂以及碳酸酐酶抑制剂。严重病例可考虑全身降眼压药物治疗,例如高渗剂。另外加用局部糖皮质激素,减轻眼部炎症反应,保护房角。对于药物反应不佳的患者,可以考虑 Nd:YAG 激光周边虹膜切开解除瞳孔阻滞,酌情联合氩激光周边虹膜成形术拉开周边房角,以促进眼压下降。

药物和激光治疗一般仅能达到暂时缓解病情的目的,晶状体膨胀所致青光眼最终需要手术治疗,摘除混浊膨胀的晶状体,加深前房,开放房角。对于病程短的患者,单纯摘除晶状体就可以开放房角,使眼压不再升高。但对于病程较长的已出现广泛虹膜周边前粘连的患者,则需要考虑联合房角分离术甚至滤过性手术。

2. 球形晶状体　　球形晶状体又被称为小球形晶状体,是一种罕见的先天性常染色体隐性疾病,其中患眼的晶状体比正常小且呈球形。扩瞳后经常可以看到全周晶状体赤道部及悬韧带(图 10-4-3)。这种情况可能与多种疾病有关,包括:Peter 异常、马方综合征和

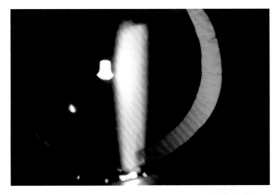

图 10-4-3　球形晶状体,扩瞳后可以显露晶状体赤道部,周边悬韧带拉长,但基本完整

Weill-Marchesani 综合征等。球形晶状体是由于悬韧带发育异常引起的,悬韧带不能在晶状体上施加足够的力使其形成正常的椭圆形状。由于悬韧带发育异常,此类患者通常还会伴有不同程度的晶状体脱位。

(二)晶状体物质所致青光眼

正常情况下,晶状体囊膜起到保护作用并阻隔晶状体内部蛋白,使其不进入房水中。由于各种原因如过熟期白内障晶状体囊膜通透性增强、手术或外伤所致晶状体囊膜破裂、囊外白内障手术后晶状体皮质残留等,晶状体内部蛋白得以进入房水中,就可能引起机械性堵塞小梁网、炎症反应、过敏反应等,从而导致眼压升高。根据发病机制的不同,临床上常见的晶状体物质所致青光眼有晶状体溶解性青光眼、晶状体颗粒性青光眼和晶状体蛋白过敏性青光眼等。

1. 晶状体溶解性青光眼 1900 年,Gifford 描述了一种与过熟期白内障相关的开角型青光眼。此后,Flocks 及其同事报道了本病的组织学研究结果,表明青光眼发病机制是对晶状体蛋白的巨噬细胞反应。他们提出这种情况称为晶状体溶解性青光眼。

(1)发病机制:过熟期白内障的晶状体囊膜通透性增强或者发生自发性小破裂时,液化的晶状体皮质蛋白可渗入房水中。晶状体蛋白进入房水后导致眼压升高的机制一般认为有两种。首先,吞噬了晶状体蛋白的巨噬细胞阻塞小梁网而导致急性青光眼发作。渗入房水的晶状体蛋白被巨噬细胞吞噬,巨噬细胞体积增大且聚集在虹膜隐窝、小梁网内,阻塞正常房水流出。其次,来自晶状体的高分子量可溶性蛋白质直接阻碍房水的流出。这种高分子量蛋白质在儿童的晶状体中很少见,这可能解释为什么在儿童中很少发生晶状体溶解性青光眼。

(2)临床表现:本病一般为单眼发作,多见于老年人,多具有长期白内障、视力下降病史。多数病例为急骤起病,眼痛、头痛、视力下降,同时伴有恶心呕吐等全身症状。其表现类似急性闭角型青光眼大发作的症状。

眼科检查可看到眼压显著升高,多在 40mmHg 以上。由于眼压升高,角膜呈弥漫性水肿。与急性闭角型青光眼发作所不同的是,患者的前房深度正常,房水中可见明显闪辉,或看到大小不等的白色、灰白色物质在房水中浮游,有时可以看到彩色的结晶碎片(图 10-4-4)。这些物质可以沉积在下方房角。如果能够观察到晶状体,可见晶状体呈完全灰白色混浊,前囊上可见白色小钙化点。晶状体皮质呈液化状态,棕黄色的晶状体核下沉(图 10-4-5)。上述特征都有助于本病与原发性急性闭角型青光眼发作期相鉴别。使用 B 超进行眼后段检查,一般为正常表现。

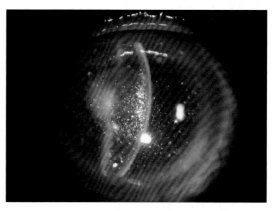

图 10-4-4 晶状体溶解性青光眼患者前房内彩色的结晶碎片

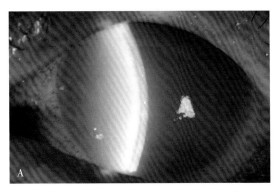
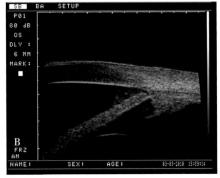
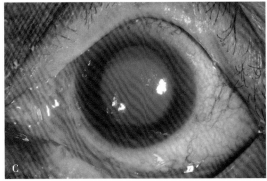

图 10-4-5 晶状体溶解性青光眼的眼前段照片

A. 可见角膜水肿,前房内大量灰白色物质,前房深度正常;B. 超声生物显微镜(UBM)显示房角开放,
下方房角堆积的晶状体蛋白;C. 药物控制眼压后可见晶状体皮质液化,棕黄色的晶状体核下沉

(3)诊断:对于典型的病例,结合病史及临床检查特征,即可给予明确诊断。本病还需要与下列几种疾病相鉴别:

1)膨胀期白内障所致青光眼:该病是由于晶状体肿胀、体积增加所致。眼部检查可见前房极浅,晶状体白色混浊膨胀,房角大部分或全部关闭。房水中可以有一些色素或浮游细胞,但看不到大量灰白色物质在房水中浮游(见前文)。

2)晶状体蛋白过敏性青光眼:本病是由于白内障术后或晶状体外伤后,晶状体蛋白所导致的过敏性反应。因此,患者有近期白内障手术史、晶状体外伤史。眼部表现为显著的眼前段炎症反应,前房深度正常或较深,瞳孔小,房水细胞明显,可以出现瞳孔不同程度后粘连(见后文)。

3)晶状体颗粒性青光眼:本病是由于白内障手术中未将晶状体皮质或核块清除干净或晶状体外伤后,偶尔还发生于 YAG 激光后发障切开术后。大量晶状体皮质颗粒或囊膜碎片进入前房,堵塞房角,引起眼压升高。患者一般有明确的白内障手术或晶状体外伤病史,前房较深,房角开放。前房中可见大量肿胀的晶状体皮质颗粒或囊膜碎片。随着近年来白内障手术技术的不断提高,本病的发生率已经显著下降(见后文)。

4)原发性闭角型青光眼:如本节临床表现部分所述,原发性闭角型青光眼患者多有远视或高度远视病史,眼部检查表现为双眼前房浅,晶状体基本透明或轻度混浊,房角呈关闭状态。

发作缓解后,晶状体囊膜可见青光眼斑及虹膜节段性萎缩。

(4)治疗:本病发病急骤,需要立即给予治疗。局部使用降眼压药物(β受体阻滞剂、α受体激动剂和碳酸酐酶抑制剂),根据眼压情况全身给予高渗剂和碳酸酐酶抑制剂。如果药物治疗无效,可以考虑前房穿刺以迅速降低眼压。此外,药物降低眼压治疗的同时,还应该局部使用糖皮质激素,以控制炎症反应,起到保护房角的作用。本病药物治疗并不能完全控制病情,只是为接下来的手术治疗创造更好的条件。白内障摘除联合前房冲洗是本病有效的治疗方法。彻底清除前房的晶状体蛋白,绝大部分患者眼压可以得到良好控制。如果患者眼后段无严重病变,手术后一般可以恢复较好视力。

2. 晶状体颗粒性青光眼　晶状体颗粒性青光眼是由于白内障手术中晶状体皮质或核块未清除干净,或外伤导致晶状体囊膜破裂,晶状体内部皮质进入前房,晶状体皮质的颗粒堵塞房角所引起的眼压升高。

(1)发病机制:在离体人眼进行的灌注研究表明,少量游离晶状体物质颗粒可显著减少房水流出。晶状体颗粒堵塞小梁网是本病的主要发病机制。此外,对手术、创伤或是晶状体内部物质的炎症反应,也在青光眼发病中起一定作用。

(2)临床表现:晶状体颗粒性青光眼通常与不完善的白内障摘除或穿孔伤损伤晶状体囊膜相关。眼压升高通常发生在手术或外伤后不久。个别情况下,后发性白内障 YAG 激光切开术后,较多囊膜碎片进入前房,也可以引起眼压升高。眼压升高的程度一般与前房中晶状体皮质颗粒的量成正比。患者一般前房深度正常或较深,房角开放。如果患者眼部炎症反应较重,有时候与晶状体过敏性青光眼不容易鉴别。

(3)诊断:在典型病例,结合患者白内障手术或眼穿孔伤病史以及查体所见,诊断一般不困难。一些非典型病例,例如,手术后延迟发生青光眼的病例有时容易与晶状体过敏性青光眼、葡萄膜炎相关青光眼有所混淆。此时扩瞳检查囊袋周边部,或超声生物显微镜有助于观察到囊袋周边残留晶状体皮质(图10-4-6)。

(4)治疗:一些轻症患者的眼压可以通过减少房水生成的抗青光眼药物得以控制。由于患者眼部一般存在一定程度的炎症反应,应同时使用扩瞳剂以及局部类固醇皮质激素以控制炎症,预防虹膜后粘连以及周边前粘连。长期使用类固醇皮质激素应注意激素性高眼压的发生风险。晶状体皮质颗粒或囊膜碎片被吸收后,眼压通常会恢复正常,并且可以逐渐停用抗青光眼药物。如果药物治疗无法使眼压得到充分控制,则应考虑前房冲洗,将残留的晶状体皮质完全清除。对于那些病程较长、

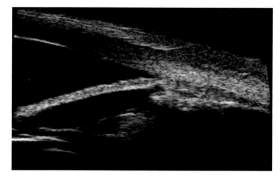

图 10-4-6　超声生物显微镜显示囊袋赤道部残留的晶状体皮质团块

炎症反应明显、房角已经大部分发生粘连性关闭的病例,可能需要通过滤过性手术才能控制眼压。

3. 晶状体蛋白过敏性青光眼　晶状体蛋白过敏性青光眼临床上较为少见,是在白内障手术或晶状体外伤后,晶状体皮质蛋白进入前房或玻璃体,与免疫活性细胞共同作用,而引发的免疫性葡萄膜炎,因此本病以前也被称为晶状体过敏性眼内炎。当初大切口囊内或囊外白内障手术时期,本病发病率较高。但随着显微手术技术以及超声乳化白内障手术的推广和普及,本病的发生率大大减少。

(1)发病机制:正常状态下,晶状体蛋白由于囊膜包裹,处于免疫赦免状态,是机体自身的隐蔽抗原。当晶状体囊膜破裂,晶状体蛋白(尤其是 α 晶状体蛋白)进入房水或玻璃体腔后,具有较强的抗原性。本病的发生与 Ⅱ 型、Ⅲ 型、Ⅳ 型变态超敏反应相关,病理上表现为肉芽肿性葡萄膜炎。晶状体蛋白诱导葡萄膜炎的免疫反应可能因患者而异,并且可能取决于手术或损伤的类型,前房、玻璃体腔中保留的晶状体蛋白的量以及患者之前的免疫状态。

(2)临床表现:与晶状体颗粒性青光眼一样,患者一般有白内障手术或眼部穿通伤病史。与之不同的是,晶状体颗粒性青光眼一般在手术后或外伤后很快发生,但晶状体蛋白过敏的青光眼一般需要经过一段时间的潜伏期(致敏期,多为 1~14 天)后才发生葡萄膜炎。葡萄膜炎多表现为眼前段炎症,程度可轻可重,有大量炎性细胞渗出,偶尔可见前房积脓。当炎症累积房角和小梁网,可导致眼压升高。如果炎症迁延,可以发生瞳孔后粘连,以及周边虹膜前粘连。

(3)诊断:临床上根据病史、眼内晶状体物质残留、葡萄膜炎症反应和眼压升高即可作出诊断。需要注意鉴别其他慢性葡萄膜炎,尤其是交感性眼炎。交感性眼炎也多与手术及外伤有关。但本病一般仅为手术或外伤眼受累,交感性眼炎多为双眼受累。此外,还必须考虑晶状体溶解性和晶状体颗粒青光眼的可能。此时前房穿刺、房水的实验室检查可能对诊断有所帮助。

(4)治疗:首先考虑局部或全身应用类固醇皮质激素控制炎症反应,同时应用降眼压药物(前列腺素衍生物类药物应为禁忌)。如果药物治疗不能控制炎症反应,应尽早手术,摘除晶状体,彻底清除残留的晶状体物质。大部分患者经过手术治疗后即可良好控制眼压,多无须抗青光眼手术治疗。

(三)人工晶状体所致青光眼

白内障摘除人工晶状体植入后,人工晶状体也可能由于不同原因导致青光眼的发生。其中常见的类型有:UGH 综合征、囊袋阻滞综合征等。

1. UGH 综合征　UGH 综合征也被称为葡萄膜炎 - 青光眼 - 前房积血(uveitis-glaucoma-hyphema syndrome)综合征,是人工晶状体与眼内组织发生摩擦而引起的并发症,导致虹膜透照缺损、弥漫性色素脱失、前房积血和眼压升高。最多见于前房型人工晶状体,也可由任何类型的人工晶状体引起。其特征是,慢性炎症、黄斑囊样水肿、继发性虹膜新生血管形成、复发性前房积血和青光眼性视神经病变,通常需要手术干预作为最终治疗。近年来,由于人工晶状体设计、制造、材料,手术技术的改进,以及后房型人工晶状体的使用增加,UGH 的发病率已经显著下降。

(1)发病机制:前房积血可能是由于虹膜与人工晶状体光学部或晶状体襻的接触,人工晶状体边缘设计缺陷导致葡萄膜组织(包括房角、虹膜和睫状体)的机械刺激和侵蚀。这种摩擦会导致血液 - 房水屏障的破坏,色素颗粒、红细胞、蛋白质和白细胞进入前房。前房中的色素颗粒、红细胞和白细胞可能阻塞小梁网,导致眼压升高。另外,人工晶状体与房角结构的接触可进一步导致房水流出结构的破坏和眼压升高。

(2)临床表现:本病可以发生于任何人工晶状体类型和任何年龄组,但最常见于老年人。据报道,植入在睫状沟内的单片式丙烯酸人工晶状体导致的 UGH 综合征发生率较高。患者经常出现间歇性视力下降或视力模糊、畏光、眼红和眼痛。患者的眼部症状可能与眼部体征不成比例。眼部检查可见:眼压升高、前房不同程度出血、前房细胞、虹膜新生血管、虹膜透照缺损、人工晶状体脱位、玻璃体积血、黄斑水肿。

(3)诊断:超声生物显微镜(UBM)通常用于诊断 UGH 综合征,有助于观察位置异常的人工晶状体及其与葡萄膜组织的接触。这可以帮助临床医生确诊临床怀疑的 UGH 综合征并帮助治疗决策。另外,相干光断层扫描(OCT)可以帮助诊断黄斑水肿。

(4)治疗:局部类固醇皮质激素有助于控制眼前部炎症反应。局部或全身降眼压药物,例如前列腺素衍生物、β 受体阻滞剂、α 受体激动剂和碳酸酐酶抑制剂等,可以用来降低眼压。但应注意避免使用拟交感神经类药物,例如毛果芸香碱,因为其具有收缩瞳孔的作用,可能增加虹膜与人工晶状体的机械摩擦。最终解决 UGH 综合征的治疗是手术。人工晶状体调位、置换等方法是最终解除葡萄膜组织与人工晶状体摩擦的方法。

2. 囊袋阻滞综合征 囊袋阻滞综合征(capsular block syndrome,CBS)或囊袋扩张综合征是指在现代超声乳化白内障摘除(连续环形撕囊下)、囊袋内植入后房型人工晶状体后发生的囊袋内液体积聚,人工晶状体前移,房角关闭继发闭角型青光眼等一系列症候群。囊袋阻滞综合征的特征包括前房变浅,继发闭角型青光眼和屈光状态向近视漂移,偶尔会有持续的葡萄膜炎。患者可能被错误地诊断为瞳孔阻滞性青光眼或眼内炎。

(1)发病机制:连续环形撕囊的囊口与人工晶状体接触或黏附是囊袋内液体积聚和囊袋扩张的关键致病过程。在闭合的囊袋内,手术所残留的黏弹剂会吸收水分,造成囊袋内液体的积聚。膨胀的晶状体囊袋会推挤晶状体 - 虹膜隔向前,引起屈光状态向近视偏移、虹膜膨隆、房角关闭,造成继发性闭角型青光眼。

(2)临床表现:通常在白内障术后 1 周左右发病。由于人工晶状体向前移位所致的近视漂移,患者通常会出现视力模糊。个别患者会因为房角关闭,眼压急剧升高,临床表现类似原发性急性闭角型青光眼发作期。在眼部检查中,可以看到人工晶状体 - 后囊之间间隙显著增宽、虹膜 - 晶状体隔前移、前房变浅、房角关闭、眼压升高。

（3）诊断：根据患者现代超声乳化白内障手术病史，人工晶状体 - 虹膜隔前移、人工晶状体 - 后囊之间间隙显著增宽、前房变浅、房角关闭等特征可以诊断本病。超声生物显微镜（UBM）可以观察到因液体积聚而膨胀的晶状体囊袋（图 10-4-7），有助于诊断。同时也有助于与原发性急性闭角型青光眼、眼内炎的鉴别。

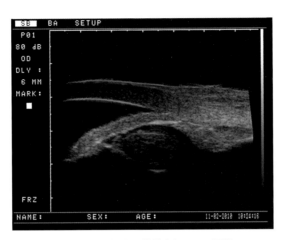

图 10-4-7　囊袋阻滞综合征 UBM 图像
可见因囊袋内液体积聚而膨胀的晶状体囊袋；
囊袋推挤虹膜向前膨隆，导致房角关闭

（4）治疗：本病药物治疗效果差。根据其发病机制，最常用 Nd：YAG 激光行后囊膜切开术和 / 或前囊切开术。这有助于打破晶状体囊袋的密闭状态，允许囊袋中的液体流出，并使人工晶状体和虹膜返回其原来位置，从而解决近视漂移并改善视力。解除了囊袋的推挤后，虹膜变得平坦，房角自然开放，眼压也就能得到良好控制。

（陈君毅）

【参考文献】

［1］蒋永祥，米尔沙力吾布力，吐尔洪江麦麦提，等. 假性囊膜剥脱综合征 [J]. 中华眼科杂志，2013，49（10）：946.

［2］BRENNAN P. Revised diagnostic criteria for Marfan syndrome [J]. J R Coll Physicians Edinb, 2011, 41 (3): 223.

［3］FLOCKS M, LITTWIN C S, ZIMMERMAN L E. Phacolytic glaucoma; a clinicopathologic study of one hundred thirty-eight cases of glaucoma associated with hypermature cataract [J]. AMA Arch Ophthalmol, 1955, 54 (1): 37-45.

［4］EPSTEIN D L, JEDZINIAK J A, GRANT W M. Obstruction of aqueous outflow by lens particles and by heavy-molecular-weight soluble lens proteins [J]. Invest Ophthalmol Vis Sci, 1978, 17 (3): 272-277.

［5］HALBERT S P, MANSKI W. Biological aspects of autoimmune reactions in the lens [J]. Invest Ophthalmol, 1965, 4: 516-530.

［6］FOROOZAN R, TABAS J G, MOSTER M L. Recurrent microhyphema despite intracapsular fixation of a posterior chamber intraocular lens [J]. J Cataract Refract Surg, 2003, 29 (8): 1632-1635.

[7] CHANG D F, MASKET S, MILLER K M, et al. Complications of sulcus placement of single-piece acrylic intraocular lenses: recommendations for backup IOL implantation following posterior capsule rupture [J]. J Cataract Refract Surg, 2009, 35 (8): 1445-1458.

第五节　晶状体脱位合并视网膜脱离

一、概述

我们在之前的章节已经详细介绍过晶状体脱位的原因及处理方法,晶状体脱位至玻璃体腔通常可能合并不同程度的视网膜病变,在做晶状体脱位手术时,需要术者仔细检查视网膜情况,同时处理视网膜病变。视网膜脱离在合并晶状体脱位疾病中最为常见。晶状体悬韧带先天发育异常的疾病,比如马方综合征、同型胱氨酸尿症、Marchesani 综合征等会合并视网膜脱离;高度近视、假性囊膜剥脱综合征、眼外伤等也会在晶状体脱位的同时合并视网膜脱离;而晶状体脱离至玻璃体腔也可以导致视网膜脱离。关于晶状体脱位于玻璃体腔内的手术方法已经在前面章节讲过,接下来将重点讲述晶状体脱位合并视网膜脱离的手术方法选择及要点。

二、晶状体脱位合并视网膜脱离手术

关于如何设计晶状体脱位合并视网膜脱离病例的手术方式,既要考虑晶状体是全脱位还是不全脱位,根据脱位部位和晶状体核的硬度选择不同的手术方法(详见本书第五、六章);同时还需要详细检查眼底,根据视网膜脱离的情况、裂孔的位置和大小、玻璃体的状况和增生性玻璃体视网膜病变(proliferative vitreoretinopathy,PVR)的严重程度分级等多方面因素综合考虑来选择视网膜复位手术是采用巩膜扣带术还是玻璃体切除术,最终制订最佳的手术方案。晶状体脱位合并视网膜脱离选择玻璃体切除视网膜复位手术的适应证包括晶状体脱位至玻璃体腔内、巨大的视网膜裂孔或后部裂孔、玻璃体积血、严重的 PVR 或者曾行巩膜扣带术失败者等。对于晶状体不全脱位合并的视网膜脱离,裂孔位于周边且 PVR 不严重者,可选择巩膜外加压术。

晶状体不全脱位合并视网膜脱离的巩膜外加压术,首先需要处理脱位的晶状体。球后麻醉下,按照常规白内障超声乳化手术做透明角膜切口,连续环形撕囊后,先置入囊袋拉钩固定脱位处囊袋,水分离后超声乳化晶状体核,此时植入囊袋张力环或改良囊袋张力环后再行皮质吸除。对于Ⅲ级以上硬度的核,也可以先植入囊袋张力环后再行超声乳化。待皮质吸除干净后,植入人工晶状体,将囊袋拉钩取出后,可根据脱位范围用 5-0 聚丙烯缝线做植入性囊袋拉钩固定脱位囊袋(具体方法见第七章)。处理好不全脱位的晶状体后,根据情况缝合或者不缝合透明角膜切口。若视网膜脱离裂孔位于颞上方,则外加压位置也在颞上方,和白内障切口处于同一径线上,此时应尽量缝合白内障切口。接下来行巩膜外加压手术治疗视网膜脱离,笔者目前所做的巩膜外加压术均为间接检眼镜直视下的小切口微创的外路手术。首先预置四条直肌的牵引缝线,此时无须剪开球结膜分离肌肉。在术前检查明确的裂孔位置处做平行于角膜缘的结膜切口,切口大小通常为 1cm。分离筋膜囊,充分暴露巩膜。由助手协助牵引肌肉,利用冷凝头的顶压,在间接检眼镜下再次定位裂孔位置后冷凝裂孔,用染色剂做好裂孔处标记,采用褥式缝合的方法预置外加压缝线套环,将合适大小的硅胶带或者硅海绵穿入预置缝线内,方向与角膜缘平行,打结固定。可根据视网膜脱离的具体情况选择引流或不引流视网膜下液。间接检眼镜下再次确认裂孔位于加压嵴上后,分层缝合结膜切口。

对于合并巨大裂孔的视网膜脱离,或者合并玻璃体积血、严重 PVR 的晶状体不全脱位病例,单纯的巩膜外垫压术难以复位视网膜则需选择玻璃体视网膜手术。对于晶状体全脱位至玻璃体腔内,或者晶状体脱位合并视网膜脱离的病例,则必须选择玻璃体切除手术。处理晶状体脱位于玻璃体腔的手术方法有超声乳化法、晶状体超声粉碎法和经睫状体平坦部利用玻璃体切割头晶状体切除法等,具体操作方法在第五章第二节已经详细介绍,不再赘述。下面重点讲述的是,晶状体脱位合并视网膜脱离时,如何进行玻璃体切除术治疗视网膜脱离。

采用 23G 的微切口玻璃体切除系统进行手术,一手持显微有齿镊固定眼球,另一手持套管针,先以 30°~40° 角的切线方向刺入巩膜内,一直到达套管的前端,再以垂直或略微倾斜的方向向眼球中心刺入眼球内。因为手术眼是无晶状体眼,套管针穿刺位置为角膜缘后 3.5mm,以此方法做三通道切口,置入灌注头、导光纤维和玻璃体切割头,若玻璃体液化明显或者广泛的视网膜脱离、眼外伤视网膜脱离合并晶状体脱位等眼压较低者,做第一个套管插入后,拔出套管穿刺刀,眼内液体流出后眼压会降得更低,应事先做好准备,立即将已打开的灌注头插入套管内,维持眼压后再做另外两个穿刺口。接下来,首先用第五章第二节中的方法切除脱位的晶状体。做玻璃体切除时,先切除核心部分玻璃体,对于没有自发性玻璃体后脱离的病例,可使用玻璃体切割头在视盘鼻侧边缘外靠近视网膜轻吸,并沿视网膜表面做提起运动,即可使后皮质与视网膜分离。如有视网膜前膜,可用玻璃体切割头切除,与视网膜粘连紧密的增生膜不易直接用玻璃体切割头切除的,可以用眼内镊抓紧膜组织,顺视网膜表面撕除,操作要十分谨慎,以免导致医源性视网膜裂孔或出血。切除核心部及裂孔周围玻璃体后,注入重水展平视网膜,注入重水的量不要接近灌注头的平面,否则在灌注头水流冲击下易形成许多重水小泡,漂浮在重水表面,影响下一步操作且容易使重水进入视网膜下造成重水残留。注入重水后,在一侧套管针塞入巩膜钉,顶压下切除周边玻璃体。残留的玻璃体皮质是术后发生 PVR

的病理基础,手术需要彻底切除玻璃体,裂孔周围玻璃体要小心仔细地切除,以解除玻璃体对裂孔边缘的牵拉。松解所有增生条索是视网膜复位手术成功的关键步骤。周边部玻璃体和病变区的视网膜较薄弱,切除时容易发生医源性裂孔,术中眼内灌注量及玻璃体切割头负压吸引的波动常导致视网膜的活动度更大,在切除对视网膜牵引较大的玻璃体机化条索和活动度较大的脱离视网膜表面黏附紧密的玻璃体时,可使用低负压、高切速的模式使抽吸力的变化相应缩短,减少负压吸引对视网膜活动度的影响。切除干净玻璃体及解除视网膜牵拉后,做气液交换,先从最靠前的裂孔处进行交换,用带硅胶头的软管笛针排出玻璃体腔内的液体,再从裂孔处排出裂孔前的视网膜下液,在裂孔后缘处排出视网膜下液到气体超过裂孔后缘,然后将笛针头移至位置靠后的裂孔处继续交换,直至视网膜平伏,气体充满玻璃体腔。详细检查视网膜复位情况,行视网膜激光光凝封闭裂孔。再根据视网膜脱离的状态、裂孔位置、术前 PVR 的严重程度和术后患者能否配合体位来选择眼内注入的填充物是膨胀气体还是硅油。若注入硅油,因晶状体完全脱位没有前后囊膜,在注入硅油前需要在 6 点位用玻璃体切割头做虹膜周切口。在硅油注入时,若有完整的前囊膜或者后囊膜,要充分排出后房气体。指测眼压正常后缝合关闭巩膜三通道切口。

至于晶状体脱位合并的视网膜脱离是否 I 期植入人工晶状体,要根据视网膜脱离和晶状体脱位的严重程度及手术复杂程度评估而定,如注入硅油、PVR 较重或者估计术后视力恢复较差的患者可暂时不植入人工晶状体,之后根据视网膜视功能恢复的情况,II 期植入或者悬吊固定人工晶状体。

(金海鹰)

【参考文献】

[1] HEIMANN H, BARTZ-SCHMIDT K U, BORNFELD N, et al. Scleral buckling versus primary vitrectomy in rhegmatogenous retinal detachment: a prospective randomized multicenter clinical study [J]. Ophthalmology, 2007, 114 (12): 2142-2154.

[2] MIKI D, HIDA T, HOTTA K, et al. Comparison of scleral buckling and vitrectomy for retinal detachment resulting from flap tears in superior quadrants [J]. Jpn J Ophthalmol, 2001, 45 (2): 187-191.

[3] HEIMANN H, BORNFELD N, FRIEDRICHS W, et al. Primary vitrectomy without scleral buckling for rhegmatogenous retinal detachment [J]. Graefe's Arch Clin Exp Ophthalmol, 1996, 234 (9): 561-568.

[4] OSHIMA Y, EMI K, MOTOKURA M, et al. Survey of surgical indications and results of primary pars plana vitrectomy for rhegmatogenous retinal detachments [J]. Jpn J Ophthalmol, 1999, 43 (2): 120-126.

[5] RYAN S J. Retina [M]. 3rd ed. St Louis: Mosby, 2001: 2010-2047, 2121-2142.

[6] DOTRELOVA D, KAREL I, CLUPKOVA E. Retinal detachment in Marfan's syndrome. Characteristics and surgical results [J]. Retina, 1997, 17 (5): 390-396.

[7] 张少冲, 刘恬. 视网膜脱离手术治疗方案的选择 [J]. 中华眼科杂志, 2003, 39: 766-768.

［8］SCHATZ P, HOLM K, ANDREASSON S. Retinal function after scleral buckling for recent onset rheg-matogenous retinal detachment: assessment with electroretiongraphy and optical coherence tomography [J]. Retina, 2007, 27 (1): 30-36.

［9］TSAI T C, WU W C. Combined phacoemulsification, intraocular lens implantation, and scleral buckling surgery for cataract and retinal detachment [J]. Ophthalmic Surg Lasers Imaging, 2004, 35 (1): 13-15.

［10］CHAUDHRY N A, FLYNN H W, MURRAY T G, et al. Combined cataract surgery and vitrectomy for recurrent retinal detachment [J]. Retina, 2000, 20 (3): 257-261.

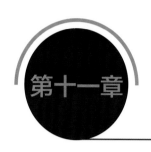

第十一章　晶状体不全脱位的视功能矫正与康复

第一节　未手术晶状体不全脱位患者的视功能矫正

晶状体不全脱位患者是门诊中遇到最为复杂的屈光病例之一。由于晶状体不全脱位可导致晶状体的光学中心发生偏位,曲率较陡的晶状体周边部位暴露在瞳孔中央区而改变屈光度和视力,用常规的检测设备(电脑验光仪)和方法难以准确测量患者的屈光度。当患者没有因脱位晶状体的边缘影响视轴而出现复视或视觉扭曲时,先天性晶状体不全脱位的早期阶段或创伤引起的晶状体不全脱位,可以首选光学方法矫正屈光不正。先天性晶状体不全脱位的屈光矫正对儿童视力的发育尤其重要。屈光矫正可以采用框架眼镜或角膜接触镜的矫正方法。对于先天性晶状体不全脱位如马方综合征,因患者可能同时患有角膜扁平、角膜散光高、眼轴增长等眼部并发症,角膜接触镜可采用平基弧的镜片来达到良好的配适。因为晶状体不全脱位可能是进展性的疾病,晶状体的最终位置会随着时间的推移而发生改变,所以不建议使用激光手术来矫正患者的屈光不正。

一、框架眼镜矫正

众所周知,晶状体不全脱位最常见的屈光不正是复合型近视散光,散光的轴位往往是斜轴的,而且不一定和角膜散光相匹配,同时可伴有高阶像差的改变。如晶状体不全脱位是由马方综合征引起的,还往往伴有增长的眼轴和平坦的角膜曲率,综合效应有可能导致高度的近视和散光。许多临床医生习惯于在没有仔细检查晶状体不全脱位的情况下开具近视散光处方。由于先天性晶状体不全脱位可能是进展性疾病,患者的屈光状态会随着时间的推移而发生变化。当晶状体不全脱位范围扩大至瞳孔一半以上时,患者的视轴可能穿过瞳孔的无晶状体部分,从而导致屈光状态从近视散光变成无晶状体眼的高度远视屈光状态。验光时,应先观察患者的晶状体脱位程度,在患者的视轴位置进行检影验光。首先调试检影验光的屈光度,如患者的视力较差,验光时可使用 ±3.00D 的球镜镜片调试。建议同时检测无晶状体和有晶状体的两种屈光状态。尤其是当晶状体的位置不稳定时,使用无晶状体的度数有时候会更合适。比较远视力和近视力的屈光状态是否发生变化。通过比较两种屈光状态的最佳矫正视力,出具合适的处方。

验光应该在无睫状肌麻痹的状态即自然瞳孔下进行。因睫状肌麻痹状态下的瞳孔可能会增加无晶状体的范围,影响最终的屈光度测量。当得到了适当的屈光矫正度数(有晶状体或是无晶状体眼的度数),应在明亮和昏暗两种不同的光线条件下评估患者的主观接受度,因为瞳孔大小的变化可能会进一步改变屈光状态。如瞳孔在暗室可能会扩大,从而导致更多的无晶状体部分发挥作用。

建议针对晶状体不全脱位的儿童进行每 3~6 个月的常规随访,因为此类患者往往伴有其他的眼部并发症,如视网膜脱离或是其他眼部异常(例如前房角结构异常发生青光眼的风险)。同时,需要确保屈光状态尽可能地提高患者的最佳矫正视力,并预防和减轻弱视的发生及程度。如果戴镜后视力没有立即改善,则可以进行弱视治疗,如遮盖法。

二、角膜接触镜矫正

如晶状体不全脱位引起双眼屈光参差或是倾向于无晶状体眼状态,可尝试角膜接触镜进行矫正。因部分晶状体不全脱位的患者屈光度偏高,并伴有其他眼部症状,硬性角膜接触镜(rigid gas permeable contact lenses,RGP)往往可以进行更个性化的定制并提供良好的视觉质量。无晶状体眼的屈光矫正验配相对简单,因为无晶状体眼的屈光状态没有晶状体偏位所引起的眼内散光,只需进行常规无晶状体的 RGP 验配即可。而晶状体不全脱位所引起的散光,可能结合了角膜和眼内散光。如患者本身角膜散光高于 2.00D,同时因晶状体不全脱位引起眼内散光,可以通过双复面环曲 RGP 进行矫正。Lindsay 等曾描述,马方综合征晶状体不全脱位的患者进行此类镜片的验配,RGP 的后表面进行环曲设计,其散光轴位及曲率和角膜散光的轴位和曲率相契合,从而达到良好的镜片稳定性,减少镜片在角膜上的旋转。以此镜片为基础,并配戴在眼睛上时,再次测量片上验光,也就是残留的屈光度和散光轴位,并把此残留的屈光不正(散光及轴位)制作在 RGP 的前表面,此患者因此获得了 6/7.5 的良好视力。如患者角膜散光低于 2.00D,眼内散光高,使用常规 RGP 可能会因为镜片旋转而导致散光轴位不稳定,此时软性散光角膜接触镜可能更合适。

第二节　晶状体不全脱位术后视功能矫正与康复

如果晶状体不全脱位患者的矫正视力下降而影响日常活动或儿童视力有明显的弱视倾向,亦或晶状体边缘脱位至瞳孔中央,导致瞳孔被分成两部分,引起严重的视觉质量下降,或者其他眼部并发症的发生,手术将成为唯一的有效治疗选择。

非创伤性因素的晶状体不全脱位患者的视力下降多数是弱视引起的。Romano 等回顾性分析发现:尽管最开始遗传性晶状体不全脱位患者均采用了光学治疗,50% 的患者仍存在显著的屈光不正性弱视(视力:20/50~20/200)。弱视最严重的患者,其晶状体边缘距离瞳孔中心1.3mm(0.3~2.3mm 范围),但是测量屈光度时,仍然显示是有晶状体眼的屈光度数,这提示因视觉质量的问题,晶状体不全脱位容易对视觉发育期的儿童造成显著的视力影响,术后弱视的视觉康复是必不可少的。

一、儿童视力矫正和康复

因晶状体不全脱位引起的弱视,术后的视力康复可采取传统的弱视治疗方法。术后可先矫正可能会引起弱视的屈光不正,如需要,可实行遮盖来促进弱视眼的使用。儿童患者由于术后囊膜缺乏支持,有时术后可选择不植入人工晶状体。如果是单侧无晶状体眼,框架眼镜矫正因镜片成像的问题,可能会影响双眼视觉,因此,术后光学矫正可以使用无晶状体角膜接触镜。如双眼均接受了手术且术后是无晶状体眼状态,则可以采用角膜接触镜或框架眼镜矫正。但因双眼无晶状体的框架眼镜镜片厚重,视野缩小,视觉质量下降,可能影响最终的视觉发育和恢复,在这种情况下,可使用 RGP 矫正无晶状体的屈光不正。儿童睑裂小,眼睑紧,RGP 是一个较为适合的视力矫正方法。RGP 材料高透氧、易清洗,对眼睛长期健康有益。缺点是镜片易丢失并有角膜感染的风险。视力康复应在术后 1~2 周内即开始进行。单侧的无晶状体眼状态非常容易引起弱视,因此,术后的视力康复需要家长的积极配合和坚持。

若患者术中接受人工晶状体植入,术后的视力康复可采取上述方法。因为在早期视力发育时期,儿童眼睛屈光度发生变化的概率极大,需经常随访屈光度和视力的变化。

当视功能基本康复时,可以逐渐减少治疗强度,如遮盖时间可以逐步减少至停止遮盖。因为约 1/4 成功接受弱视治疗的儿童会在第 1 年内出现视力再次下降的情况,因此仍需进行随访。屈光不正的矫正应该持续进行,直至青少年时期的视觉发育成熟。

二、成人视力矫正

先天性晶状体不全脱位患者若成人后再进行手术,其术后视力的恢复情况视前期弱视治疗的效果而定。部分成年人因从小戴镜治疗屈光不正,术后视力最终可恢复到正常水平。如果从小视力发育情况差,成人后再进行手术治疗,术后矫正视力较差时,可通过配戴框架眼镜或角膜接触镜矫正术后视力,并配合使用低视力辅助器。

(王冰洁　周　浩)

【参考文献】

[1] GEHLE P,GOERGEN B,PILGER D,et al.Biometric and structural ocular manifestations of Marfan syndrome [J].PLoS One,2017,12(9):e0183370.

[2] NELSON L B,SZMYD S M.Aphakic correction in ectopia lentis [J].Ann ophthalmol,1985,17(7):445-447.

[3] SIMON M A,ORIGLIERI C A,DINALLO A M,et al.New management strategies for ectopia lentis [J].J Pediatr Ophthalmol Strabismus,2015,52(5):269-281.

[4] ROMANO P E,KERR N C,HOPE G M.Bilateral ametropic functional amblyopia in genetic ectopia lentis:its relation to the amount of subluxation,an indicator for early surgical management [J].Binocul Vis Strabismus Q,2002,17(3):235-241.

[5] SAH R P,PAUDEL N,SHRESTHA J B.Marfan's syndrome:a refractive challenge for optometrists [J].Clin Exp Optom,2013,96(6):581-583.

[6] ANTEBY I,ISAAC M,BENEZRA D.Hereditary subluxated lenses:visual performances and long-term follow-up after surgery [J].Ophthalmology,2003,110(7):1344-1348.

[7] KONRADSEN T R,ZETTERSTRÖM C.A descriptive study of ocular characteristics in Marfan syndrome [J].Acta Ophthalmol,2013,91(8):751-755.

[8] NEELY D E,PLAGER D A.Management of ectopia lentis in children [J].Ophthalmol Clin North Am,2001,14(3):493-499.

[9] NEMET A Y,ASSIA E I,APPLE D J,et al.Current concepts of ocular manifestations in Marfan syndrome [J].Surv Ophthalmol,2006,51(6):561-575.

[10] BARADARAN-RAFII A,SHIRZADEH E,ESLANI M,et al.Optical correction of Aphakia in children [J].J Ophthalmic Vis Res,2014,9(1):71-82.

图书在版编目（CIP）数据

实用晶状体脱位手术学 / 蒋永祥主编 . —北京：
人民卫生出版社，2021.8（2023.7 重印）
ISBN 978-7-117-31810-5

I. ①实⋯ II. ①蒋⋯ III. ①晶状体 —晶体脱位 —外
科手术 IV. ①R776.205

中国版本图书馆 CIP 数据核字（2021）第 143271 号

人卫智网	www.ipmph.com	医学教育、学术、考试、健康，购书智慧智能综合服务平台
人卫官网	www.pmph.com	人卫官方资讯发布平台

实用晶状体脱位手术学
Shiyong Jingzhuangti Tuowei Shoushuxue

主　　编：蒋永祥
出版发行：人民卫生出版社（中继线 010-59780011）
地　　址：北京市朝阳区潘家园南里 19 号
邮　　编：100021
E - mail：pmph @ pmph.com
购书热线：010-59787592　010-59787584　010-65264830
印　　刷：北京华联印刷有限公司
经　　销：新华书店
开　　本：787 × 1092　1/16　印张：15
字　　数：317 千字
版　　次：2021 年 8 月第 1 版
印　　次：2023 年 7 月第 2 次印刷
标准书号：ISBN 978-7-117-31810-5
定　　价：228.00 元

48检